Chun Chen
陳
俊
Shanghai, den 10.09.1999

主编　沈连生
Chief Editor　Liansheng Shen

Colored Atlas of Compendium of Materia Medica

本草纲目彩色图谱

华夏出版社
HUAXIA PUBLISHING HOUSE

编写人员

主　编　沈连生
编　委　卢　颖　张　静　王海祥　张镐京
　　　　曾蔚欣　方　翔　刘敬阁　梅　娜
　　　　李占永　杜海燕
参　编　马泽新　张丹英　刘春生　赵桂芬　张慧燕
　　　　常立军　刘成林

Compilers

Chief Editor　Liansheng Shen
Members of the Editorial Board
　　Ying Lu　　　　Jing Zhang　　　Haixiang Wang
　　Gaojing Zhang　Weixin Zeng　　Xiang Fang
　　Jingge Liu　　　Na Mei　　　　Zhanyong Li
　　Haiyan Du
Participants in the compiling
　　Zexin Ma　　　Danying Zhang　Chunsheng Liu
　　Guifen Zhao　　Huiyan Zhang　　Lijun Chang
　　Chenglin Liu

编写说明

《本草纲目》是我国最具活力、最具影响的古典医药学著作,问世以来的四百年间,对推动中医药学发展和人类健康进步作出了巨大贡献,至今仍在中医药学教学、科研、生产、医疗诸领域起着重要作用。

《本草纲目》中的文字记载十分丰富,相对来说所附墨线药图则较为简单,缺乏直观立体感,且很多与实物有较大差异。为了更好地学习、应用、发扬这部医药巨著的知识财富,我们参考有关文献,经反复考证,编写了这本与《本草纲目》配套使用的药图工具书《本草纲目彩色图谱》。

依据《本草纲目》排列序目(华夏出版社1998年版刘衡如、刘山永先生新校注本),本图谱收载药物1242种,计2669幅实物彩色图照(个别后补图照附于每卷最后)。这些彩色图照包括了药物的基原(原植物、原动物、原矿物)和药材(含中药饮片)。除中文名称外,大多数药物附有英文名称和日文名称;原植物和原动物附有拉丁文名称。书末并附有中文名称索引、拉丁文名称索引、英文名称索引、日文名称索引,以备检索。

各种药物的原植物、原动物、原矿物彩色图照是编者从全国各地拍摄的,药材和中药饮片的彩色图照也是编者选择标本样品亲自拍摄而成。各种彩色图照色泽鲜明,形态逼真,易于辨认。

由于古今认识或应用上的差异,少数药物在选配彩色图照时作了一些延伸与补充。如人参一药的记载,"上党人参"是指人参还是指党参,尚有争议;陶弘景氏称"形长而黄,状如防风,多润实而甘",显然不是人参,而是党参的特征。故本图谱除收载人参外,也收载了党参。西洋参在《本草纲目》中没有收载,本图谱作为附药收载,是出于当今用之甚多,且常用人参充当之。通草一药(实指木通),《本草纲目》是指木通科白木通,现今作木通入药的主要是马兜铃科关木通和毛茛科的川木通,故本图谱除收载白木通外,同时收载了后两种。沙参一药,《本草纲目》明指桔梗科沙参属的沙参,但现今伞形科珊瑚菜的根作为北沙参用之更为普遍,故除收载沙参属的几种沙参及其药材外,也附收了珊瑚菜及其药材北沙参。此外,《本草纲目》中的一些药物是指近缘的数种来源,本图谱对少数几种药物同样收载了数种来源的彩色图照。《本草纲目》收载药物中,少数是国家保护的珍稀动植物,为尊重原著,保持原貌,本图谱也依序配图。但当今临床应寻找其替代品,保护和禁用这些珍稀动植物。

《本草纲目》载药1892种,本图谱对其中主要药物都编配了彩色图照。没有配图的药物名称均附录于各部卷彩色图照部分之后,主要包括以下几类:①有名

无形品类,如钟馗、人气、人傀、方民等;②属于迷信品类,如孝子衫、桃符、鬼屎、救月杖、寡妇床头尘土等;③明显不卫生品类,如猪槽中水、洗手足水、病人衣、头垢、耳塞、齿垽等;④从伦理上讲不能收载的品类,如妇人月水、阴毛、人骨、人肉等(以上四类主要在水部第五卷、火部第六卷、土部第七卷、木部第三十七卷、服器部第三十八卷、人部第五十二卷)。⑤部分品类尚考证不清的,如独用将军、坐拿草、赭魁、鹅抱、九仙子、剪草、草豉、仙人杖草、麂目、不凋木、灵寿木等;⑥少数外来药物,现今难以见到和应用的,如毗梨勒、没离梨、阿勒勃、质汗等。

《本草纲目》是一部伟大的药学经典著作,涉及知识和内容非常丰富,加之年代久远,考证不清或有争议的问题不少。也有个别虽然考证清楚的药物,但由于实物一时难寻,亦未能收载配图。鉴于本图谱是国内外第一次对《本草纲目》配图的尝试,不足之处容后修正和补充。

沈连生

1998年3月

INTRODUCTION

The Compendium of Materia Medica is a classical medical works with most active and influence. During the 400 years since its publication, it has made great contribution to the development of traditional Chinese medicine and to the progress of the health of human being. Today, it still plays an important role in the teaching, scientific research, medical treatment of Chinese medicine.

In the book, there is a detailed description of the drugs. Comparatively, the illustrations are simple, without three-dimensional effect, and with a great difference to the original substances. In order to make full use of this great works, after consulting the documents concerned and repeatedly making the textual criticism; we compile the Colored Atlas of Compendium of Materia Medica, a reference book to the Compendium of Materia Medica.

According to the content of the Compendium of Materia Medica (published by Hua Xia Publishing House in 1998, proofed and explained by Lui Hengru, Liu Shanyong), the atlas contains 1242 drugs, 2669 color photos (few additional photos are added at the end of each volume). These colored photos include the original animals, plants and minerals of the drugs and the drugs themselves (including herbal piece). Besides Chinese names, most of the drugs are given with English and Japanese names, and the original plants and animals with Latin name. At the end of the atlas, there are indexes to Chinese, English and Japanese names of the drugs or Latin name of original plants and animals for retrievaling.

All the colored photos of original medicinal plants, animals and mineral in the atlas are photographed from the country by the compiler, and so are the photos of drugs from the specimens. They are bright and lustrous, true to life and easy to be identified.

Since there are difference in the understanding and application of the drugs between the ancient and modern people, the compiler made some additions when giving the photos to few drugs. For example, *Shang Dang Ginseng* in the Compendium of Materia Medica refers to Ginseng or codonopsis, there are different views. According to the Tao Hongjing's description, its shape is long with yellow color, just like saposhnikovia divaricata, and its fruit is full of sweet juice. So we believe *Shang Dang Ginseng* refers to codonopsis. In the atlas, both Ginseng and codonopsis are included. Although western ginseng is not included in the Compendium of Materia Medica, it is also included in the atlas due to being widely used today. *Tongcao* refers to *Mutong*. There are several kinds of *Mutong*. In the book, it refers to akebia trifoliata varaustralis of lardizabalaceae. But now it is more common to use caulis aristolochiae manshuriensis of aristolochiaceae, and caulis clematidis armandii of ranunculaceae as drug. Therefore, the above three are included in the atlas. *Shasheng* refers to adenophora stricta of campanulaceae in the book. But today, when *Shasheng* is prescribed, it usually refers to redix glehniae processed from the root of glehnia littoralis of umbelliferae.

So besides adenophora stricta and their drugs, glehnia littoralis and its drugs are included in the atlas. Moreover, some of the drugs in the book come from the virous kindred plants, and part of that are included in the atlas. In the Compendium of Materia Medica, there are few national protecting rare animals and plants. In order to respect the original book and maintain the original appearance, the compiler gives the photos for them in the atlas. But it is forbidden to kill these rare animals and plants now, some substitutions are used in the clinical treatments.

The atlas gives the color photos to the main drugs listed in the book of the Compendium of Materia Medica. In each chapter, those without photo are listed after the drugs with photos. Following are the drugs without photos:

1, Invisible substances: *Zhongkui*(a deity supposed to be a chaser of demons), Qi in the human body, soul, *Fangmin* etc.

2, Superstitious substances: *Xiao Zi Shan* (mourning apparel), *Taofu* (peach wood charms against evil), *Guishi* (ghost feces), *Jiuyuezhang* (stick used to strike something when lunar eclipse appeared), dust on the widow's bedside;

3, Insanitary substances: Water in manger, washed hands and feet water, patient's clothes, dandruff, earwax, and dental calculus.

4, Substances cannot be included ethically: menses, pubisure, human bone and human flesh etc.

The above mentioned substances mainly appear in the following chapters: Vol. 5 of the Water Chapter, Vol. 6 of the Fire Chapter, Vol. 7 of the Earth Chapter, Vol. 37 of the Wood Chapter, Vol. 38 of the Clothes and Utensil Chapter, Vol. 52 of the Human Chapter.

5, Unknown Substances: *Du Huo Jiang Jun*, *Zuo Na Cao*, *Zhe Ci Kui*, *E Bao*, *Jiu Xian Zi*, *Jian Cao*, *Cao Gu*, *Xian Ren Zhang Cao*, *Ji Mu*, *Bu Diao Mu*, *Lin Shuo Mu* etc.

6, Foreign Drugs which are difficult to find and seldom used: *Bi Li Le*, *Mo Li Li*, *A Le Bo*, *Zhi Han* etc.

The Compendium of Materia Medica is a great classical pharmaceutical works with a comprehensive knowledge. Due to its long history, some drugs remain unknown today, some are disputable. Although there are some drugs having been made textual criticism, its original substance is diffcult to find. So these drugs are not given with the photos in the atlas. Since it is the first time at home and abroad to give the photos to the Compendium of Materia Medica, inadequacy in the atlas (if any) will be corrected in subsequent edition.

Liansheng Shen
1998. 3

目　录

本草纲目序例第一卷 …………………… (1)
本草纲目序例第二卷 …………………… (1)
本草纲目主治第三卷 …………………… (1)
本草纲目主治第四卷 …………………… (1)
本草纲目水部第五卷 …………………… (1)
 1. 雨水　雨水 ………………………… (1)
 2. 潦水　潦水 ………………………… (1)
 3. 露水　露水 ………………………… (2)
 4. 甘露　甘露(降于松) 甘露(降于竹) 甘露(降于柏) ……………………………… (2)
 5. 冬霜　冬霜(降结于蚕豆) 冬霜(降结于禾草) …………………………………… (3)
 6. 腊雪　降雪 雪 …………………… (3)
 7. 雹　冰雹 ………………………… (3)
 8. 夏冰　夏冰 ……………………… (3)
 9. 流水　山溪流水 瀑布流水 …… (4)
 10. 井泉水　井泉水 傣家水井 …… (4)
 11. 醴泉　甘泉 金山泉 虎跑泉 …… (4)
 12. 温汤　华清池温泉 地下深层热水(人工打井自喷) 台湾阳明山小油坑温泉 …… (5)
 13. 碧海水　海水(海) ……………… (5)
 14. 山岩泉水　山岩泉水 …………… (6)
 15. 磨刀水　磨刀及磨刀水 ………… (6)
 16. 浸蓝水　浸蓝水 ………………… (6)
本草纲目火部第六卷 …………………… (7)
 1. 桑柴火　桑柴火 ………………… (7)
 2. 炭火　炭火 ……………………… (7)
 3. 芦火　芦火 ……………………… (7)
 4. 竹火　竹火 ……………………… (7)
 5. 艾火　艾火 ……………………… (8)
 6. 火针　火针 ……………………… (8)
 7. 灯火　灯火 ……………………… (8)
 8. 灯花　灯花 ……………………… (8)
本草纲目土部第七卷 …………………… (9)
 1. 白垩　白垩(白善土) …………… (9)
 2. 赤土　赤土 ……………………… (9)
 3. 黄土　黄土 ……………………… (9)
 4. 桑根下土　桑根下土 …………… (9)
 5. 胡燕巢土　燕巢 燕巢土 ………… (10)
 6. 土蜂巢　土蜂巢 土蜂巢土 ……… (10)
 7. 蜣螂转丸　蜣螂虫 蜣螂转丸 …… (10)
 8. 蚁蛭土　蚁蛭 蚁蛭土 …………… (10)
 9. 蚯蚓泥　蚯蚓 蚯蚓泥 …………… (11)
 10. 螺蛳泥　螺蛳 螺蛳泥 …………… (11)
 11. 田中泥　田中泥 ………………… (11)
 12. 井底泥　水井 井底泥 …………… (11)
 13. 伏龙肝　伏龙肝 ………………… (12)
 14. 土墼　石灰窑 土墼 ……………… (12)
 15. 坩锅　坩埚 ……………………… (12)
 16. 砂锅　砂锅 ……………………… (12)
 17. 白瓷器　白瓷器 ………………… (12)
 18. 古砖　古砖墙 古砖 ……………… (12)
 19. 烟胶　砖瓦窑 烟胶 ……………… (13)
 20. 墨　墨、墨汁 …………………… (13)
 21. 釜脐墨　锅底(釜脐) 釜脐墨 …… (13)
 22. 百草霜　锅灶 百草霜 …………… (13)
 23. 香炉灰　香炉灰 ………………… (13)
 24. 锻灶灰　锻灶灰 ………………… (13)
 25. 冬灰　冬灰 ……………………… (14)
 26. 石硷　石硷 ……………………… (14)
 27. 鼠壤土　鼠壤土及洞 …………… (14)
 28. 鼢鼠壤土　鼢鼠壤土及鼠洞 …… (14)
 29. 白蚁泥　白蚁泥及蚁蚀木 ……… (14)

目录　1

本草纲目金石部第八卷 …………(15)

1. 金 金粉、金箔 金矿石 金戒指 ……(15)
2. 银 银箔、银粉 银锭 银手镯 ……(16)
3. 银䂳脂 银矿石 ……………………(16)
4. 赤铜 赤铜屑、粉 赤铜矿石 ………(16)
5. 自然铜 自然铜 ……………………(16)
6. 铜矿石 黄铜矿石 斑铜矿石 ………(16)
7. 铜青 铜绿 ……………………………(17)
8. 铅 方铅矿石 铅屑、粉 ………………(17)
9. 粉锡 粉锡 ……………………………(17)
10. 铅丹 铅丹 …………………………(17)
11. 密陀僧 密陀僧 ……………………(17)
12. 锡 锡矿石 …………………………(17)
13. 古文钱 古文钱 ……………………(18)
14. 诸铜器 铜杵 铜匙柄 ………………(18)
15. 铁 铁屑 铁粉 ………………………(18)
16. 钢铁 钢屑 …………………………(18)
17. 铁落 铁落 …………………………(18)
18. 铁精 铁精 …………………………(18)
19. 铁锈 铁锈 …………………………(18)
20. 诸铁器 铁秤锤 铁刀 锯 剪刀股 铁
    铧 布针 ……………………………(19)
21. 玉 和田玉(软玉) 软玉屑 …………(19)
22. 青玉 青玉象 青玉屑 ………………(19)
23. 青琅玕 孔雀石 青琅玕 ……………(20)
24. 珊瑚 珊瑚 红珊瑚 …………………(20)
25. 玛瑙 玛瑙 …………………………(20)
26. 宝石 绿宝石 红宝石 猫眼宝石 月
    光宝石 ……………………………(21)
27. 玻璃 玻璃 …………………………(21)
28. 水精 水晶 茶色水晶 ………………(22)
29. 琉璃 琉璃(黄) 琉璃(绿) …………(22)
30. 云母 云母 铁锂云母石 黑云母 …(22)
31. 白石英 白石英 ……………………(23)
32. 紫石英 紫石英 ……………………(23)
33. 菩萨石 银精石 金精石 ……………(23)

本草纲目石部第九卷 …………(24)

1. 丹砂 辰砂矿石 朱砂 ………………(24)
2. 水银 水银 …………………………(24)
3. 水银粉 轻粉(水银粉) ………………(24)
4. 粉霜 白灵砂(轻粉精制品) …………(25)
5. 雄黄 雄黄 雄黄矿石 ………………(25)
6. 雌黄 雌黄 …………………………(25)
7. 石膏 生石膏 煅石膏 ………………(25)
8. 理石 理石(纤维石膏) ………………(25)
9. 长石 长石 透明石膏 ………………(26)
10. 方解石 方解石 ……………………(26)
11. 滑石 滑石、滑石粉 …………………(26)
12. 不灰木 不灰木(石棉) ……………(26)
13. 五色石脂 赤石脂 白石脂 黑石脂
    (石墨) 黄石脂 青石脂 ……………(26)
14. 桃花石 桃花石(赤石脂不粘舌者)
    ………………………………………(27)
15. 炉甘石 炉甘石 ……………………(27)
16. 无名异 无名异 ……………………(27)
17. 石钟乳 钟乳石群 石钟乳(头部)
    ………………………………………(27)
18. 孔公蘖 钟乳石(玉柱) 孔公蘖(中部)
    ………………………………………(27)
19. 殷蘖 钟乳石(莲花) 殷蘖(基部)
    ………………………………………(28)
20. 土殷蘖 土殷蘖 ……………………(28)
21. 石炭 煤炭 …………………………(28)
22. 石灰 生石灰 熟石灰 ………………(28)
23. 浮石 海浮石(矿物及动物化石) …(28)
24. 石芝 上水石 ………………………(29)
25. 银朱 银朱 …………………………(29)
26. 石脑油 石脑油 ……………………(29)

本草纲目石部第十卷 …………(30)

1. 阳起石 阳起石 阴起石 ……………(30)
2. 慈石 磁石(吸针石) 磁铁矿石 ……(30)
3. 玄石 玄石(不吸铁死磁石) …………(31)
4. 代赭石 老式钉赭石 代赭石 ………(31)
5. 禹余粮 禹余粮、煅禹余粮 …………(31)
6. 太一余粮 太一余粮 …………………(31)
7. 空青 空青 …………………………(31)
8. 曾青 曾青 …………………………(31)
9. 绿青 绿青 …………………………(31)

10. 扁青 扁青(碧青、石青之属) …… (32)
11. 白青 白青(石青、碧青之属) …… (32)
12. 石胆 胆矾 …… (32)
13. 砒石 砒石 …… (32)
14. 礞石 金礞石 青礞石 …… (32)
15. 花乳石 花蕊石 …… (33)
16. 越砥 磨刀石 …… (33)
17. 姜石 姜石 …… (33)
18. 麦饭石 麦饭石 …… (33)
19. 水中白石 水中白石 …… (33)
20. 河砂 河床 河砂 …… (33)
21. 石燕 石燕 …… (34)
22. 石蟹 石蟹 …… (34)
23. 石鳖 石鳖 …… (34)
24. 蛇黄 蛇含石 …… (34)
25. 礜石 毒砂(礜石) …… (34)
26. 金刚石 金刚石 …… (34)

本草纲目石部第十一卷 …… (35)
1. 食盐 食盐 …… (35)
2. 戎盐 戎盐 …… (35)
3. 光明盐 光明盐 …… (35)
4. 卤咸 卤咸 …… (35)
5. 凝水石 寒水石、煅寒水石 …… (36)
6. 玄精石 玄精石 …… (36)
7. 绿盐 绿盐(氯铜矿) …… (36)
8. 朴消 朴消(皮消) 芒硝 …… (36)
9. 玄明粉 玄明粉 …… (36)
10. 消石 硝石 …… (36)
11. 硇砂 硇砂 紫硇砂 …… (37)
12. 蓬砂 硼砂 …… (37)
13. 石硫黄 石硫黄 …… (37)
14. 石硫赤 石硫赤(硫黄矿石一种) …… (37)
15. 石硫青 石硫青(硫黄矿石一种) …… (37)
16. 矾石 矾石 明矾 枯矾 …… (38)
17. 绿矾 皂矾(绿矾) …… (38)
18. 黄矾 黄矾(硫酸盐矿,主含硫酸铁) …… (38)

19. 汤瓶内硷 汤瓶内硷(水硷) …… (38)

本草纲目草部第十二卷 …… (39)
1. 甘草 乌拉尔甘草 刺甘草 甘草、甘草片、炙甘草 …… (39)
2. 黄芪 膜荚黄芪 黄芪、黄芪片 …… (40)
3. 人参 人参 野山参 红参、生晒参、红参片、红参须 …… (40)
4. 党参 潞党参 党参、党参片 …… (41)
5. 西洋参 (附收载) 花旗参 西洋参 …… (41)
6. 沙参 杏叶沙参 多歧沙参 石沙参 南沙参、南沙参片 珊瑚菜 北沙参、北沙参片 …… (41)
7. 荠苨 荠苨 荠苨根 …… (42)
8. 桔梗 桔梗 桔梗、桔梗片 …… (42)
9. 黄精 黄精 热河黄精 黄精、炙黄精 …… (43)
10. 萎蕤 玉竹 玉竹、玉竹片(萎蕤) …… (44)
11. 知母 知母 知母肉、毛知母、知母片 …… (44)
12. 肉苁蓉 肉苁蓉 肉苁蓉、肉苁蓉片 …… (44)
13. 列当 紫花列当 黄花列当 …… (45)
14. 锁阳 锁阳 锁阳、锁阳片 …… (45)
15. 天麻(赤箭) 天麻 天麻、天麻片 …… (45)
16. 术 白术 白术、白术片 北苍术 茅苍术 南苍术、南苍术片 北苍术、北苍术片 …… (46)
17. 狗脊 狗脊 狗脊、狗脊片 …… (46)
18. 贯众 粗茎鳞毛蕨 紫萁 东北贯众(绵马贯众) 紫萁贯众 狗脊贯众 贯众炭 …… (47)
19. 巴戟天 巴戟天 巴戟天、炙巴戟天片 …… (47)
20. 远志 远志 卵叶远志 远志、炙远志 小草 …… (48)
21. 淫羊藿 箭叶淫羊藿 淫羊藿 …… (48)
22. 仙茅 仙茅 仙茅、仙茅片 …… (49)

23. 玄参 玄参 玄参、玄参片 …… (49)
24. 地榆 地榆 地榆、地榆片 …… (49)
25. 丹参 丹参 丹参、丹参片 …… (50)
26. 紫参 华鼠尾(紫参) 紫参 …… (50)
27. 王孙 滇王孙 王孙 …… (50)
28. 紫草 紫草 新疆紫草 硬紫草 软紫草 …… (51)
29. 白头翁 白头翁 白头翁、白头翁片 …… (51)
30. 白及 白及 白及、白及片 …… (52)
31. 三七 三七 三七 …… (52)

本草纲目草部第十三卷 …… (53)
1. 黄连 黄连 味连、雅连、云连、黄连炭 …… (53)
2. 胡黄连 胡黄连、胡黄连片 …… (53)
3. 黄芩 黄芩 黄芩、黄芩片 …… (53)
4. 秦艽 秦艽 秦艽、秦艽片 …… (54)
5. 柴胡 柴胡 狭叶柴胡 北柴胡、北柴胡片 南柴胡、南柴胡片 竹叶柴胡、竹叶柴胡片 …… (54)
6. 前胡 白花前胡 紫花前胡 前胡、前胡片 …… (55)
7. 防风 防风 防风、防风片 …… (55)
8. 独活(羌活) 羌活 大头羌、蚕羌、羌活片 …… (56)
9. 土当归 重齿毛当归 独活、独活片 食用楤木 …… (56)
10. 升麻 升麻 兴安升麻 升麻、升麻片 红升麻(落新妇) …… (57)
11. 苦参 苦参 苦参、苦参片 …… (57)
12. 白鲜 白鲜 白鲜皮、白鲜皮片 …… (58)
13. 延胡索 延胡索 延胡索、延胡索片 …… (58)
14. 贝母 紫暗贝母 浙贝母 伊贝母 松贝 芦贝 浙贝母、浙贝母片 …… (58)
15. 山慈姑 杜鹃兰 老鸦瓣 山慈姑 光慈姑 …… (59)
16. 石蒜 石蒜(红花) 石蒜(黄花) 石蒜(粉红花) 石蒜头(鳞茎) …… (60)

17. 水仙 水仙 水仙头(鳞茎) …… (60)
18. 白茅 白茅 白茅根 …… (61)
19. 芒 芒 芒茎、芒花 …… (61)
20. 龙胆 龙胆 北龙胆、北龙胆片 南龙胆、南龙胆片 西龙胆、西龙胆片 …… (61)
21. 细辛 辽细辛 华细辛 细辛、细辛咀 …… (62)
22. 杜衡 杜衡 土佃辛(杜衡) …… (62)
23. 及己 及己 及己 …… (62)
24. 鬼督邮 银线草 鬼督邮(银线草) …… (63)
25. 白薇 白薇 白薇(根) …… (63)
26. 徐长卿 徐长卿 徐长卿(根) …… (63)
27. 白前 柳叶白前 白前、白前咀 …… (64)
28. 紫金牛 紫金牛 矮地茶(紫金牛) …… (64)
29. 铁线草 狗牙根 铁线草(狗牙根) …… (64)
30. 金丝草 臭草 金丝草、金丝草咀 …… (65)
31. 朱砂根 朱砂根 朱砂根 …… (65)
32. 拳参 拳参 拳参、拳参片 …… (65)

本草纲目草部第十四卷 …… (66)
1. 当归 当归 当归、当归片 …… (66)
2. 芎䓖 川芎 川芎、川芎片 …… (66)
3. 蘼芜 川芎 蘼芜 …… (67)
4. 蛇床 蛇床 蛇床子 …… (67)
5. 藁本 藁本 辽藁本 藁本、藁本片 …… (67)
6. 蜘蛛香 缬草 心叶缬草 …… (68)
7. 白芷 杭白芷 兴安白芷 杭白芷 川白芷 …… (68)
8. 芍药 芍药 草芍药 白芍、白芍片 赤芍、赤芍片 …… (69)
9. 牡丹 牡丹 刮丹皮、丹皮、丹皮片、丹皮炭 凤丹皮 …… (69)
10. 木香 木香 灰毛川木香 云木香、云木香片 川木香、川木香片 …… (70)
11. 甘松 甘松 甘松 …… (70)
12. 廉姜 华良姜 廉姜 …… (71)

| 13. 杜若 杜若（竹叶花） 杜若全草 …（71）
| 14. 山姜 山姜 山姜根茎 …………（71）
| 15. 高良姜 高良姜 高良姜、高良姜片
  红豆蔻 ………………………（72）
| 16. 草蔻 草蔻 草豆蔻 ……………（72）
| 17. 草果 草果 草果、草果壳 ……（72）
| 18. 白豆蔻 白豆蔻 白豆蔻、白豆蔻仁
  ………………………………（73）
| 19. 缩砂蜜 阳春砂 绿砂仁、砂仁、壳砂、
  砂仁壳 ………………………（73）
| 20. 益智子 益智 益智仁 …………（73）
| 21. 荜茇 荜茇 荜茇 ………………（74）
| 22. 肉豆蔻 肉豆蔻 肉豆蔻 ………（74）
| 23. 补骨脂 补骨脂 补骨脂 ………（74）
| 24. 姜黄 姜黄 姜黄、姜黄片 片姜黄
  ………………………………（75）
| 25. 郁金 郁金 黄郁金、广郁金、黑郁金
  ………………………………（75）
| 26. 蓬莪茂 莪术 温莪术、温莪术片 广
  莪术、广莪术片 ……………（76）
| 27. 荆三棱 荆三棱 荆三棱、荆三棱片
  ………………………………（76）
| 28. 莎草、香附子 莎草 香附子、香附子
  片 ……………………………（77）
| 29. 茉莉 茉莉 茉莉花 ……………（77）
| 30. 郁金香 郁金香 郁金香花 ……（77）
| 31. 藿香 藿香 广藿香、藿香片 广
  藿香、广藿香片段 …………（78）
| 32. 瑞香 瑞香 毛瑞香 瑞香花 …（78）
| 33. 泽兰 地瓜儿苗 泽兰 泽兰咀（79）
| 34. 马兰 马兰 马兰、马兰咀 ……（79）
| 35. 香薷 香薷 香薷 香薷片 ……（79）
| 36. 爵床 爵床 爵床全草 …………（80）
| 37. 兰草 佩兰 佩兰、佩兰片 ……（80）
| 38. 赤车使者 赤车 赤车全草 ……（80）
| 39. 假苏（荆芥） 荆芥 荆芥、荆芥片 荆
  芥穗 …………………………（81）
| 40. 薄荷 薄荷 薄荷、薄荷片 ……（81）
| 41. 积雪草 积雪草 积雪草 ………（81）
| 42. 苏 紫苏 全苏、苏梗 苏子 苏叶 …（82）
| 43. 荏（白苏） 白苏 白苏、白苏片 …（82）
| 44. 水苏 水苏 水苏、水苏片 ……（83）
| 45. 石荠苎 石荠苎 石荠苎、石荠苎咀
  ………………………………（83）
| 46. 艾纳香 艾纳香 艾纳香、艾纳香咀
  ………………………………（83）
| 47. 山奈 山奈 山奈根茎片 ………（83）
| 48. 排草香 排草香 ………………（84）
| 49. 零陵香 零陵香（灵陵香） ……（84）
| 50. 白茅香 香茅 香茅全草 ………（84）
| 51. 石香薷 石香薷 石香薷全草 …（84）

本草纲目草部第十五卷 ………………（85）
| 1. 菊 菊 杭菊花 怀菊花 …………（85）
| 2. 野菊 野菊 野菊花 ………………（85）
| 3. 庵䕡 庵䕡 庵䕡子 ………………（86）
| 4. 蓍 蓍草 蓍实 ……………………（86）
| 5. 艾 艾蒿 艾叶、艾绒 ……………（86）
| 6. 茵陈蒿 茵陈蒿 茵陈蒿、茵陈蒿片 滨
  蒿 ……………………………（87）
| 7. 青蒿 青蒿 青蒿、青蒿子 ………（87）
| 8. 黄花蒿 黄花蒿 黄花蒿、黄花蒿片
  ………………………………（88）
| 9. 白蒿 大籽蒿 野艾蒿 白蒿、白蒿段
  ………………………………（88）
| 10. 马先蒿 塔氏马先蒿 马先蒿 …（89）
| 11. 阴地蕨 阴地蕨 阴地蕨全草 …（89）
| 12. 牡蒿 牡蒿 牡蒿、牡蒿咀 ……（89）
| 13. 茺蔚（益母草） 益母草 益母草、茺
  蔚子 …………………………（90）
| 14. 錾菜 錾菜（白花益母草） 錾菜 …（90）
| 15. 夏枯草 夏枯草 夏枯头（果穗）…（90）
| 16. 角蒿 角蒿 角蒿、角蒿片 ……（91）
| 17. 刘寄奴草 奇蒿 刘寄奴草 ……（91）
| 18. 旋覆花 旋覆花 旋覆花、金佛草
  ………………………………（91）
| 19. 青葙 青葙 青葙子 ……………（92）
| 20. 鸡冠 鸡冠花（红花） 鸡冠花（白花）
  红鸡冠花、白鸡冠花 ………（92）

21. 红蓝花 红花 红花 …………… (92)	2. 牛膝 牛膝 川牛膝 怀牛膝、怀牛膝片 川牛膝、川牛膝片 …… (105)
22. 番红花 番红花 番红花 ………… (93)	3. 紫菀 紫菀 紫菀、紫菀片 ……… (105)
23. 大蓟、小蓟 大蓟 小蓟 大蓟、大蓟片 小蓟 ………………………… (93)	4. 女菀 女菀 女菀片段 ………… (106)
24. 续断 续断 续断、续断片 ……… (94)	5. 麦门冬 沿阶草 川麦冬 杭麦冬 ………………………………… (106)
25. 苦芙 中国蓟 苦芙、苦芙片 …… (94)	6. 萱草 萱草 萱草根 …………… (106)
26. 漏芦 祁州漏芦 禹州漏芦 祁州漏芦、祁州漏芦片 禹州漏芦 ………… (94)	7. 捶胡根 阔叶麦冬 捶胡根(阔叶麦冬块根) ………………………… (107)
27. 飞廉 飞廉 飞廉、飞廉片 ……… (95)	8. 淡竹叶 淡竹叶 淡竹叶、淡竹叶片 ………………………………… (107)
28. 苎麻 苎麻 苎麻根 …………… (95)	9. 鸭跖草 鸭跖草 鸭跖草、鸭跖草咀 …………………………………… (107)
29. 苘麻(白麻) 苘麻 苘麻子 …… (96)	10. 葵 冬葵 冬葵子 ……………… (108)
30. 大青 路边青 大青 …………… (96)	11. 蜀葵 蜀葵 蜀葵、蜀葵咀 …… (108)
31. 小青 木蓝 小青 ……………… (96)	12. 菟葵 菟葵 菟葵、菟葵咀 …… (108)
32. 胡芦巴 胡芦巴 胡芦巴子 …… (97)	13. 黄蜀葵 黄蜀葵 黄蜀葵茎叶 … (109)
33. 蠡实(马蔺子) 马蔺 蠡实(马蔺子) ……………………………………… (97)	14. 龙葵 龙葵 龙葵全草 ………… (109)
34. 恶实(牛蒡) 牛蒡 恶实(牛蒡子) ……………………………………… (97)	15. 龙珠 龙珠 龙珠全草(带成熟果) ………………………………………… (109)
35. 枲耳(苍耳) 苍耳 苍耳子 苍耳草 ……………………………………… (98)	16. 酸浆 酸浆 酸浆果、花萼(锦灯笼) ………………………………………… (110)
36. 天名精 天名精 天名精(鹤虱) … (98)	17. 蜀羊泉 苦茄 蜀羊泉(全草) … (110)
37. 豨莶 豨莶 豨莶草 …………… (99)	18. 鹿蹄草 鹿蹄草 鹿蹄草咀 …… (110)
38. 箬 箬叶 ………………………… (99)	19. 败酱 黄花败酱 败酱、败酱片 … (111)
39. 芦 芦苇 苇茎(芦根) ………… (99)	20. 迎春花 迎春 迎春花 ………… (111)
40. 蘘荷 蘘荷 蘘荷根与根茎 …… (100)	21. 款冬花 款冬 款冬花 ………… (111)
41. 麻黄 草麻黄 木贼麻黄 麻黄、麻黄咀 (草麻黄) 麻黄、麻黄咀(木贼麻黄) 麻黄根、麻黄根片 ……………… (100)	22. 决明 决明 决明子 …………… (112)
42. 木贼 木贼 木贼、木贼段 …… (101)	23. 地肤 地肤 地肤子 …………… (112)
43. 问荆 问荆 问荆全草 ………… (101)	24. 瞿麦 石竹 瞿麦 瞿麦、瞿麦咀 ………………………………………… (112)
44. 石龙刍 石龙刍 石龙刍全草 … (101)	25. 王不留行 麦蓝菜 王不留行、炒王不留行 …………………………… (113)
45. 灯心草 灯心草 灯心草 ……… (102)	26. 金盏菊 金盏菊 金盏菊全草 … (113)
46. 丽春草 虞美人 丽春草(虞美人) ………………………………………… (102)	27. 葶苈 独行菜 播娘蒿 甜葶苈子、苦葶苈子 …………………………… (113)
47. 曲节草 白马骨 曲节草 ……… (103)	28. 车前 车前 平车前 条叶车前 车前子 车前草 ……………………… (114)
48. 甘蕉 甘蕉 甘蕉 ……………… (103)	29. 狗舌草 狗舌草 狗舌草全草 … (115)
本草纲目草部第十六卷 ……… (104)	
1. 地黄 地黄 鲜地黄 生地黄、生地片、生地炭 熟地黄 …………… (104)	

30. 马鞭草 马鞭草 马鞭草、马鞭草咀 …… (115)
31. 蛇含 蛇含 蛇含全草片 …… (115)
32. 女青 鸡屎藤 鸡屎藤全草(女青) …… (116)
33. 鼠尾草 鼠尾草 鼠尾草全草 …… (116)
34. 狼把草 狼把草 狼把草全草 …… (116)
35. 狗尾草 狗尾草 狗尾草、狗尾草咀 …… (117)
36. 鳢肠 鳢肠 旱莲草、旱莲草咀 … (117)
37. 连翘 连翘 连翘(青翘、老翘) … (117)
38. 陆英(蒴藋) 陆英 陆英叶 …… (118)
39. 蓝 菘蓝 蓼蓝 路边青 大青叶(蓼蓝茎叶) 板蓝根(菘蓝根) …… (118)
40. 蓝靛与青黛 蓼蓝 蓝靛、青黛 … (119)
41. 甘蓝 甘蓝 甘蓝(洋白菜) …… (119)
42. 蓼 酸模叶蓼 蓼全草 …… (119)
43. 水蓼 水蓼 水蓼全草 蓼实 …… (120)
44. 马蓼 马蓼 马蓼全草 …… (120)
45. 荭草 荭蓼(荭草) 荭蓼全草 …… (120)
46. 火炭母草 火炭母 火炭母草 …… (121)
47. 海根 西伯利亚蓼 西伯利亚蓼全草 …… (121)
48. 毛蓼 毛蓼 毛蓼全草 …… (121)
49. 三白草 三白草 三白草全草 …… (122)
50. 虎杖 虎杖 虎杖、虎杖片 …… (122)
51. 蒬 马唐 止血马唐 马唐、马唐咀 …… (123)
52. 萹蓄 萹蓄 萹蓄、萹蓄咀 …… (123)
53. 蒺藜 蒺藜 蒺藜全草 …… (123)
54. 蒺藜 蒺藜 白蒺藜 扁茎黄芪 沙苑子(沙苑蒺藜) …… (124)
55. 谷精草 谷精草 谷精草、谷精草咀 …… (124)
56. 海金沙 海金沙 海金沙全草 海金沙(孢子) …… (125)
57. 水杨梅 水杨梅 水杨梅片 …… (125)
58. 地蜈蚣草 过路黄 过路黄全草(地蜈蚣草) …… (125)

59. 半边莲 半边莲 半边莲全草 …… (126)
60. 紫花地丁 紫花地丁 紫堇 紫花地丁全草 …… (126)
61. 鬼针草 鬼针草 小花鬼针草 鬼针草全草 小花鬼针草全草 …… (127)
62. 地杨梅 地杨梅 水蜈蚣 地杨梅全草 …… (127)
63. 鼠曲草 鼠曲草 鼠曲草全草 …… (128)
64. 见肿消 三七草 见肿消(三七草块茎) …… (128)

本草纲目草部第十七卷 …… (129)
 1. 大黄 掌叶大黄 唐古特大黄 药用大黄 河北大黄(华北大黄) 大黄、大黄片、大黄炭 …… (129)
 2. 商陆 商陆 美洲商陆 商陆、制商陆 …… (130)
 3. 狼毒 瑞香狼毒 狼毒大戟 月泉大戟 狼毒片(瑞香狼毒) 狼毒片(狼毒大戟与月泉大戟) …… (131)
 4. 大戟 大戟 红芽大戟 草大戟片 红芽大戟、红芽大戟片 …… (131)
 5. 泽漆 泽漆 泽漆、泽漆片 …… (132)
 6. 甘遂 甘遂 甘遂、炙甘遂 …… (132)
 7. 续随子 续随子 千金子(续随子) …… (132)
 8. 莨菪 莨菪 天仙子(莨菪子) …… (133)
 9. 云实 云实(花期) 云实(果期) 云实果、种子 …… (133)
10. 蓖麻 蓖麻 蓖麻子 …… (134)
11. 常山、蜀漆 常山 常山、常山片 蜀漆、蜀漆咀 …… (134)
12. 藜芦 藜芦 藜芦根 …… (134)
13. 附子 乌头 黑附片、白附片 …… (135)
14. 天雄、侧子、漏篮子 华北草乌头 天雄 侧子 漏篮子 …… (135)
15. 乌头 乌头 北乌头 川乌头 川乌头片 草乌头、草乌头片 …… (136)
16. 白附子 独角莲 白附子、白附子片 …… (136)

17. 虎掌、天南星 天南星 东北天南星 虎掌 掌叶半夏 天南星、天南星片 胆南星 …………………………… (137)
18. 蒟蒻 魔芋 蒟蒻(魔芋)………… (138)
19. 半夏 半夏 生半夏 法半夏 半夏曲 姜半夏片 清半夏、清半夏片 水半夏 ………………………………… (138)
20. 蚤休 七叶一枝花 蚤休……… (139)
21. 鬼臼 八角莲 鬼臼…………… (139)
22. 射干 射干 射干、射干片…… (139)
23. 鸢尾 鸢尾 鸢尾、鸢尾片…… (140)
24. 玉簪 玉簪 玉簪花、叶……… (140)
25. 凤仙 凤仙 凤仙全草 急性子 …………………………………… (140)
26. 蔓陀罗花 蔓陀罗 蔓陀罗花(洋金花) ………………………………… (141)
27. 羊踯躅 黄花杜鹃 闹羊花(羊踯躅) …………………………………… (141)
28. 芫花 芫花 芫花………………… (141)
29. 荛花 荛花 河朔荛花 荛花 黄芫花 (河朔荛花) ………………………… (142)
30. 醉鱼草 醉鱼草 醉鱼草、醉鱼草咀 …………………………………… (142)
31. 莽草 狭叶茴香 莽草果(狭叶茴香果) 莽草叶(狭叶茴香叶) ………… (143)
32. 茵芋 茵芋…………………………… (143)
33. 石龙芮 石龙芮 石龙芮全草…… (143)
34. 毛茛 毛茛 毛茛全草……………… (144)
35. 牛扁 牛扁(黄花乌头) 牛扁全草 牛扁根 …………………………………… (144)
36. 荨麻 荨麻 荨麻全草 蝎子草… (145)
37. 海芋 海芋 海芋全草…………… (145)
38. 钩吻 钩吻 钩吻、钩吻片……… (145)
39. 博落回 博落回 博落回花、果、叶 …………………………………… (146)

本草纲目草部第十八卷……… (147)
1. 菟丝子 菟丝子 日本菟丝子 菟丝子 …………………………………… (147)
2. 五味子 五味子 华中五味子 北五味子、炙北五味子 南五味子…… (147)

3. 蓬蘽 蓬蘽 灰白毛莓 蓬蘽果(灰白毛莓果) …………………………………… (148)
4. 覆盆子 掌叶覆盆子 覆盆子…… (148)
5. 悬钩子 悬钩子 悬钩子果……… (149)
6. 蛇莓 蛇莓 蛇莓全草…………… (149)
7. 使君子 使君子 使君子、使君子仁 …………………………………… (149)
8. 木鳖子 木鳖子(果期) 木鳖子(花期) 木鳖子 …………………………… (150)
9. 番木鳖 华马钱 马钱子、炙马钱子 …………………………………… (150)
10. 马兜铃 马兜铃 北马兜铃 马兜铃 青木香 …………………………………… (150)
11. 预知子 木通 预知子(鲜果) 预知子(干果) ………………………… (151)
12. 牵牛子 牵牛 裂叶牵牛 牵牛子 (黑丑、白丑) ……………………… (151)
13. 旋花 田旋花 旋花全草………… (152)
14. 紫葳(凌霄花) 紫葳(凌霄) 紫葳(凌霄花) ………………………………… (152)
15. 营实、墙蘼 多花蔷薇 营实…… (152)
16. 月季花 月季 月季花…………… (153)
17. 栝楼(天花粉) 栝楼(果期) 栝楼(花期、雄株) 天花粉、天花粉片 全瓜蒌、瓜蒌皮 瓜蒌子 …………… (153)
18. 王瓜 王瓜 王瓜果……………… (154)
19. 葛 葛 粉葛根 柴葛根…………… (154)
20. 天门冬 天门冬 天门冬、天门冬片 …………………………………… (154)
21. 百部 直立百部 对叶百部 蔓生百部 百部、百部片 ………………………… (155)
22. 何首乌 何首乌 何首乌、制何首乌 …………………………………… (156)
23. 草薢 粉背薯蓣 绵草薢 草薢片 绵草薢片 …………………………… (156)
24. 菝葜 菝葜 菝葜根……………… (157)
25. 土茯苓 光叶菝葜 土茯苓 土茯苓片 …………………………………… (157)
26. 白蔹 白蔹 白蔹、白蔹片……… (157)

27. 女萎 女萎 女萎全草 …… (158)
28. 千金藤 千金藤 千金藤茎叶 …… (158)
29. 山豆根 蝙蝠葛 越南槐 北豆根、北豆根片 广豆根、广豆根片 …… (158)
30. 黄药子 黄独 黄药子 …… (159)
31. 解毒子 地不容 地不容块根 …… (159)
32. 白药子 金线吊乌龟 金线吊乌龟块根（白药子） …… (159)
33. 威灵仙 威灵仙 棉团铁线莲 东北铁线莲 威灵仙、威灵仙片 …… (160)
34. 茜草 茜草 茜草根、茜草根片、茜草根炭 …… (160)
35. 防己 木防己 粉防己 广防己 粉防己、粉防己片 广防己、广防己片 …… (161)
36. 通草 白木通 木通马兜铃 小木通 白木通片 关木通、关木通片 川木通、川木通片 …… (162)
37. 通脱木（通草） 通脱木 空心通草 梗通草、梗通草片 …… (163)
38. 钩藤 钩藤 钩藤 …… (163)
39. 白兔藿 牛皮消 牛皮消全草 …… (163)
40. 白花藤 白花藤 白花藤全草 …… (164)
41. 白英 白英 白英全草 …… (164)
42. 萝摩 萝摩 萝摩全草 …… (164)
43. 乌蔹莓 乌蔹莓 乌蔹莓全草 …… (164)
44. 葎草 葎草 葎草全草 …… (165)
45. 络石 络石（花期） 络石（果期） 络石藤、络石藤片 …… (165)
46. 木莲 辟荔 辟荔、辟荔片 …… (165)
47. 扶芳藤 扶芳藤 扶芳藤、扶芳藤咀 …… (166)
48. 常春藤 常春藤 花叶常春藤 常春藤全草 …… (166)
49. 千岁虆 葛虆 葛虆叶、果穗 …… (166)
50. 忍冬 忍冬 金银花 忍冬藤 …… (167)
51. 天仙藤 马兜铃 天仙藤（马兜铃茎藤） …… (167)
52. 紫金藤 长梗南五味子 紫金藤（长梗南五味子茎藤） …… (167)
53. 南藤 石南藤 南藤 …… (168)
54. 清风藤 清风藤 清风藤 清风藤片 …… (168)
55. 百棱藤 绵毛马兜铃 百棱藤（寻骨风） …… (168)
56. 省藤（红藤） 大血藤 红藤、红藤片 …… (168)
57. 紫藤 紫藤（花期） 紫藤（果期） 紫藤花、种子 …… (169)
58. 千里及 千里光 千里光全草 …… (169)
59. 榼藤子 榼藤 …… (169)

本草纲目草部第十九卷 …… (170)

1. 泽泻 泽泻 建泽泻、建泽泻片 川泽泻、川泽泻片 …… (170)
2. 羊蹄 羊蹄 羊蹄根 …… (171)
3. 酸模 酸模 皱叶酸模 酸模根 …… (171)
4. 菖蒲 菖蒲 石菖蒲 石菖蒲、石菖蒲片 …… (171)
5. 白菖 菖蒲 水菖蒲、水菖蒲片（白菖） …… (172)
6. 香蒲、蒲黄 香蒲 香蒲全草 蒲黄、蒲黄炭 …… (172)
7. 菰 菰 茭白 …… (172)
8. 苦草 苦草 苦草全草 …… (173)
9. 水萍 浮萍 浮萍 …… (173)
10. 蘋 蘋 蘋全草 …… (173)
11. 萍蓬草 萍蓬草 萍蓬草全草 …… (173)
12. 荇菜 荇菜 荇菜全草 …… (174)
13. 海藻 羊栖菜 海蒿子 海藻（海蒿子药材） 海藻（羊栖菜药材） …… (174)
14. 海带 海带 海带、海带片 …… (174)
15. 昆布 昆布 昆布、昆布片 …… (175)
16. 石帆 柳珊瑚 …… (175)
17. 水松 刺松藻 …… (175)
18. 莼 莼 …… (175)
19. 蓄草 蓄草（少花鸭舌草） …… (175)
20. 龙舌草 龙舌草（水车前） …… (175)

本草纲目草部第二十卷 …………… (176)

1. 石斛 铁皮石斛 金钗石斛 马鞭石斛 金钗石斛、环草石斛 黄草石斛、小黄草石斛 ………………………… (176)
2. 骨碎补 槲蕨 骨碎补、砂烫骨碎补 ……………………………………… (177)
3. 石韦 庐山石韦 有柄石韦 石韦、石韦片 ………………………………… (177)
4. 石长生 凤尾草 凤尾草、凤尾草片 ……………………………………… (178)
5. 景天 景天 景天全草 ………… (178)
6. 佛甲草 佛甲草 佛甲草全草 … (178)
7. 虎耳草 虎耳草 虎耳草全草 … (179)
8. 石胡荽 石胡荽(鹅不食草) 石胡荽、石胡荽咀 …………………… (179)
9. 螺厴草 伏石蕨(抱石莲) 螺厴草全草 ……………………………… (179)
10. 酢酱草 酢酱草 红花酢酱草 酢酱草全草 ……………………………… (179)
11. 地锦 地锦 地锦全草 ………… (180)
12. 金星草 鹅掌金星草 大果假密网蕨 ……………………………………… (180)
13. 崖棕 崖棕 ……………………… (180)

本草纲目草部第二十一卷 …………… (181)

1. 陟厘 光洁水绵 水绵全草 …… (181)
2. 地衣草 地钱 地衣草(地钱) … (181)
3. 垣衣 小石藓 垣衣 …………… (182)
4. 屋游 大叶藓 屋游全草 ……… (182)
5. 昨叶何草(瓦松) 瓦松 昨叶何草(瓦松) ………………………… (182)
6. 乌韭 多萌曲尾藓 葫芦藓 …… (183)
7. 卷柏 卷柏 卷柏、卷柏叶 …… (183)
8. 桑花 桑(示梅花衣) 梅花衣(桑花) ……………………………………… (183)
9. 石松 石松 石松、石松咀 …… (184)
10. 马勃 大马勃 马勃 …………… (184)
11. 井中苔及萍蓝 偏叶白齿藓等(井中苔) ………………………………… (184)

本草纲目谷部第二十二卷 …………… (185)

1. 胡麻 脂麻 黑脂麻 青蘘(脂麻茎叶) ……………………………………… (185)
2. 亚麻 亚麻 亚麻子 …………… (185)
3. 大麻 大麻 火麻仁 麻黄(大麻嫩果穗) ……………………………………… (186)
4. 小麦 小麦 小麦 浮小麦 …… (186)
5. 大麦 大麦 大麦芽 …………… (186)
6. 穬麦 裸麦 裸麦果 裸麦全草 … (187)
7. 荞麦 荞麦 荞麦果 荞麦全草 … (187)
8. 雀麦 雀麦 雀麦茎叶 ………… (188)
9. 苦荞麦 苦荞麦 苦荞全草及果实 苦荞粉 ……………………………… (188)
10. 稻 糯稻 糯米 稻穰(稻秆) … (188)
11. 粳 稻(晚稻) 粳米 …………… (189)
12. 籼 稻(早稻) 籼米 米糠 …… (189)

本草纲目谷部第二十三卷 …………… (190)

1. 稷 稷 稷米 稷秆 …………… (190)
2. 黍 黍 黍米 黍根、黍草 …… (190)
3. 蜀黍 蜀黍 蜀黍米(高粱米) … (191)
4. 玉蜀黍 玉蜀黍 玉米 玉米须 … (191)
5. 梁 粟 黄梁米 ………………… (192)
6. 粟 粟 粟米 粟芽 …………… (192)
7. 秫 高粱(蜀黍) 秫米 ………… (192)
8. 稗 稗 稗米 …………………… (193)
9. 狼尾草 狼尾草 狼尾草及根 … (193)
10. 东蘠 沙蓬 东蘠子(沙蓬子) … (194)
11. 菰米 菰 菰米 ………………… (194)
12. 蒒草 蒒草 蒒草全草 ………… (194)
13. 薏苡 薏苡 薏苡仁、薏苡果 … (195)
14. 罂子粟 罂粟 罂粟壳 ………… (195)

本草纲目谷部第二十四卷 …………… (196)

1. 大豆 黑大豆 黑豆 黑豆皮(穞豆衣) ……………………………………… (196)
2. 大豆黄卷 大豆(果期) 大豆黄卷(豆蘖) ……………………………………… (196)
3. 黄大豆 大豆(花期) 黄大豆、豆油 黄豆芽 …………………………… (197)
4. 赤小豆 赤小豆 赤小豆子 …… (197)

5. 腐婢 腐婢(豆腐柴) 腐婢叶 …… (197)
6. 绿豆 绿豆 绿豆、绿豆皮 绿豆芽
　　……………………………… (198)
7. 白豆 白豆(饭豆) 白豆 ……… (198)
8. 稆豆 稆豆(小黑大豆) ……… (198)
9. 豌豆 豌豆 豌豆果、子 ……… (198)
10. 蚕豆 蚕豆 蚕豆果、子 蚕豆苗 … (199)
11. 豇豆 豇豆 豇豆果 …………… (199)
12. 藊豆 扁豆 白扁豆、扁豆衣 扁豆花
　　……………………………… (200)
13. 刀豆 刀豆 刀豆子 …………… (200)
14. 黎豆 头花黎豆 黎豆子 ……… (200)

本草纲目谷部第二十五卷 ……… (201)
1. 大豆豉 咸豆豉 淡豆豉 ……… (201)
2. 豆黄 豆黄 …………………… (201)
3. 豆腐 豆腐 黄大豆 …………… (201)
4. 陈廪米 陈廪米 ……………… (202)
5. 饭 新炊饭 ……………………… (202)
6. 粥 糯米粥 黍米粥 小米粥 秫米粥
　　赤小豆粥 绿豆粥 薏苡仁粥 莲子粥
　　……………………………… (202)
7. 麨 炒米粉 炒面粉 …………… (203)
8. 糕 豆糕 黍米蒸糕 …………… (203)
9. 粽 粽叶、粽 ………………… (203)
10. 寒具 寒具(馓子) …………… (203)
11. 蒸饼 蒸饼 …………………… (203)
12. 麴 曲(酒母) ………………… (203)
13. 神麴 六神曲 ………………… (204)
14. 红麴 红曲 …………………… (204)
15. 蘖米 稻芽(谷芽) 麦芽 ……… (204)
16. 饴糖 饴糖 …………………… (204)
17. 酱 面酱 豆酱 麻酱 …………… (204)
18. 醋 米醋 ……………………… (205)
19. 酒 白酒 虎骨酒 三蛇酒 黄酒 … (205)
20. 烧酒 烧酒 …………………… (205)
21. 葡萄酒 红葡萄酒 白葡萄酒 … (205)
22. 糟 酒糟(醪糟) ……………… (206)
23. 米秕 米秕 …………………… (206)
24. 春杵头细糠 春杵及春臼 春杵头细
　　糠 …………………………… (206)

本草纲目菜部第二十六卷 ……… (207)
1. 韭 韭 韭菜 韭子 …………… (207)
2. 山韭 山韭 山韭全草 ………… (207)
3. 葱 葱 葱茎白、葱叶、葱根 葱子 葱花
　　……………………………… (208)
4. 胡葱 胡葱 …………………… (208)
5. 薤 薤 薤白 …………………… (208)
6. 蒜 小蒜 小蒜(独头蒜) ……… (209)
7. 山蒜 山蒜 山蒜头(鳞茎) …… (209)
8. 葫 大蒜 大蒜头 ……………… (209)
9. 五辛菜 五辛菜(葱、蒜、韭、蓼、蒿、芥)
　　……………………………… (210)
10. 芸苔 芸苔(油菜) 油菜 芸苔子(油
　　菜子) ……………………… (210)
11. 菘 菘(白菜) 大白菜 ………… (210)
12. 芥 芥 芥菜 芥菜子(黄芥子) … (211)
13. 白芥 白芥 白芥子 …………… (211)
14. 芜菁 芜菁 芜菁球根 芜菁果实、种
　　子 …………………………… (211)
15. 莱菔 莱菔 萝卜 莱菔子 ……… (212)
16. 生姜 姜 生姜、生姜皮 ……… (212)
17. 干姜 干姜 炮姜 ……………… (212)
18. 茼蒿 茼蒿 茼蒿茎叶 ………… (213)
19. 邪蒿 邪蒿 邪蒿全草 ………… (213)
20. 胡荽 胡荽 胡荽全草(香菜) 胡荽
　　子 …………………………… (213)
21. 水蕲 水芹 水芹茎叶 ………… (214)
22. 堇(旱芹) 旱芹 旱芹菜 ……… (214)
23. 紫堇 紫堇 紫堇全草 ………… (214)
24. 茴香 茴香 小茴香 茴香全草 … (215)
25. 莳萝 莳萝 莳萝子 …………… (215)
26. 罗勒 罗勒 罗勒全草 ………… (215)
27. 白花菜 白花菜 白花菜子 …… (216)
28. 蘹菜 蘹菜 蘹菜全草 ………… (216)
29. 茖葱 茖葱 茖葱根 …………… (216)

本草纲目菜部第二十七卷 ……… (217)
1. 菠薐(赤根) 菠菜 菠菜根 菠菜茎
　　叶 …………………………… (217)

目录 11

2. 菾菜 甜菜 甜菜根 …………… (218)
3. 东风菜 东风菜 东风菜全草 …… (218)
4. 荠菜 荠菜 荠菜全草 荠菜子、果
　　……………………………………… (218)
5. 蔊薹 蔊薹 蔊薹子 蔊薹全草 …… (219)
6. 繁缕 繁缕 繁缕全草 …………… (219)
7. 鸡肠草 附地菜 附地菜全草 …… (219)
8. 苜蓿 苜蓿 苜蓿全草 …………… (220)
9. 苋 苋(紫) 野苋 苋菜 苋菜子 … (220)
10. 马齿苋 马齿苋 马齿苋全草 … (220)
11. 苦菜 苦苣菜 苦苣菜全草 …… (221)
12. 白苣 生菜 生菜全草 ………… (221)
13. 莴苣 莴苣 莴苣菜 …………… (221)
14. 水苦荬 水苦荬 水苦荬全草 … (222)
15. 翻白草 翻白草 翻白草全草 … (222)
16. 蒲公英 蒲公英 蒲公英全草 … (222)
17. 落葵 落葵 落葵全草 ………… (223)
18. 蕺菜 蕺菜 鱼腥草 …………… (223)
19. 蕨 蕨 蕨菜 …………………… (223)
20. 薇 大巢菜 大巢菜全草 ……… (224)
21. 翘摇 小巢菜 小巢菜全草 …… (224)
22. 鹿藿 鹿藿 鹿藿全草 ………… (224)
23. 灰藋 小藜 小藜全草 ………… (225)
24. 藜 藜 藜全草 ………………… (225)
25. 芋 芋 芋子(块茎) …………… (225)
26. 土芋 黄独 黄独块茎(土芋) … (226)
27. 薯蓣 薯蓣 山药(鲜山药、光山药、
　　毛山药、山药片) ……………… (226)
28. 零余子 薯蓣 零余子 ………… (226)
29. 甘薯 甘薯 甘薯块根 ………… (226)
30. 百合 百合 卷丹 麝香百合 百合
　　(鳞茎) 卷丹鳞茎 ……………… (227)
31. 山丹 山丹(花期) 山丹(果期) 山
　　丹鳞茎 …………………………… (227)
32. 草石蚕 草石蚕 草石蚕块茎(鲜)
　　……………………………………… (228)
33. 竹笋 毛竹 冬笋(毛竹冬笋) 淡竹
　　笋 苦竹笋 ……………………… (228)
34. 酸笋 酸笋 ……………………… (228)

本草纲目菜部第二十八卷 ………… (229)
1. 茄 茄 茄(花期) 茄果 ………… (229)
2. 苦茄 苦茄(千年不烂心) 苦茄子(果)
　　……………………………………… (229)
3. 壶卢 瓢瓜 壶卢(葫芦) 瓢瓜子 … (230)
4. 苦瓢 苦葫芦 苦瓢及子 ……… (230)
5. 败瓢 瓢瓜 败瓢 ……………… (230)
6. 冬瓜 冬瓜 白瓜子、冬瓜皮 冬瓜(果)
　　……………………………………… (231)
7. 南瓜 南瓜 南瓜子 南瓜果 …… (231)
8. 越瓜 越瓜 越瓜(梢瓜) ……… (231)
9. 胡瓜 黄瓜 黄瓜(果) ………… (231)
10. 丝瓜 丝瓜 丝瓜(果) 丝瓜络 … (232)
11. 苦瓜 苦瓜 苦瓜(果) 苦瓜子 … (232)
12. 紫菜 紫菜 紫菜(干) ………… (232)
13. 石莼 石莼 石莼(海白菜) …… (233)
14. 石花菜 琼枝 石花菜 ………… (233)
15. 鹿角菜 海萝 鹿角菜 ………… (233)
16. 龙须菜 江蓠(龙须菜) ……… (233)
17. 芝 紫芝 赤芝 黑芝(黑漆乌芝)
　　青芝(乌芝) 黄芝 白芝 ……… (234)
18. 木耳 木耳 黑木耳(干) 银耳(白木
　　耳) ……………………………… (234)
19. 杉菌 杉菌(乌芝) ……………… (235)
20. 香蕈 香蕈 香蕈(干) ………… (235)
21. 蘑菰蕈 蘑菇 凤尾菇 ………… (235)
22. 鸡㙡 鸡㙡 …………………… (235)
23. 土菌 杜蕈 杜蕈(干) ………… (235)
24. 竹蓐 竹荪 竹荪(竹蓐干品) … (236)
25. 地耳 葛仙米(地耳) …………… (236)
26. 石耳 石耳 ……………………… (236)
27. 睡菜 睡菜 ……………………… (236)

本草纲目果部第二十九卷 ………… (237)
1. 李 李 李子(果) 李仁 ………… (237)
2. 杏 杏 山杏 杏果 苦杏仁 …… (238)
3. 巴旦杏 巴旦杏 巴旦杏果 甜杏仁
　　……………………………………… (238)
4. 梅 红梅 梅(果期) 绿梅 乌梅、乌梅
　　肉 白梅花 ……………………… (239)

12　目录

5. 桃 桃(果期) 桃(花期) 桃实 桃仁 扁桃实 桃叶、桃枝 桃胶 桃枭(碧桃干) …………………………………… (240)
6. 栗 栗 栗实 栗壳 栗花(♂) …… (241)
7. 天师栗 天师栗 天师栗(果期) 天师栗(花期) 天师栗实 …………………… (241)
8. 枣 枣 鲜枣 红枣、乌枣 …… (242)

本草纲目果部第三十卷 ………… (243)
1. 梨 梨(花期) 梨(果期) 糖梨 鸭梨 梨木皮 …………………………………… (243)
2. 鹿梨 豆梨 豆梨实(鹿梨) …… (244)
3. 棠梨 棠梨 棠梨实 ………… (244)
4. 海红 海棠 甘肃海棠 海棠实 (244)
5. 木瓜 贴梗海棠 宣木瓜 …… (245)
6. 楂子 木桃 楂子(果) ……… (245)
7. 榠樝 榠楂 榠楂实(榠樝) … (245)
8. 榅桲 榅桲 榅桲实 ………… (246)
9. 山楂 山楂 野山楂 北山楂(山楂果) 南山楂(野山楂果) ……………… (246)
10. 庵罗果 芒果 芒果实(庵罗果) … (246)
11. 柰 苹果 苹果实(柰) ……… (247)
12. 林檎 林檎 林檎实(沙果) … (247)
13. 柿 柿 烘柿(柿) 柿树皮 柿霜 柿叶、柿枝 柿蒂 …………… (247)
14. 椑柿 椑柿 ………………… (248)
15. 君迁子 君迁子 君迁子(花期) 君迁子(果期) 君迁子实(黑枣) …… (248)
16. 安石榴 安石榴 安石榴(花期) 安石榴(果期) 石榴皮 石榴花、石榴果 … (248)
17. 橘 橘 橘实 橘皮(陈皮) 橘络、橘核 青皮 橘叶 …………………… (249)
18. 柑 茶枝柑 柑实 …………… (249)
19. 橙 橙 橙实 ………………… (250)
20. 柚 柚 胡柚实 柚皮(化橘红) (250)
21. 枸橼 香橼 香橼实 佛手柑 佛手实 片 ……………………………… (250)
22. 金橘 金橘(果期) 金橘(花期) 金橘实 …………………………………… (251)
23. 枇杷 枇杷 枇杷实(果) 枇杷叶 … (251)

24. 杨梅 杨梅 杨梅实 …………… (252)
25. 樱桃 樱桃 樱桃实、核 …… (252)
26. 山樱桃 山樱桃 山樱桃实 … (252)
27. 银杏 银杏 银杏(白果) 银杏叶 … (253)
28. 胡桃 胡桃 胡桃(果期) 胡桃(花期) 胡桃核仁 胡桃枝、叶 青胡桃果皮 …………………………………… (253)
29. 榛 榛 榛子 ………………… (254)
30. 槠子 苦槠 甜槠 石槠 苦槠实 甜槠实 石槠实 …………………… (254)
31. 钩栗 钩栗 钩栗实、叶 …… (255)
32. 橡实 麻栎 橡实 麻栎壳斗 … (255)
33. 槲实 槲树 槲实、壳斗 …… (255)

本草纲目果部第三十一卷 ……… (256)
1. 荔枝 荔枝 荔枝实 荔枝核 … (256)
2. 龙眼 龙眼 龙眼实、龙眼肉 (256)
3. 橄榄 橄榄 橄榄实 ………… (257)
4. 木威子 乌榄 ………………… (257)
5. 五敛子 阳桃 阳桃实 ……… (257)
6. 榧实 榧 榧实(子) 粗榧 … (257)
7. 海松子 红松 海松子(红松子) … (258)
8. 槟榔 槟榔 槟榔子 ………… (258)
9. 大腹子 槟榔 大腹子 大腹皮 枣槟榔 ……………………………………… (258)
10. 椰子 椰子 椰子实 椰子皮 …… (259)
11. 无漏子(波斯枣) 波斯枣树(海枣) …………………………………… (259)
12. 桄榔子 桄榔 ………………… (259)
13. 菠罗蜜 木菠罗 菠罗蜜 …… (260)
14. 无花果 无花果 无花果实 … (260)
15. 马槟榔 马槟榔 ……………… (260)
16. 枳椇 枳椇 枳椇实(拐枣) … (260)
17. 韶子 韶子(果) ……………… (260)

本草纲目果部第三十二卷 ……… (261)
1. 秦椒 花椒 秦椒(花椒) …… (261)
2. 蜀椒 毛叶花椒 蜀椒(青椒果) 椒目 …………………………………… (261)
3. 崖椒 野花椒 崖椒(野花椒实) … (262)
4. 蔓椒 两面针 蔓椒(两面针果实) … (262)

目录 13

5. 地椒 百里香 地椒苗(百里香) …(262)
6. 胡椒 胡椒 白胡椒 ………(262)
7. 荜澄茄 山鸡椒 山鸡椒花 荜澄茄 ………………(263)
8. 吴茱萸 吴茱萸 吴茱萸实 …(263)
9. 食茱萸 樗叶花椒 食茱萸实 …(263)
10. 盐麸子 盐肤木 盐麸子 …(264)
11. 茗 茶 绿茶 红茶 ………(264)
12. 皋芦 皋芦 皋芦叶 ………(264)

本草纲目果部第三十三卷 …(265)
1. 甜瓜 甜瓜 甜瓜子 甜瓜蒂 甜瓜果 ………………(265)
2. 西瓜 西瓜(花期) 西瓜(果期) 西瓜果、西瓜皮 西瓜子 …(266)
3. 葡萄 葡萄 葡萄实 葡萄干 …(266)
4. 蘡薁 蘡薁 蘡薁实 …………(266)
5. 猕猴桃 中华猕猴桃(果期) 刺毛猕猴桃(花期) 猕猴桃实 …(267)
6. 甘蔗 甘蔗 甘蔗(茎) ………(267)
7. 沙糖 红沙糖 ………………(267)
8. 石蜜 白沙糖(石蜜) ………(267)
9. 莲藕 莲 莲子 莲藕(藕实茎) 藕节 莲子心(莲薏) 莲须 莲房 荷梗 ………………(268)
10. 红白莲花 红莲花 白莲花 …(268)
11. 芰实 菱 菱角(实) …………(269)
12. 芡实 芡 芡实 ……………(269)
13. 乌芋 荸荠 荸荠(球茎) 通天草(茎) ………………(269)
14. 慈姑 慈姑 慈姑(块茎) ……(269)

本草纲目木部第三十四卷 …(270)
1. 柏 侧柏 柏实(柏子仁) 侧柏叶 …(270)
2. 松 油松 马尾松 油松脂 松节 松花粉(油松、黄山松) ………(271)
3. 杉 杉 杉木 杉枝节 …………(271)
4. 桂 肉桂 肉桂(皮) 肉桂子 …(272)
5. 菌桂 锡兰肉桂 菌桂 ………(272)
6. 天竺桂 天竺桂 天竺桂皮(土肉桂) 天竺桂叶 ……………(272)

7. 月桂 月桂 月桂叶 …………(273)
8. 木兰 玉兰 木兰皮 木兰花蕾 …(273)
9. 辛荑 辛荑 望春花 辛荑(花蕾) …(273)
10. 沉香 白木香 沉香 ………(274)
11. 丁香 丁香 鸡舌香、丁香 …(274)
12. 檀香 檀香 檀香木 …………(274)
13. 降真香 降香檀 降香 ………(275)
14. 楠 楠木 楠木果 楠木叶 …(275)
15. 樟 樟(果期) 樟果 …………(275)
16. 钓樟 大叶钓樟(木姜子) 钓樟叶、果 ………………(275)
17. 乌药 乌药 三桠乌药 乌药根 …(276)
18. 枫香脂 枫香 枫香脂(白胶香) 枫香叶 枫香果(路路通) ………(276)
19. 熏陆香(乳香) 乳香 制乳香 …(277)
20. 没药 没药 制没药 …………(277)
21. 麒麟竭 龙血树 血竭(进口) 血竭(国产) ………………(277)
22. 安息香 越南安息香 安息香 …(278)
23. 苏合香 苏合香(液体) 苏合香(固体) ………………(278)
24. 龙脑香 冰片 ………………(278)
25. 樟脑 樟(花期) 樟脑 ………(278)
26. 阿魏 阿魏 阿魏(汁膏) ……(279)
27. 芦荟 库拉索芦荟 芦荟茎叶 芦荟(汁膏) ………………(279)

本草纲目木部第三十五卷 …(280)
1. 檗木 黄檗 黄皮树 关黄柏(黄檗树皮) 川黄柏(黄皮树皮) ………(280)
2. 小檗 小檗 多花小檗(花期) 小檗根 ………………(281)
3. 黄栌 黄栌 黄栌枝叶 ………(281)
4. 厚朴 厚朴 凹叶厚朴 厚朴皮 厚朴花 ………………(281)
5. 杜仲 杜仲 杜仲皮 嫩杜仲叶(棉芽) ………………(282)
6. 椿樗 臭椿 香椿 椿根皮(臭椿) 臭椿果 香椿果、种子 香椿叶 …(282)
7. 漆 漆树 干漆 ………………(283)

8. 梓 梓树(花期) 梓树(果期) 梓叶 梓树皮 …………………………………… (283)
9. 楸 楸树 楸树皮 楸树叶 ………… (283)
10. 桐 泡桐 泡桐花 泡桐(桐叶)… (284)
11. 梧桐 梧桐 梧桐木皮 梧桐子 梧桐叶 ……………………………………… (284)
12. 罂子桐 油桐(花期) 油桐(果期) 油桐果 ………………………………… (284)
13. 海桐 刺桐 海桐皮(刺桐皮) … (285)
14. 楝 川楝 苦楝 川楝子 苦楝皮 … (285)
15. 槐 槐 槐实(槐角) 槐花 槐叶枝 槐木皮 ……………………………………… (286)
16. 檀 黄檀 黄檀皮、叶 …………… (286)
17. 荚蒾 荚蒾 阔叶荚蒾 荚蒾果 … (287)
18. 秦皮 白蜡树 秦皮 白蜡树果 … (287)
19. 合欢 合欢 合欢皮 合欢花 …… (287)
20. 皂荚 皂荚 皂荚果、皂荚子 猪牙皂 皂荚刺 ……………………………… (288)
21. 肥皂荚 肥皂荚 肥皂荚果 …… (288)
22. 无患子 无患子树 无患子实、种子 …………………………………………… (288)
23. 栾华 栾树 栾树花(栾华) 栾树果 …………………………………………… (289)
24. 诃黎勒 诃子树 诃黎勒(诃子、诃子肉) 藏青果 ……………………… (289)
25. 榉 榉树 榉树叶 榉树枝 ……… (289)
26. 柳 垂柳 柳花 柳叶、柳枝 …… (290)
27. 柽柳 柽柳 柽柳叶、枝 ………… (290)
28. 水杨 红皮柳 红皮柳叶枝 …… (290)
29. 白杨 毛白杨 白杨花 白杨枝叶 (291)
30. 扶移 山杨 山杨枝叶 …………… (291)
31. 榆 榆树 榆白皮 榆果 榆花 … (291)
32. 朗榆 榔榆 榔榆果、叶 ………… (292)
33. 芫荑 大果榆 芫荑 大果榆枝叶 (292)
34. 苏方木 苏木 苏方木(苏木) … (292)
35. 桦木 白桦 华北白桦 白桦皮 … (293)
36. 㮈木 㮈木(南烛) 㮈木枝叶 …… (293)
37. 棕榈 棕榈 棕榈炭 棕榈叶柄 棕榈子 ……………………………………… (293)

38. 乌桕木 乌桕 乌桕叶 乌桕木 乌桕果 乌桕子 …………………………… (294)
39. 巴豆 巴豆 巴豆实、巴豆子、巴豆霜 …………………………………………… (294)
40. 大风子 大风子 大风子 ………… (294)
41. 海红豆 海红豆 海红豆子 …… (295)
42. 相思子 相思子树 相思子 …… (295)
43. 石瓜 番木瓜 ……………………… (295)
44. 无食子 没食子 ………………… (295)

本草纲目木部第三十六卷 …… (296)
1. 桑 桑 桑叶 桑枝 桑白皮 桑椹 (296)
2. 柘 柘树 柘枝刺 ………………… (297)
3. 奴柘 柘棘 柘棘果、叶 ………… (297)
4. 楮 楮树 楮实 楮叶 …………… (297)
5. 枳 枸橘 酸橙 枳实 枳壳 …… (298)
6. 枸橘 枸橘 枸橘果 ……………… (298)
7. 卮子 栀子(花期) 栀子(果期) 栀子果、栀子仁 水栀子果 ………… (299)
8. 酸枣 酸枣(花期) 酸枣(果期) 酸枣仁 酸枣果 …………………………… (300)
9. 白棘 白棘枝(酸枣枝) 白棘 … (300)
10. 蕤核 单花扁核木 蕤核(蕤仁) … (301)
11. 山茱萸 山茱萸 山茱萸肉 …… (301)
12. 胡颓子 胡颓子 胡颓子花 胡颓子叶 ………………………………………… (301)
13. 金樱子 金樱子(花期) 金樱子(果期) 金樱子 ………………………… (302)
14. 郁李 郁李 大郁李仁 小郁李仁 … (302)
15. 鼠李 鼠李 小叶鼠李 鼠李实 … (302)
16. 女贞 女贞 女贞子(实) ……… (303)
17. 冬青 冬青 大叶冬青 冬青叶 冬青木 ……………………………………… (303)
18. 枸骨 枸骨 枸骨叶 ……………… (303)
19. 卫矛 卫矛 卫矛枝(鬼箭羽) … (304)
20. 山矾 山矾 光叶山矾 山矾叶、枝 …………………………………………… (304)
21. 楤木 四川山矾 四川山矾叶、枝(楤木) ……………………………………… (305)
22. 南烛 南天竹(南天烛) 天烛子(果)

目录 15

23. 五加 细柱五加 五加皮 …………(305)
24. 枸杞、地骨皮 枸杞 宁夏枸杞 枸杞果 地骨皮 ……………………(306)
25. 溲疏 小花溲疏 大花溲疏 溲疏实、叶 ……………………………………(306)
26. 石南 石南 光叶石南 石南叶 …(307)
27. 牡荆 牡荆 黄荆 牡荆叶 牡荆实 ……………………………………(307)
28. 蔓荆 单叶蔓荆 蔓荆实 ………(308)
29. 紫荆 紫荆 紫荆皮、叶 ………(308)
30. 木槿 木槿 木槿皮 木槿花 木槿叶 ……………………………………(308)
31. 扶桑 扶桑 扶桑叶 ……………(309)
32. 木芙蓉 木芙蓉 木芙蓉叶 ……(309)
33. 山茶 山茶 山茶花 ……………(309)
34. 蜡梅 蜡梅 蜡梅花 ……………(310)
35. 伏牛花 虎刺 虎刺叶、枝 ……(310)
36. 密蒙花 密蒙花 密蒙花(花序) …(310)
37. 木棉 木棉 草棉 木棉花 ……(311)
38. 黄杨木 黄杨 黄杨叶、枝、果 …(311)
39. 木天蓼 木天蓼 木天蓼枝叶 …(312)
40. 接骨木 接骨木 接骨木叶、枝 …(312)
41. 楤木 楤木 楤木皮、叶 ………(312)

本草纲目木部第三十七卷 ………(313)

1. 茯苓 茯苓 白茯苓 茯苓皮、赤茯苓 茯神 ……………………………………(313)
2. 琥珀 琥珀 …………………(314)
3. 瑿 瑿珀 ……………………(314)
4. 猪苓 猪苓 猪苓片 ……………(314)
5. 雷丸 雷丸 …………………(314)
6. 桑上寄生 桑寄生 桑寄生、寄生片 ……………………………………(314)
7. 松萝 长松萝 破茎松萝 松萝 …(315)
8. 枫柳 枫杨(枫柳) 枫杨木皮 枫杨叶、果实 ……………………………………(315)
9. 柳寄生 绿茎槲寄生 柳寄生(绿茎槲寄生) ………………………………(315)
10. 竹 粉绿竹(筠竹) 毛竹 苦竹 淡竹 佛肚竹 竹叶 竹花实 竹茹 ………(317)
11. 竹黄 天竹黄 …………………(317)

本草纲目服器部第三十八卷 ………(318)

1. 锦 锦 ………………………(318)
2. 绢 绯绢 ……………………(318)
3. 帛 绯帛 ……………………(318)
4. 布 麻布 白布 青布 ……………(318)
5. 绵 蚕茧 丝绵 …………………(319)
6. 败天公 斗笠 …………………(319)
7. 故蓑衣 蓑衣(棕编) 蓑衣(草编) …(319)
8. 毡屉 毡屉 ……………………(319)
9. 麻鞋 麻鞋 ……………………(319)
10. 草鞋 草鞋 ……………………(319)
11. 纸 草纸 竹纸 麻纸 ……………(320)
12. 青纸 青纸 …………………(320)
13. 桐油伞纸 桐油伞 ……………(320)
14. 拨火杖 拨火杖 ………………(320)
15. 吹火筒 吹火筒 ………………(320)
16. 铁椎柄 铁椎柄 ………………(320)
17. 刀鞘 刀鞘(铁制) 刀鞘(皮制) …(320)
18. 马鞭 马鞭、马鞍 ……………(321)
19. 箭笴及簇 箭笴及簇 …………(321)
20. 弓弩弦 弓弩弦 ………………(321)
21. 纺车弦 纺车及纺车弦 纺车 …(321)
22. 梭头 梭头 ……………………(321)
23. 梳篦 梳子(黄杨木制) 梳子(牛角制) 篦子(竹制) …………………(321)
24. 蒲扇 蒲扇 ……………………(321)
25. 蒲席 蒲包 草席 ………………(321)
26. 簟 竹席 ……………………(322)
27. 帘箔 帘箔(竹制) ……………(322)
28. 漆器 漆木盒 …………………(322)
29. 研朱石槌 石槌 ………………(322)
30. 败船茹 败船 败船茹(竹茹制) 败船茹(麻刀制) ……………………(322)
31. 杓 木杓 葫芦瓢杓 ……………(322)
32. 箸 竹筷 骨筷 象牙筷 红木筷 …(322)
33. 锅盖 锅盖 ……………………(323)
34. 饭箩 饭箩 ……………………(323)

35. 蒸笼 蒸笼 …………… (323)
36. 炊单布 炊单布 …………… (323)
37. 故炊帚 故炊帚(柳根制) 故炊帚
　　(竹制) …………… (323)
38. 弊帚 黍秫帚 …………… (323)
39. 簸箕舌 簸箕 …………… (323)
40. 竹篮 竹篮 …………… (323)
41. 鱼筌 鱼筌(梭形) 鱼筌(塔形) … (324)
42. 鱼网 鱼网 …………… (324)
43. 草麻绳索 草绳 麻绳 …………… (324)
44. 马绊绳 马绊绳 …………… (324)
45. 牛鼻牵 水牛(有牛鼻牵) 牛鼻牵
　　…………… (324)
46. 尿桶 尿桶 …………… (324)

本草纲目虫部第三十九卷 …………… (325)
1. 蜂蜜 中华蜜蜂 蜂蜜 …………… (325)
2. 蜜蜡 养蜂箱 蜜蜡 …………… (325)
3. 蜜蜂 意大利蜂 蜂子 …………… (326)
4. 土蜂 土蜂 土蜂房 …………… (326)
5. 大黄蜂 大黄蜂 …………… (326)
6. 露蜂房 胡蜂 露蜂房 …………… (326)
7. 竹蜂 竹蜂 竹蜂全虫 …………… (327)
8. 蠮螉 螺蠃 …………… (327)
9. 紫𨥥 紫胶(紫梢花) …………… (327)
10. 五倍子 盐肤木(生有五倍子) 五倍
　　子(角倍、肚倍) …………… (327)
11. 螳螂、桑螵蛸 大刀螂 螳螂 桑螵蛸
　　…………… (328)
12. 雀瓮(天浆子) 双齿绿刺蛾 黄刺蛾
　　天浆子(幼虫) 雀瓮(带茧蛹) …… (328)
13. 蚕 家蚕 白僵蚕、白僵蛹 蚕茧、蚕蛹
　　…………… (328)
14. 原蚕 蚕蛾(雄蛾、雌蛾) 原蚕沙(晚
　　蚕沙) …………… (329)
15. 九香虫 九香虫 制九香虫 …………… (329)
16. 枸杞虫 枸杞 枸杞虫(幼虫) …………… (329)
17. 茴香虫 小茴香(示虫体) 茴香虫(黄
　　凤蝶幼虫) …………… (329)
18. 虫白蜡 寄主女贞树 白蜡虫及虫白

　　蜡 …………… (329)

本草纲目虫部第四十卷 …………… (330)
1. 蛱蝶 蛱蝶 凤蝶 …………… (330)
2. 蜻蛉 蜻蜓 蜻蛉(蜻蜓虫体) …… (330)
3. 樗鸡 红娘子 樗鸡 …………… (331)
4. 斑蝥 大斑蝥 斑蝥 …………… (331)
5. 芫青 芫青 花生叶芫青 豆芫青 … (331)
6. 葛上亭长 葛上亭长 …………… (331)
7. 地胆 地胆 …………… (332)
8. 蜘蛛 大腹圆蜘蛛 花蜘蛛 蜘蛛网
　　…………… (332)
9. 草蜘蛛 草蜘蛛 草蜘蛛丝网 …… (332)
10. 壁钱 壁钱 壁钱巢幕 …………… (332)
11. 蝤蛴 蝤蛴 …………… (332)
12. 蝎 东亚钳蝎 全蝎 …………… (332)
13. 水蛭 蚂蟥(宽体水蛭) 日本医蛭 水
　　蛭、水蛭片 柳叶蛭 …………… (333)
14. 蚁 大黑蚂蚁 大黑蚂蚁虫体 小黑蚂
　　蚁虫体 …………… (333)
15. 蝇 舍蝇 …………… (333)
16. 狗蝇 狗蝇(麻蝇) …………… (333)
17. 蛆 五谷虫(蛆) …………… (333)

本草纲目虫部第四十一卷 …………… (334)
1. 蛴螬 铜绿丽金龟 黄褐金龟子 蛴螬
　　…………… (334)
2. 乳虫 乳虫(蛴螬类) …………… (334)
3. 木蠹虫 蠹木 木蠹蛾(幼虫) …… (335)
4. 桑蠹虫 蠹桑 桑蠹虫(桑天牛幼虫)
　　…………… (335)
5. 柳蠹虫 蠹柳 柳木蠹蛾(幼虫) … (335)
6. 桃蠹虫 蠹桃 桃蠹虫(幼虫) …… (336)
7. 枣蠹虫 枣果蠹虫(幼虫) …………… (336)
8. 竹蠹虫 蠹竹 竹蠹虫(褐粉蠹幼虫)
　　…………… (336)
9. 蚱蝉 黑蚱 黑蚱虫体 蝉蜕 …… (336)
10. 蝉花 蝉花 …………… (336)
11. 蜣螂 屎克螂 独角仙 …………… (336)
12. 天牛 云斑天牛 …………… (337)
13. 蝼蛄 华北蝼蛄 非洲蝼蛄 蝼蛄… (337)

14. 萤火 萤火 萤火虫 …………… (337)
15. 衣鱼 衣鱼 ………………… (337)
16. 鼠妇 平甲虫 鼠妇虫(平甲虫药材)
    ……………………………… (337)
17. 䗪虫 地鳖(雄) 地鳖(雌) 冀地鳖
    (雌) 䗪虫 金边地鳖 ……… (338)
18. 蜚蠊 澳洲蜚蠊 德国蜚蠊 大蜚蠊(澳
    洲蜚蠊虫体) 小蜚蠊(德国蜚蠊虫体)
    ……………………………… (338)
19. 灶马 灶马 ………………… (338)
20. 皇螽 黄脊竹蝗 中华稻蝗 中华蚱
    蜢(尖头蚂蚱) ……………… (339)
21. 木虻 姚虻 ………………… (339)
22. 蜚虻 双斑黄虻 虻虫 ……… (339)
23. 竹虱 竹虱 ………………… (339)

本草纲目虫部第四十二卷 ……… (340)
1. 蟾蜍 中华大蟾蜍 干蟾 蟾酥 … (340)
2. 蛤蟆 黑眶蟾蜍 华西蟾蜍 蟾酥 … (340)
3. 蛙 青蛙 牛蛙 青蛙肉 ……… (341)
4. 蝌蚪 沼蛙 蝌蚪 …………… (341)
5. 溪狗 棘胸蛙 ……………… (341)
6. 蜈蚣 少棘巨蜈蚣 蜈蚣 …… (341)
7. 马陆 约安巨马陆 马陆 …… (342)
8. 蚯蚓 参环毛蚓 背暗异唇蚓 广地龙、
    土地龙 ……………………… (342)
9. 蜗牛 灰蜗牛 蜗牛壳 ……… (342)
10. 蛞蝓 黄蛞蝓 蛞蝓 ………… (342)
11. 缘桑螺 椎实螺 缘桑螺(椎实螺在桑
    树上) ……………………… (343)
12. 水蛭 水蛭 水蛭虫 ………… (343)
13. 蛔虫 蛔虫(雌性) 蛔虫(雄性) … (343)

本草纲目鳞部第四十三卷 ……… (344)
1. 龙 恐龙骨架 龙骨 龙齿 …… (344)
2. 蛟龙 巨蝎 ………………… (344)
3. 鼍龙 扬子鳄 湾鳄 密河鳄 … (345)
4. 鲮鲤 鲮鲤 炮山甲片 ……… (345)
5. 石龙子 石龙子 蓝尾石龙子 蜥蜴(草
    蜴) ………………………… (345)
6. 守宫 无蹼壁虎 守宫 ……… (346)

7. 蛤蚧 蛤蚧 蛤蚧(药材) …… (346)
8. 蛇蜕 锦蛇 蛇蜕 …………… (346)
9. 蚺蛇 蟒蛇 ………………… (346)
10. 鳞蛇 网斑蟒 ……………… (346)
11. 白花蛇 五步蛇 蕲蛇(大白蛇) 银环
    蛇 金环蛇 小白花蛇 ……… (347)
12. 乌蛇 乌梢蛇 乌梢蛇肉 …… (347)
13. 水蛇 水蛇 ………………… (348)
14. 黄颔蛇 黑眉锦蛇 ………… (348)
15. 赤楝蛇 赤楝蛇 赤楝蛇肉 … (348)
16. 蝮蛇 蝮蛇 蛇卵 蛇胆 …… (348)

本草纲目鳞部第四十四卷 ……… (349)
1. 鲤鱼 鲤鱼 鲤鱼肉 鲤鱼胆 … (349)
2. 鲟鱼 鲢鱼 鲢鱼肉 ………… (349)
3. 鳙鱼 鳙鱼 鳙鱼肉 ………… (350)
4. 鳟鱼 鳟鱼 鳟鱼肉 ………… (350)
5. 鲩鱼 草鱼 草鱼肉 ………… (350)
6. 青鱼 青鱼 青鱼肉 ………… (351)
7. 竹鱼 鲮鱼 ………………… (351)
8. 鲻鱼 鲻鱼 ………………… (351)
9. 鳡鱼 鳡鱼 ………………… (351)
10. 石首鱼 大黄花鱼 小黄花鱼 黄花鱼
    肉 …………………………… (351)
11. 勒鱼 鳓鱼 鳓鱼肉 ………… (352)
12. 鲥鱼 鲥鱼 ………………… (352)
13. 鲳鱼 鲳鱼(平鱼) 鲳鱼肉 … (352)
14. 鲫鱼 鲫鱼 鲫鱼肉 ………… (352)
15. 鲂鱼 三角鲂鱼 鲂鱼肉 …… (353)
16. 鲈鱼 鲈鱼 鲈鱼肉 ………… (353)
17. 鳜鱼 鳜鱼(桂鱼) 鳜鱼肉 鳜鱼尾
    鳜鱼肝 ……………………… (353)
18. 鲨鱼 鲨鱼 条纹斑竹鲨 …… (354)
19. 石斑鱼 石斑鱼 …………… (354)
20. 石鮅鱼 宽体鳍蜡鱼 ……… (354)
21. 鲦鱼 鲦鱼 鲦鱼肉 ………… (354)
22. 鲙残鱼 银鱼 银鱼肉 ……… (355)
23. 鳡鱼 鳡鱼 鳡鱼肉 ………… (355)
24. 鳝鱼 中华鲟鱼 …………… (355)
25. 金鱼 金鱼 金鱼 金鱼 …… (355)

26. 鳢鱼 乌鳢 乌鳢肉 …………… (356)
27. 鳗鲡鱼 鳗鲡 ………………… (356)
28. 海鳗鲡 海鳗 ………………… (356)
29. 鳝鱼 黄鳝 黄鳝肉 黄鳝头 …… (356)
30. 鳅鱼 泥鳅 泥鳅肉 …………… (356)
31. 鲟鱼 中华鲟鱼 史氏鲟 ……… (357)
32. 鲱鱼 鲇鱼 鲇鱼肉 …………… (357)
33. 鲵鱼 山溪鲵 羌活鱼（山溪鲵药材）
　　………………………………… (357)
34. 鲵鱼 大鲵 …………………… (357)
35. 黄颡鱼 黄颡鱼 黄颡鱼肉 …… (358)
36. 河豚 河豚（背面）河豚（腹面）… (358)
37. 海豚鱼 海豚（背面）海豚（腹面）
　　………………………………… (358)
38. 比目鱼 比目鱼 ……………… (358)
39. 章鱼 长蛸 短蛸 ……………… (359)
40. 乌贼鱼 金乌贼 乌贼肉 乌贼骨
　　………………………………… (359)
41. 海鹞鱼 赤魟 ………………… (359)
42. 海蛇 海蜇 海蜇皮 海蜇头 …… (359)
43. 虾 青虾 ……………………… (360)
44. 海虾 蝼蛄虾 龙虾 对虾 ……… (360)
45. 海马 克氏海马 三斑海马 刺海马
　　………………………………… (360)
46. 鲍鱼 皱纹盘鲍 鲍鱼贝壳 鲍鱼肉
　　………………………………… (360)
47. 鳔鲺 鲤鱼鳔 鲢鱼鳔 鲦鱼鳔 … (361)
48. 鱼鲙 鳟鱼片 ………………… (361)
49. 鱼鲊 马哈鱼鲊 鳟鱼鲊 ……… (361)
50. 鱼脂 鱼脂（鳜鱼脂）………… (361)
51. 鱼鲊 鱼鲊 鱼脑石 …………… (361)
52. 鱼鳞 鲤鱼鳞 黄花鱼鳞 鳢鱼鳞 … (362)
53. 鱼子 鲑鱼子 鲦鱼子 黄花鱼子 … (362)
54. 柔鱼 柔鱼 …………………… (362)

本草纲目介部第四十五卷 ……… (363)
1. 水龟 乌龟 龟版、龟版胶 黄喉水龟
　　金钱龟 眼斑水龟 花龟 …… (363)
2. 秦龟 黄缘闭壳龟 大巴两彩龟 … (364)
3. 蠵龟 蠵龟 …………………… (364)

4. 瑇瑁 玳瑁 玳瑁甲 …………… (364)
5. 绿毛龟 绿毛龟 ……………… (364)
6. 疟龟 平胸龟 ………………… (364)
7. 鼍龟 海龟 海龟甲 …………… (365)
8. 鳖 中华鳖 鳖甲、鳖甲胶 …… (365)
9. 鼋 鼋 ………………………… (365)
10. 蟹 海蟹 溪蟹 中华绒毛蟹 … (366)
11. 鲎鱼 鲎 ……………………… (366)
12. 摄龟 锯缘摄龟 ……………… (366)

本草纲目介部第四十六卷 ……… (367)
1. 牡蛎 大连湾牡蛎 长牡蛎 牡蛎、煅牡
　　蛎 ……………………………… (367)
2. 蚌 河蚌 河蚌肉、河蚌壳 …… (367)
3. 马刀 长竹蛏 马刀（长竹蛏贝壳）… (368)
4. 蚬 河蚬 河蚬肉、河蚬壳 …… (368)
5. 真珠 三角帆蚌 珍珠 珍珠母 … (368)
6. 石决明 皱纹盘鲍（石决明）杂色鲍
　　（石决明）耳鲍（石决明）…… (369)
7. 海蛤 青蛤 青蛤壳（海蛤）…… (369)
8. 文蛤 文蛤 文蛤壳 …………… (369)
9. 蛤蜊 蛤蜊 蛤蜊肉、蛤蜊壳 … (370)
10. 蛏 缢蛏 缢蛏肉、缢蛏壳 …… (370)
11. 魁蛤 魁蛤 毛蚶 瓦楞子 …… (370)
12. 贝子 白贝齿 ………………… (371)
13. 紫贝 紫贝齿 ………………… (371)
14. 淡菜 厚壳贻贝 海红 淡菜 … (371)
15. 海螺 海螺 海螺肉 …………… (371)
16. 田螺 田螺 田螺肉 田螺壳 … (372)
17. 蜗螺 螺蛳 螺蛳肉 …………… (372)
18. 海月 海月 …………………… (372)
19. 海燕 海燕 …………………… (372)

本草纲目禽部第四十七卷 ……… (373)
1. 鹤 白枕鹤 丹顶鹤 赤颈鹤 蓑羽鹤
　　………………………………… (373)
2. 鹳 黑鹳 白鹳 ………………… (374)
3. 鸽鸡 田鸡 …………………… (374)
4. 秃鹫 黑秃鹫 黄秃鹫 ………… (374)
5. 鹈鹕 鹈鹕 …………………… (374)
6. 鹅 鹅 鹅卵 …………………… (374)

目录　19

7. 雁 鸿雁 灰雁 斑头雁 …………（375）
8. 鹄 白天鹅 黑天鹅 黑颈天鹅 ……（375）
9. 鸨 大鸨 …………………………（375）
10. 鹜 家鸭 填鸭 鸭肉 ……………（376）
11. 凫 绿翅鸭 绿头鸭 斑咀鸭 针尾鸭
    ……………………………………（376）
12. 鹈䴘 小䴙䴘（油鸭）……………（376）
13. 鸳鸯 鸳鸯（雄性）鸳鸯（雌性）
    ……………………………………（376）
14. 鹭 白鹭 大白鹭 牛背鹭 ………（377）
15. 鸥 红咀鸥 ………………………（377）
16. 鸬鹚 鸬鹚（鱼鹰）………………（377）
17. 鱼狗 翠鸟 ……………………（377）

本草纲目禽部第四十八卷 ………（378）
1. 鸡 乌鸡 丹雄鸡 丹雄鸡肉 乌鸡肉
   鸡睾丸（鸡肾） 鸡内金 鸡子（鸡蛋）
   凤凰衣 ……………………………（378）
2. 雉 雉（环颈雉）…………………（379）
3. 鷩雉 白腹锦鸡 红腹锦鸡 ………（379）
4. 鹖鸡 褐马鸡 ……………………（379）
5. 白鹇 白鹇 鹇 …………………（379）
6. 鹧鸪 鹧鸪 ……………………（379）
7. 竹鸡 灰胸竹鸡 …………………（379）
8. 鹑 鹌鹑 鹌鹑蛋 ………………（380）
9. 鹬 红脚鹬 大杓鹬 ……………（380）
10. 鸽 鸽 …………………………（380）
11. 雀 麻雀 雀肉 雀头 白丁香（雀屎）
    ……………………………………（380）
12. 蒿雀 小云雀 …………………（381）
13. 燕 金腰燕 毛脚燕 燕屎 燕窝 …（381）
14. 伏翼 菊头蝠 大马蹄蝠 天鼠屎
    ……………………………………（382）
15. 鼯鼠 复齿鼯鼠 ………………（382）
16. 寒号鸟 棕鼯鼠 五灵脂 ………（382）
17. 鹳雉 白冠长尾雉（♂） 白冠长尾雉
    （♀）………………………………（382）

本草纲目禽部第四十九卷 ………（383）
1. 斑鸠 山斑鸠 珠颈斑鸠 ………（383）
2. 伯劳 红尾伯劳 …………………（383）

3. 鸲鹆 八哥 ……………………（383）
4. 莺 黑枕黄鹂 …………………（384）
5. 啄木鸟 黑枕绿啄木鸟 斑啄木鸟
   ……………………………………（384）
6. 慈乌 寒鸦 ……………………（385）
7. 乌鸦 乌鸦 ……………………（385）
8. 鹊 喜鹊 ………………………（385）
9. 杜鹃 杜鹃 ……………………（385）
10. 鹦鹉 鹦鹉 ……………………（385）
11. 孔雀 孔雀 孔雀羽 ……………（385）
12. 鸵鸟 非洲鸵鸟 澳洲鸵鸟（鸸鹋）
    ……………………………………（386）
13. 鹰 苍鹰 夜鹰 …………………（386）
14. 鹖 金鹖 ………………………（386）
15. 鸮 鸮 …………………………（386）
16. 鸱 鸱 …………………………（387）
17. 鸱鸺 鸺鹠 领鸺鹠 ……………（387）
18. 鸮 褐林鸮 短耳鸮 鹰鸮 草鸮 鵰鸮
    ……………………………………（387）

本草纲目兽部第五十卷 …………（388）
1. 豕 猪 豚卵（猪睾丸鲜品）豚卵（猪睾
   丸干品）猪卵巢 ………………（388）
2. 狗 狗 牡狗阴茎、睾丸（狗肾）狗蹄
   ……………………………………（388）
3. 羊 绵羊 山羊 羖羊角 母羊角 …（389）
4. 牛 黄牛 水牛 牛角䚡 水牛角 水牛
   角片 牛肚 ………………………（389）
5. 马 白马 棕马 白马茎 …………（390）
6. 驴 野驴 驴阴茎（驴鞭）………（391）
7. 骡 骡 …………………………（391）
8. 驼 单峰驼 双峰驼 ……………（391）
9. 酪 奶酪 ………………………（392）
10. 酥 酥油 ………………………（392）
11. 醍醐 醍醐（奶油）……………（392）
12. 乳腐 乳腐 ……………………（392）
13. 阿胶 黑驴 阿胶、阿胶珠 ……（392）
14. 黄明胶 黄明胶、黄明胶粉 ……（392）
15. 牛黄 牛黄 ……………………（392）
16. 鲊答 马宝 ……………………（393）

17. 狗宝 狗宝 …………………… (393)	27. 豺 豺 ……………………………… (402)
18. 诸血 猪血 乌鸡血 ……………… (393)	28. 狼 狼 ……………………………… (402)
19. 诸朽骨 猪朽骨 鸡朽骨 羊朽骨 狗朽骨 ………………………………… (393)	29. 兔 家兔 野兔 野兔屎 ………… (403)
	30. 败笔 败笔 ……………………… (403)
20. 败鼓皮 败鼓皮 ………………… (394)	31. 水獭 水獭 ……………………… (403)
21. 毡 毡 …………………………… (394)	32. 海獭 海獭 ……………………… (403)
22. 六畜毛、蹄、甲 猪蹄甲 牛蹄甲 狗蹄甲 马蹄甲 鸡脚甲 羊蹄甲 …… (394)	33. 腽肭兽 斑海豹 ……………… (403)
	34. 鼠 大家鼠 鼠肉、鼠头 鼠尾、鼠脚 鼠粪 鼠皮 ……………………… (404)
23. 六畜心 猪心 鸡心 牛心 ……… (394)	35. 鼹鼠(鼢鼠) 鼢鼠 鼢鼠骨 …… (404)
本草纲目兽部第五十一卷 ……… (395)	36. 鼷鼠 鼷鼠 ……………………… (404)
1. 狮 狮(雄性) ……………………… (395)	37. 竹䶉 竹鼠 ……………………… (404)
2. 虎 虎 虎骨 ……………………… (395)	38. 貂鼠 紫貂 ……………………… (405)
3. 豹 金钱豹 黑豹 ………………… (396)	39. 黄鼠 黄鼠 ……………………… (405)
4. 貘 大熊猫 ……………………… (396)	40. 鼬鼠 黄鼠狼(黄鼬) …………… (405)
5. 象 象 象皮 ……………………… (396)	41. 猬 刺猬 刺猬皮 ……………… (405)
6. 犀 印度犀 黑犀 白犀 犀角 广角 ………………………………… (396)	42. 猕猴 猕猴 猴枣 ……………… (405)
	43. 狨 金丝猴 ……………………… (405)
7. 麢 野牛(羚牛) ………………… (397)	44. 猩猩 黑猩猩 大猩猩 ………… (406)
8. 牦牛 牦牛 ……………………… (397)	45. 狒狒 狒狒(雌性) 狒狒(雄性) ………………………………… (406)
9. 野马 野马 ……………………… (397)	
10. 野猪 野猪 野猪皮 …………… (397)	46. 山獭 旱獭 ……………………… (406)
11. 豪猪 豪猪 ……………………… (397)	**本草纲目人部第五十二卷** ……… (407)
12. 熊 黑熊 棕熊 熊胆粉 熊胆 …… (398)	1. 发髲 发髲(剪发) ………………… (407)
13. 羚羊 羚羊 羚羊角 藏羚羊角 …… (398)	2. 乱发 乱发(梳栉下发) 血余炭 …… (407)
14. 山羊 岩羊 ……………………… (399)	3. 爪甲 指甲 ……………………… (407)
15. 鹿 梅花鹿 马鹿 梅花鹿茸 马鹿茸 鹿茸片 鹿鞭(梅花鹿) 鹿鞭(马鹿) 鹿胎 鹿筋 鹿尾 鹿角胶 ………… (399)	4. 溺白垽 溺白垽(尿碱) ………… (407)
	5. 秋石 咸秋石 ……………………… (407)
	6. 人胞 紫河车(未去血) 紫河车(已去血) ………………………………… (408)
16. 麋 麋鹿 ………………………… (400)	
17. 麂 黄麂(小麂) 赤麂 …………… (400)	7. 初生脐带 脐带 ………………… (408)
18. 獐 獐 …………………………… (400)	**中文名称索引** …………………… (409)
19. 麝 林麝 麝香囊、麝香 ………… (400)	**英文名称索引** …………………… (433)
20. 灵猫 小灵猫 …………………… (401)	**日文名称索引** …………………… (447)
21. 猫 家猫 ………………………… (401)	**拉丁文名称索引** ………………… (457)
22. 狸 豹猫(野猫) ………………… (401)	
23. 狐 草狐(狐狸) 兰狐 赤狐 …… (401)	
24. 貉 貉 …………………………… (401)	
25. 獾 猪獾 獾膏(油) ……………… (402)	
26. 貛 狗獾 鼬獾 …………………… (402)	

本草纲目序例第一卷

本草纲目序例第二卷

本草纲目主治第三卷

本草纲目主治第四卷

以上四卷带有总论性质，原书不记载具体药物，本书自水部第五卷开始配图。

本草纲目水部第五卷

1. 雨水 Rainwater ウスイ

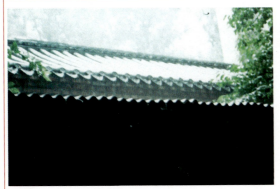

雨水

2. 潦水 Excessive Rainwater ニワタズミ

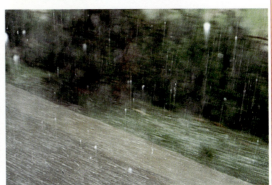

潦水

3. 露水 Dew ツユミズ

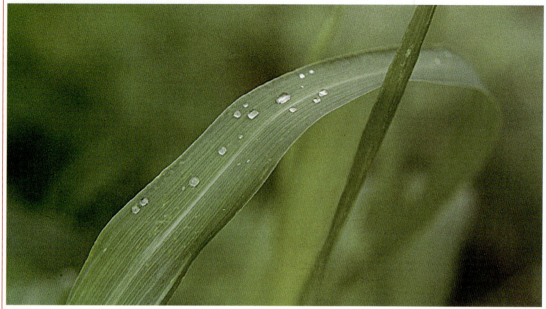

露水

4. 甘露 Sweet Dew アマキツユ

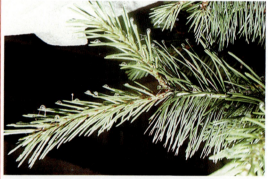

甘露(降于松)

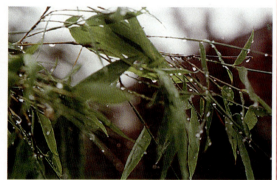

甘露(降于竹)

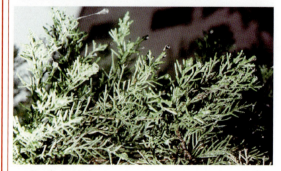

甘露(降于柏)

5. 冬霜 Winter Frost フユノシモ

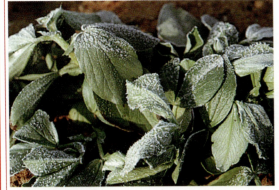
冬霜(降结于蚕豆)

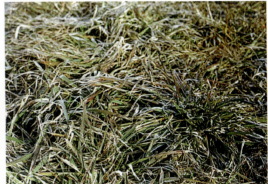
冬霜(降结于禾草)

6. 腊雪 Winter Snow シワスノユキ

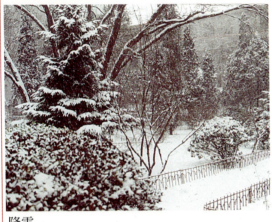
降雪

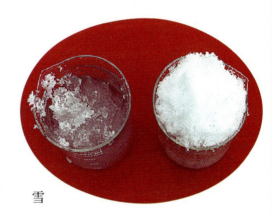
雪

7. 雹 Hail ヒサメ

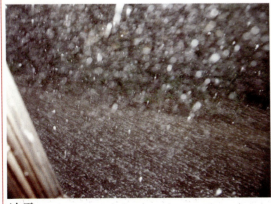
冰雹

8. 夏冰 Summer Ice ナツノコウリ

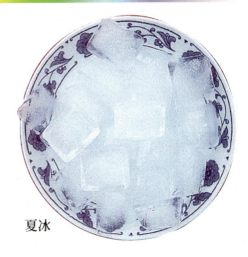
夏冰

9. 流水 Running Water ナガレミズ

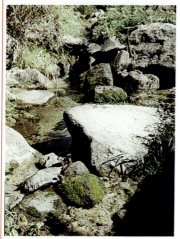
山溪流水

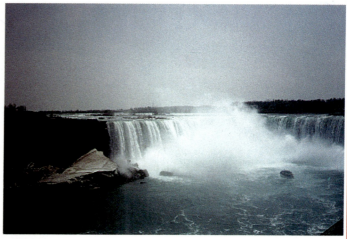
瀑布流水

10. 井泉水 Well Water イノミズ

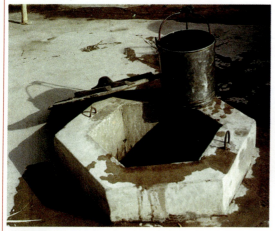
井泉水

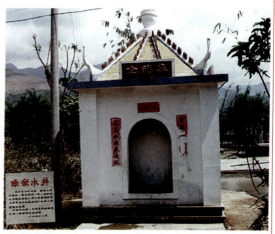
傣家水井

11. 醴泉 Sweet Spring サケノイズミ

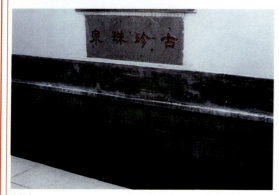
甘泉

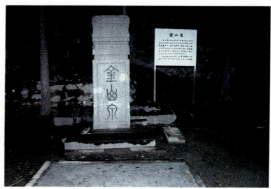
金山泉

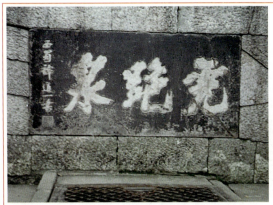
虎跑泉

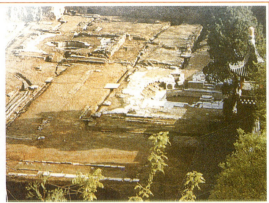
华清池

12. 温汤 Hot Spring イデユ

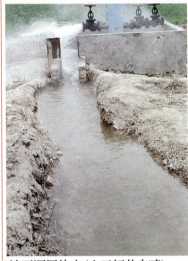
地下深层热水(人工打井自喷)

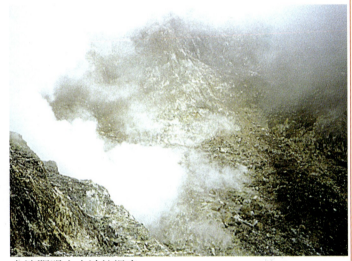
台湾阳明山小油坑温泉

13. 碧海水 Blue Sea Water ウミノミズ

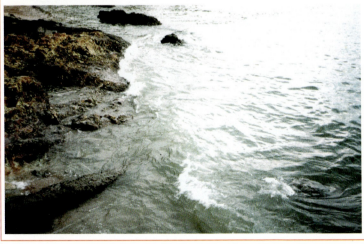
海水(海)

14. 山岩泉水 Mountain Spring Water ヤマノイワヨリナガレルミズ

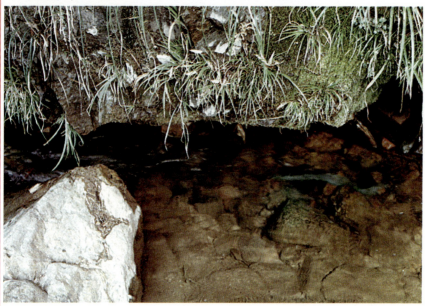

山岩泉水

15. 磨刀水 Honing Water トギミズ

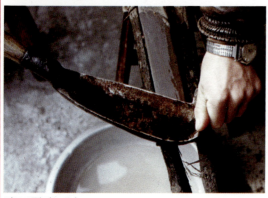

磨刀及磨刀水

16. 浸蓝水 Sook Water of Indigo Plant アイラヒタスミズ

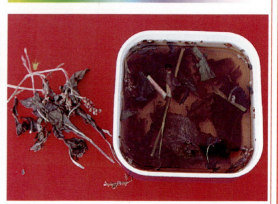

浸蓝水

以下药物未配彩图：
甘露蜜、明水、神水、半天河、屋漏水、节气水、玉井水、乳穴水、盐胆水、阿井水、古冢中水、粮罂中水、赤龙浴水、车辙中水、地浆、热汤、生熟汤、斋水、浆水、甑气水、铜壶滴漏水、三家洗碗水、猪槽中水、市门溺坑水、洗手足水、洗儿水。

本草纲目火部第六卷

1. 桑柴火 Faggot Fire クワノキヲタクヒ

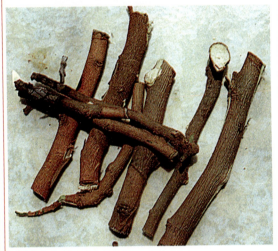

桑柴火

2. 炭火 Coal Fire スミビ

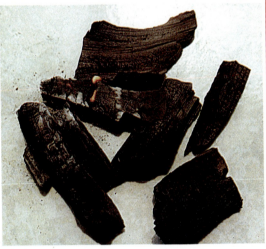

炭火

3. 芦火 Reed Fire ヨシヲモヤシタルヒ

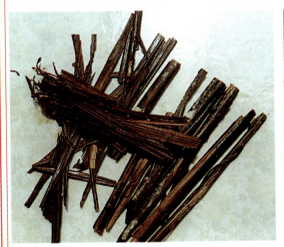

芦火

4. 竹火 Bamboo Fire タケヲモヤシタルヒ

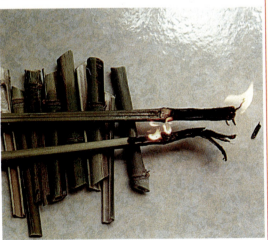

竹火

5. 艾火 Mugwort Fire モグサノヒ

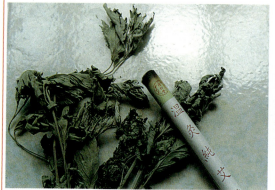

艾火

6. 火针 Rad-hot Needle ヤキバ

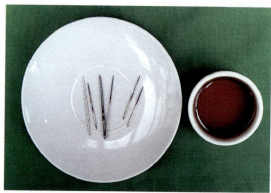

火针

7. 灯火 Lights トモシビ

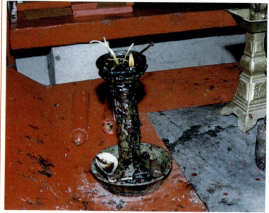

灯火

8. 灯花 Snuff チャウジガシラ

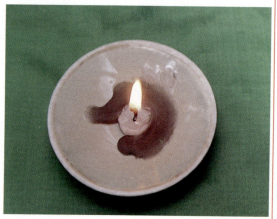

灯花

以下药物未配彩图：
燧火、神针火

本草纲目土部第七卷

1. 白垩 Chalk イマリヅチ

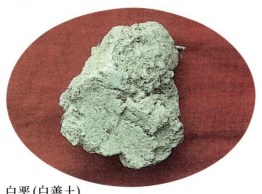

白垩(白善土)

2. 赤土 Reddle レッドル

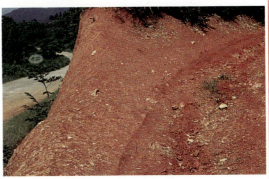

赤土

3. 黄土 Loess レース

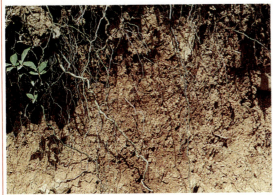

黄土

4. 桑根下土 Earth Under Mulberry クワノキノネノシタノツチ

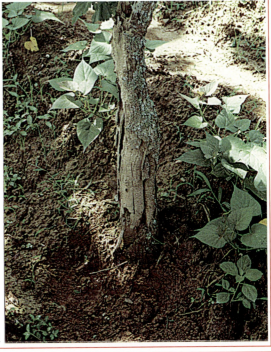

桑根下土

5. 胡燕巢土 Bird's-nest Earth オオツバメノスノッチ

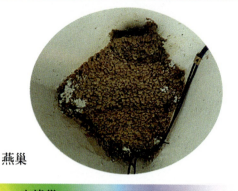
燕巢

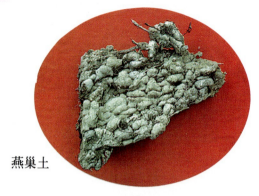
燕巢土

6. 土蜂巢 Scoliid Earth ジガバチノスノッチ

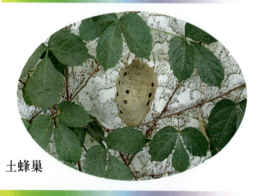
土蜂巢

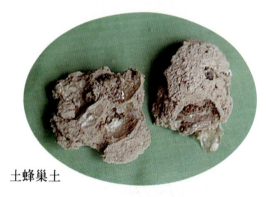
土蜂巢土

7. 蜣螂转丸 Earth-ball Made by Dung-beetle センチコガネムシノマロカセッチ

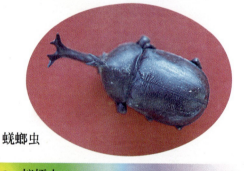
蜣螂虫

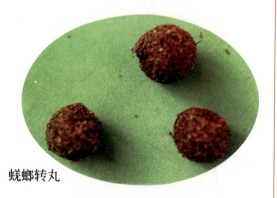
蜣螂转丸

8. 蚁蛭土 Ant-made Earth アリヅカノッチ

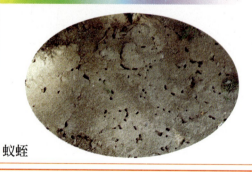
蚁蛭

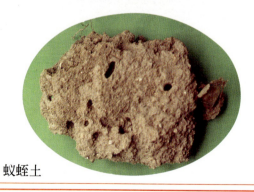
蚁蛭土

9. 蚯蚓泥 Earthworm-made Mud ミミズノフン

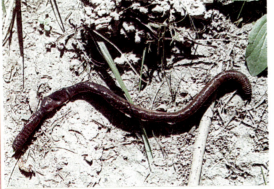

蚯蚓

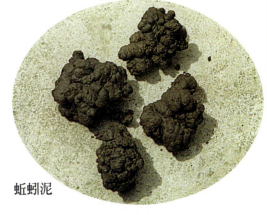

蚯蚓泥

10. 螺蛳泥 Conch-made Mud ニナノドロ

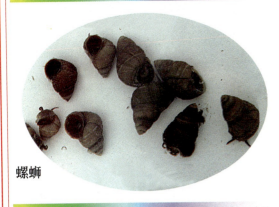

螺蛳

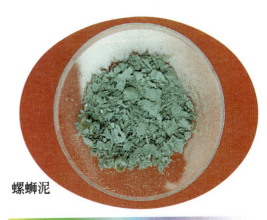

螺蛳泥

11. 田中泥 Rice Field Mud タノナカノヒチリコ

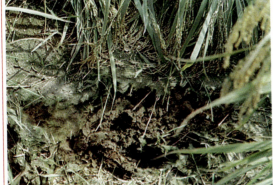

田中泥

12. 井底泥 Well Bottom Mud イノソコノヒチリコ

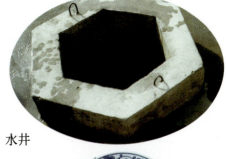

水井

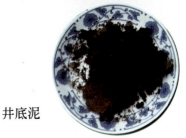

井底泥

本草纲目土部第七卷 11

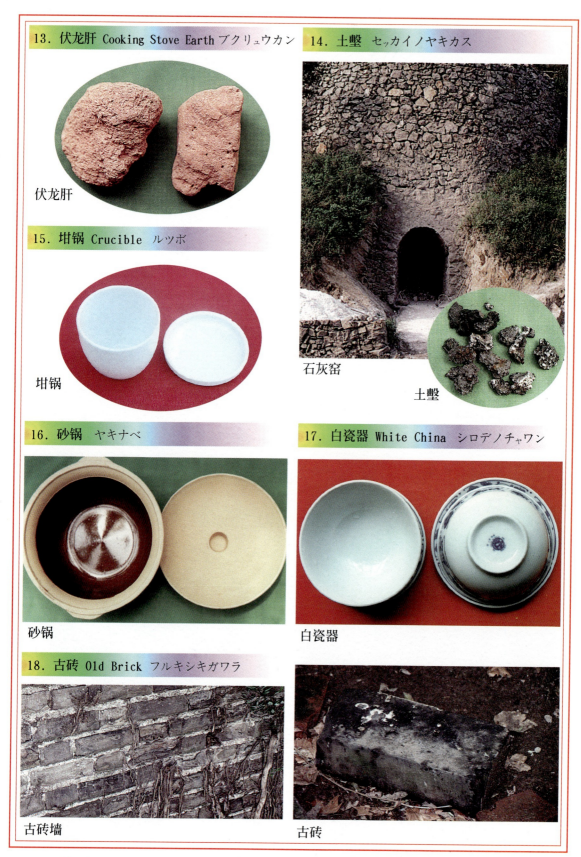

19. 烟胶 Smoke Glue カワラヲヤクムロノウエノスミ

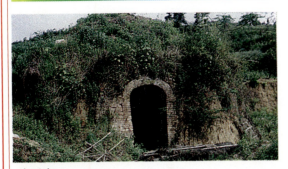

砖瓦窑

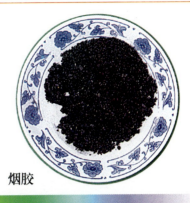

烟胶

20. 墨 China Ink スミ

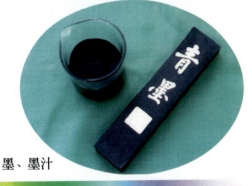

墨、墨汁

21. 釜脐墨 Pan Bottom Ashes カマノヘソノスミ ナベスミ

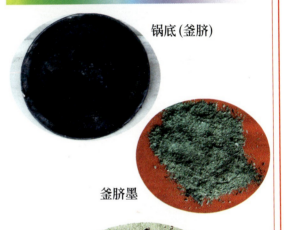

锅底(釜脐)

釜脐墨

22. 百草霜 Stove Black Ashes カマドノシタヒノスミ

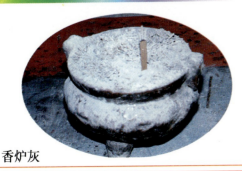

锅灶

百草霜

23. 香炉灰 Incense Ashes コウロノハイ

24. 锻灶灰 Calcined Furnace Ashes カジヤノカマドノハイ

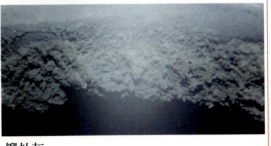

香炉灰

锻灶灰

本草纲目土部第七卷　13

25. 冬灰 Gromwell Root Ashes
ムラサキゾクノネノハイ

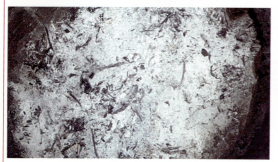

冬灰

26. 石硷 Stone Alkali シャボン

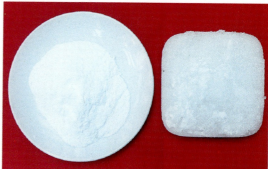

石硷

27. 鼠壤土 Rat-made Earth
チネズミノアナヲウガットキウエヘダスツチ

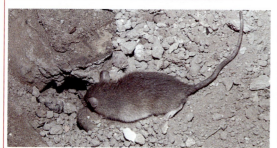

鼠壤土及洞

28. 鼢鼠壤土 Sokhor-made Earth
モグラジネズミノモチタルツチ

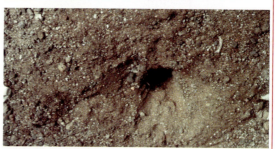

鼢鼠壤土及鼠洞

29. 白蚁泥 Termitid-made Mud

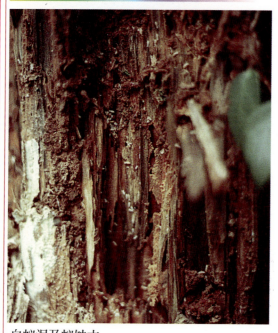

白蚁泥及蚁蚀木

以下药物未配彩图：
甘土、东壁土、太阳土、天子籍田三推犁下土、道中热土、车辇土、市门土、户限下土、千步土、鞋底下土、柱下土、床脚下土、烧尸场上土、冢上土、百舌巢中土、鬼屎、屋内墉下虫尘土、白鳝泥、猪槽上垢土、犬尿泥、驴尿泥、尿坑泥、粪坑底泥、檐溜下泥、乌爹泥、弹丸泥、自然灰、乌古瓦、梁上尘、门白尘、寡妇床头尘土、瓷瓯中白灰

本草纲目金石部第八卷

1. 金 Gold コガネ

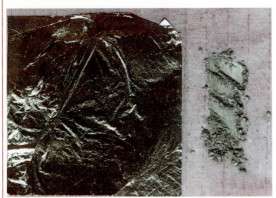

金粉、金箔

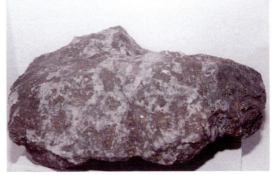

金矿石

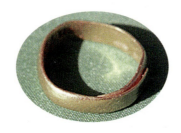

金戒指

2. 银 Silver シロガネ

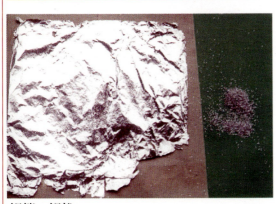

银箔、银粉

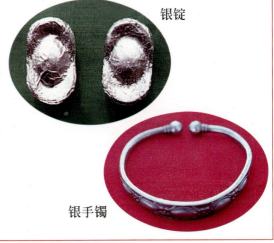

银锭

银手镯

3. 银含脂 Silver Mineral ギンノコウセキ

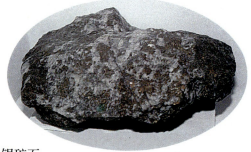

银矿石

4. 赤铜 Cuprite Red Copper アカガネ

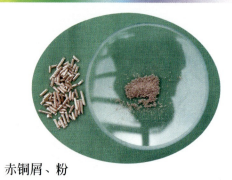

赤铜屑、粉

5. 自然铜 Native Copper シゼンドウ

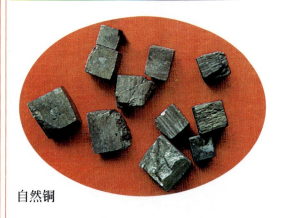

自然铜

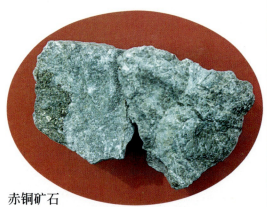

赤铜矿石

6. 铜矿石 Copper Ore アカガネノアラガネ

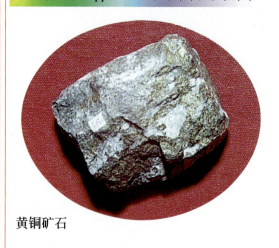

黄铜矿石

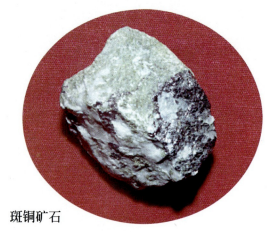

斑铜矿石

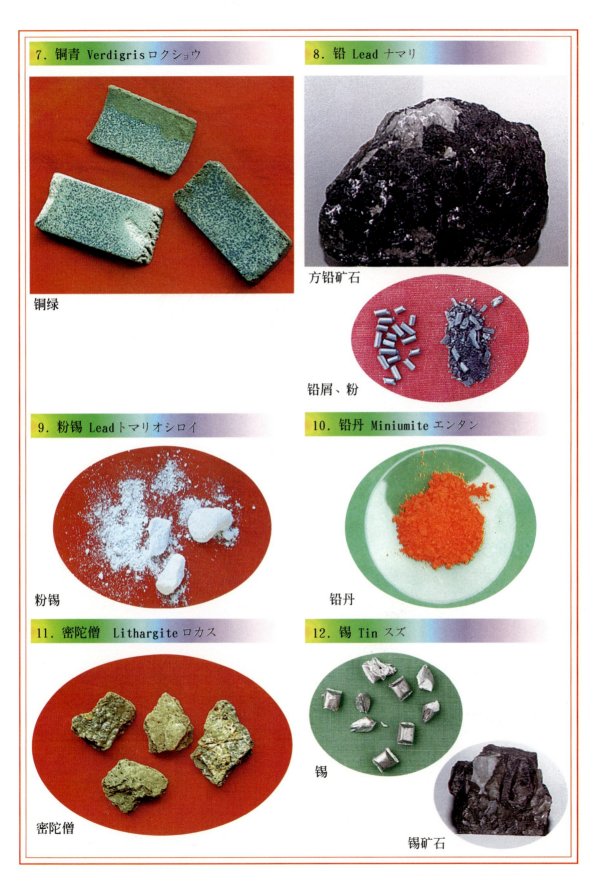

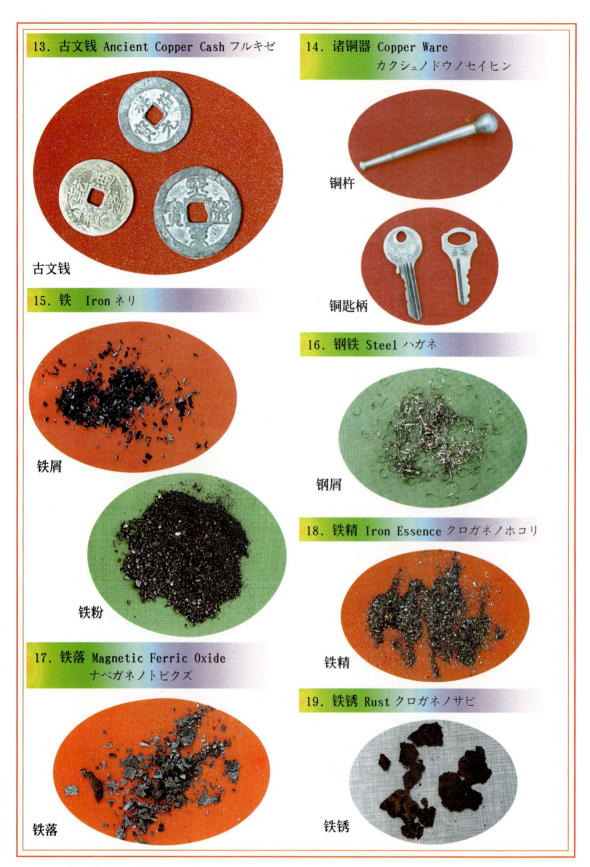

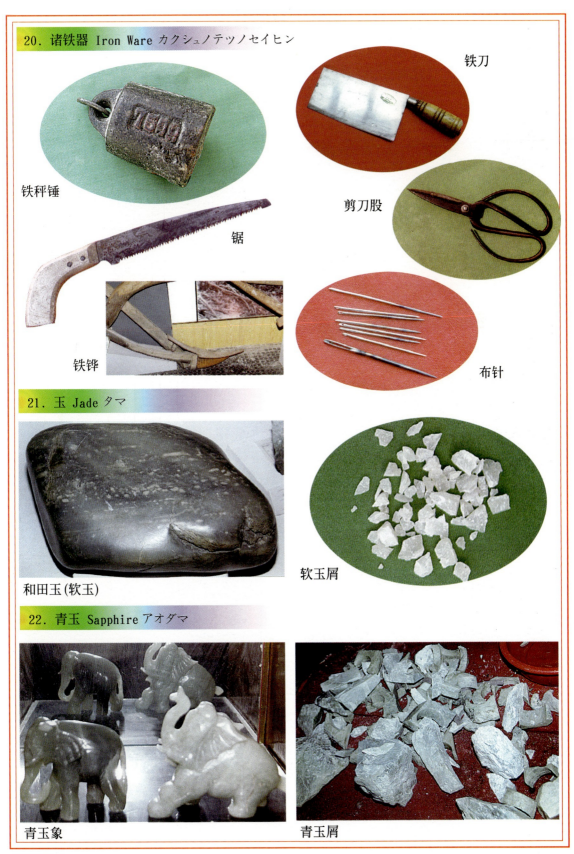

20. 诸铁器 Iron Ware カクシュノテツノセイヒン

铁秤锤　铁刀　剪刀股　锯　铁铧　布针

21. 玉 Jade タマ

和田玉(软玉)　软玉屑

22. 青玉 Sapphire アオダマ

青玉象　青玉屑

23. 青琅玕 Malachite アオサンゴジュ

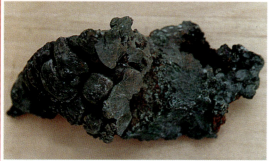

孔雀石

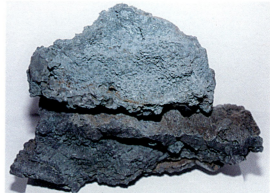

青琅玕

24. 珊瑚 Coral サンゴ

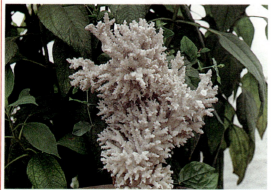

珊瑚

25. 玛瑙 Agate メノウ

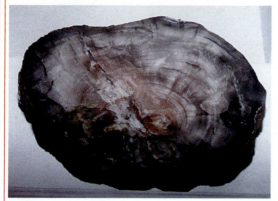

玛瑙

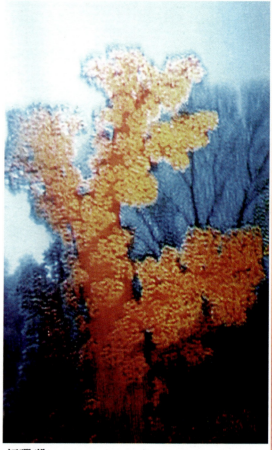

红珊瑚

26. 宝石 Gemstone ホウセキ

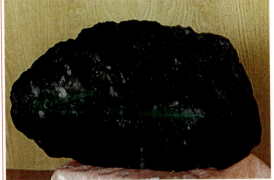
绿宝石

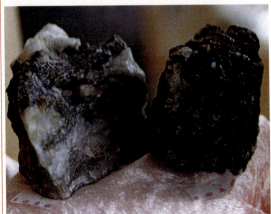
红宝石

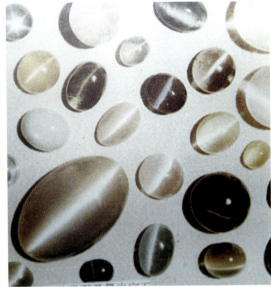
猫眼宝石

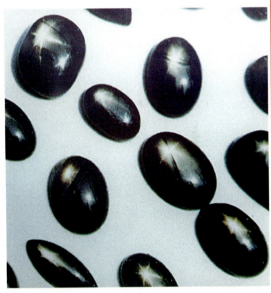
月光宝石

27. 玻璃 Glass ガラス

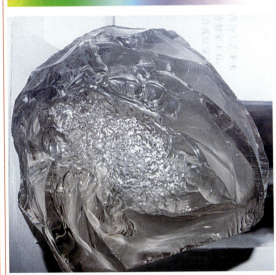
玻璃

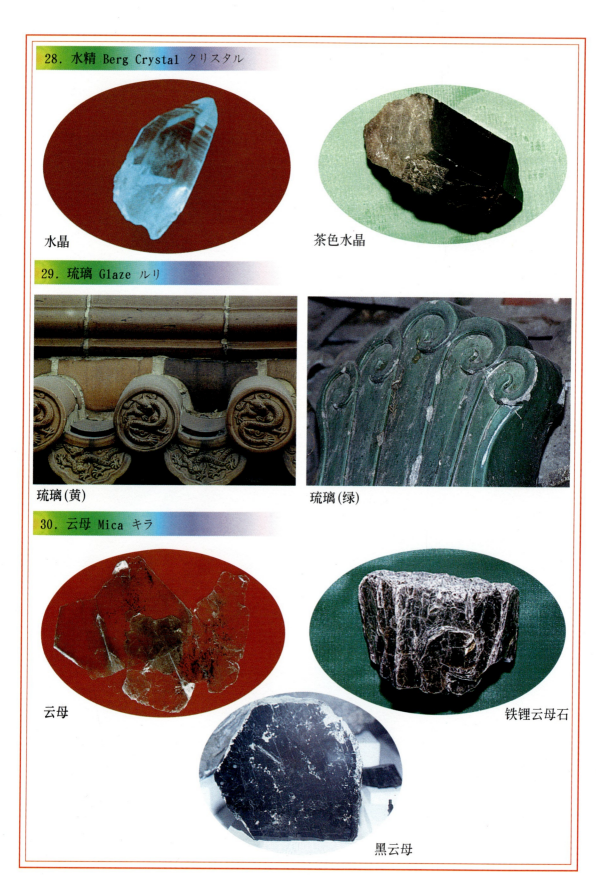

28. 水精 Berg Crystal クリスタル

水晶　　　　　茶色水晶

29. 琉璃 Glaze ルリ

琉璃(黄)　　　琉璃(绿)

30. 云母 Mica キラ

云母　　　　　铁锂云母石

黑云母

31. 白石英 Quartz シロセキエイ

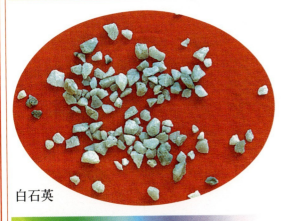

白石英

32. 紫石英 Fluoritum ムラサキセキエイ

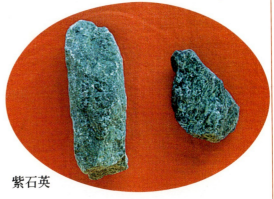

紫石英

33. 菩萨石

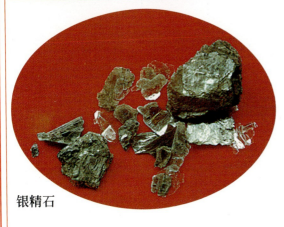

银精石

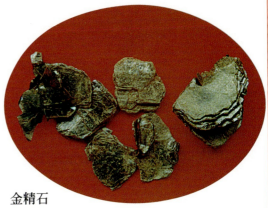

金精石

以下药物未配彩图：
铅霜、古镜、铜弩牙、铁华粉、铁燕、铁浆、白玉髓

本草纲目石部第九卷

1. 丹砂 Cinnabar シンシャ

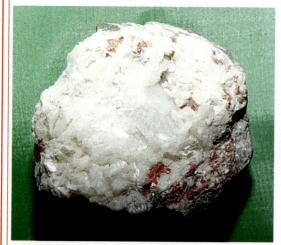

辰砂矿石

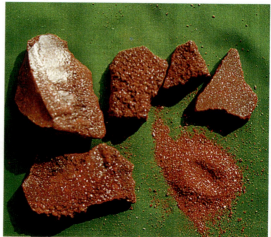

朱砂

2. 水银 Mercury スイギン

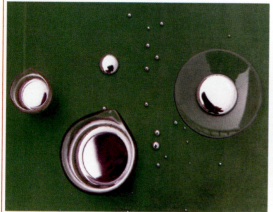

水银

3. 水银粉 Mercury Flour ハラヤ

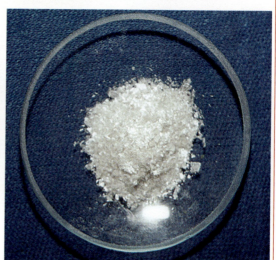

轻粉（水银粉）

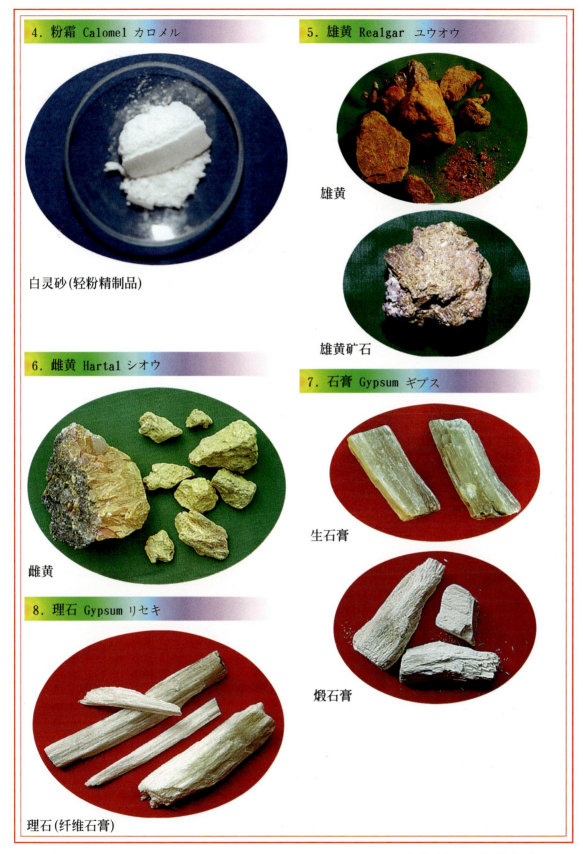

4. 粉霜 Calomel カロメル
白灵砂(轻粉精制品)

5. 雄黄 Realgar ユウオウ
雄黄
雄黄矿石

6. 雌黄 Hartal シオウ
雌黄

7. 石膏 Gypsum ギプス
生石膏
煅石膏

8. 理石 Gypsum リセキ
理石(纤维石膏)

9. 长石 Hard Gypsum; Feldspar ボサツイシ

长石

透明石膏

10. 方解石 Calcitum ホウカイセキ

方解石

11. 滑石 Talcum タルカン

滑石、滑石粉

12. 不灰木 Asbest アスベスト

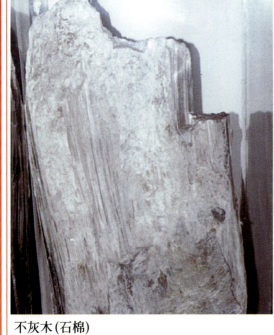

不灰木(石棉)

13. 五色石脂 Halloysite

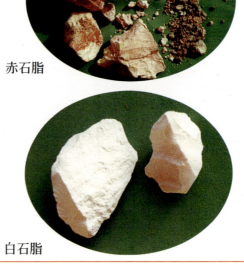

赤石脂

白石脂

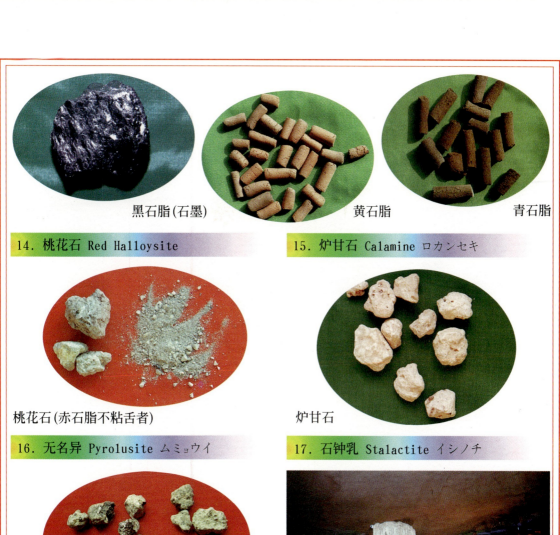

黑石脂(石墨)　　黄石脂　　青石脂

14. 桃花石 Red Halloysite

15. 炉甘石 Calamine ロカンセキ

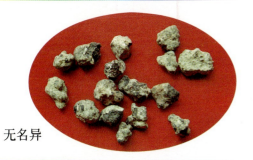

桃花石(赤石脂不粘舌者)　　炉甘石

16. 无名异 Pyrolusite ムミョウイ

17. 石钟乳 Stalactite イシノチ

无名异

18. 孔公蘖 Middle of Stalactium

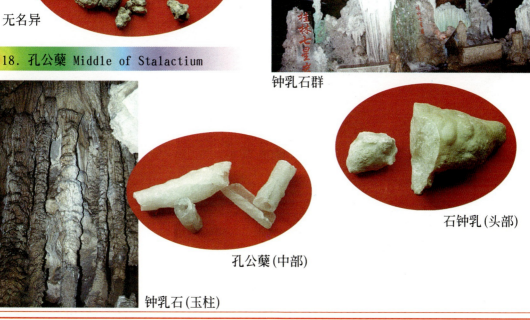

钟乳石群

孔公蘖(中部)

石钟乳(头部)

钟乳石(玉柱)

本草纲目石部第九卷　27

19. 殷蘖 Base of Stalactitum

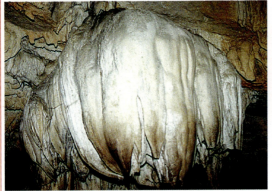
钟乳石(莲花)

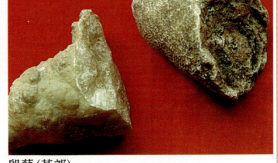
殷蘖(基部)

20. 土殷蘖 Underground キツネノコマクラ

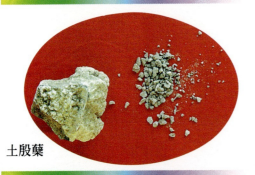
土殷蘖

21. 石炭 Coal セキタン

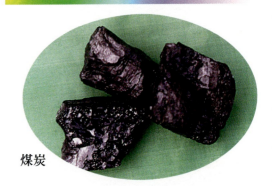
煤炭

22. 石灰 Lime セッカイ

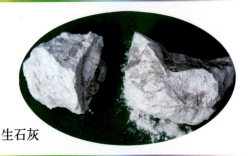
生石灰

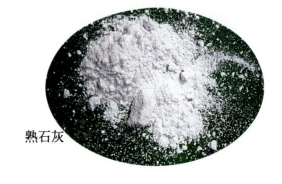
熟石灰

23. 浮石 Pumex カルイシ

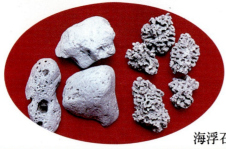
海浮石(矿物及动物化石)

24. 石芝 Fungid クサビライシ

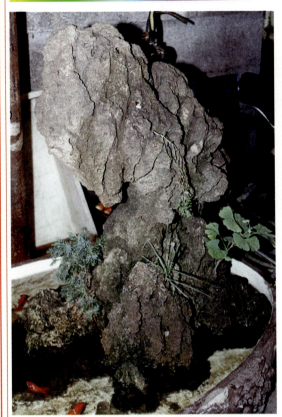

上水石

25. 银朱 Vermilion シュ

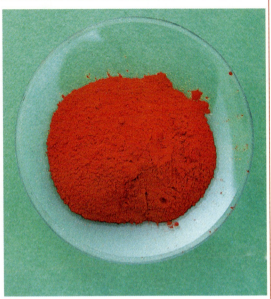

银朱

26. 石脑油 Naphtha クソウズノアブラ

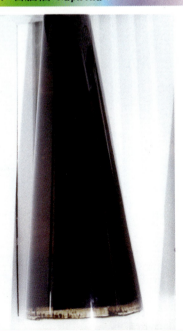

以下药物未配彩图：
灵砂（赤色硫化汞）、井泉石、蜜栗子、
石脑、石髓、石面

石脑油

本草纲目石部第九卷

本草纲目石部第十卷

1. 阳起石 Actynolin ヨウキセキ

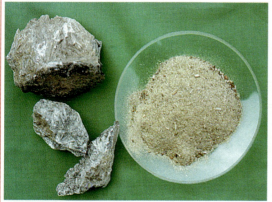

阳起石

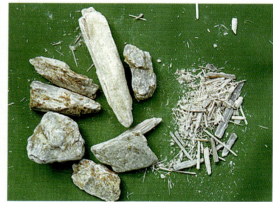

阴起石

2. 慈石 Magnetite マグネット

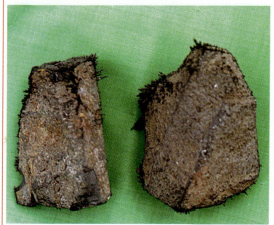

磁石(吸针石)

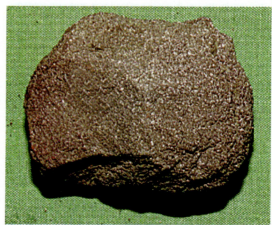

磁铁矿石

3. 玄石 Dead Lodestone

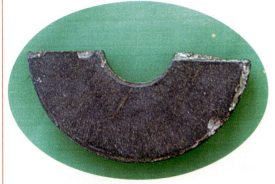

玄石(不吸铁死磁石)

4. 代赭石 Haematitum タイシャセキ

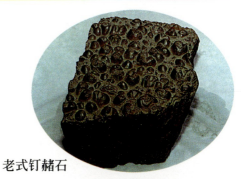

老式钉赭石

代赭石

5. 禹余粮 Limonitum ウリョウセキ

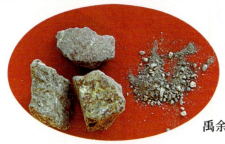

禹余粮、煅禹余粮

6. 太一余粮 Limonite イワツボ

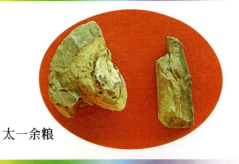

太一余粮

7. 空青 Azurite

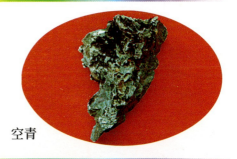

空青

8. 曾青 Azurite

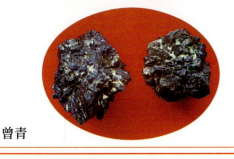

曾青

9. 绿青 Malachite クジャクセキ

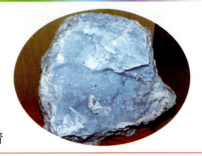

绿青

本草纲目石部第十卷　31

10. 扁青 Azurite イワコンゼウ

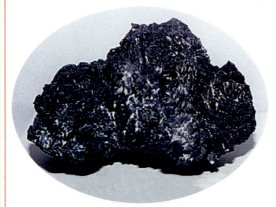

扁青(碧青、石青之属)

11. 白青 Azurite グンゼウ

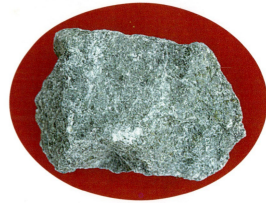

白青(石青、碧青之属)

12. 石胆 Cyanosite セキタン

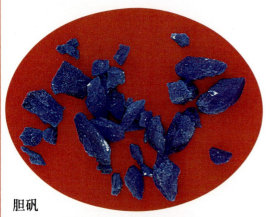

胆矾

13. 砒石 Arsenolite ヒソウセキ

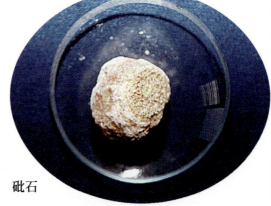

砒石

14. 礞石 Chlorite Schist モウセキ

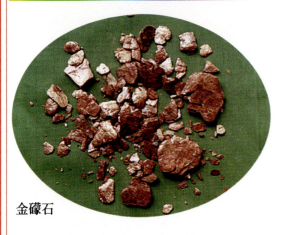

金礞石

青礞石

32　本草綱目石部第十巻

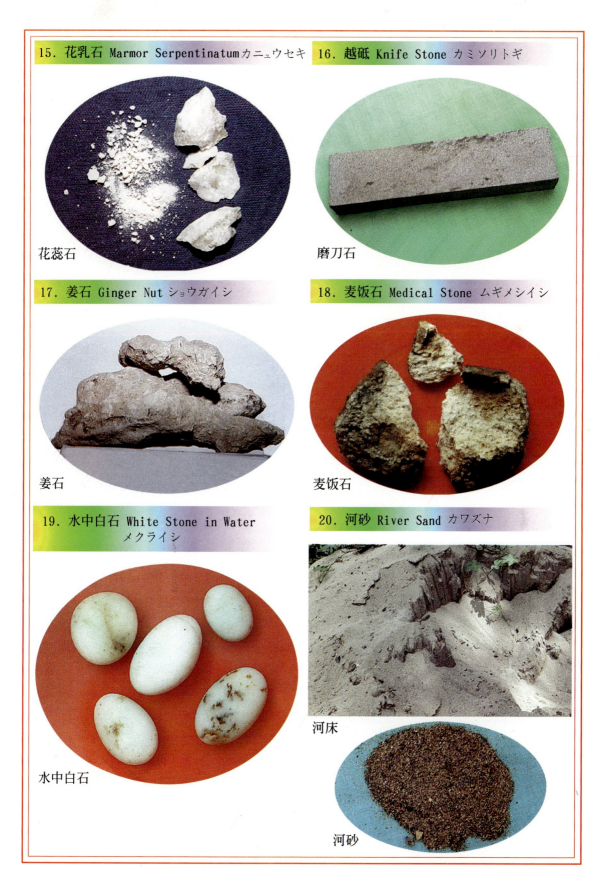

本草纲目石部第十卷

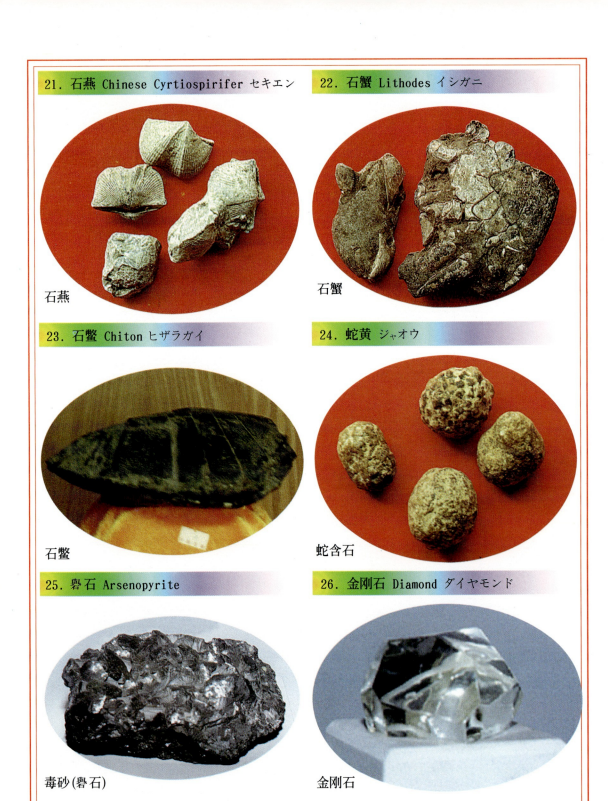

以下药物未配彩图：
特生礜石、握雪礜石、土黄、金星石、婆娑石、白羊石、金牙石、砒石、杓上砂、石蛇、石蚕、霹雳砧、雷墨、石中黄子

本草纲目石部第十一卷

1. 食盐 Table Salt シオ

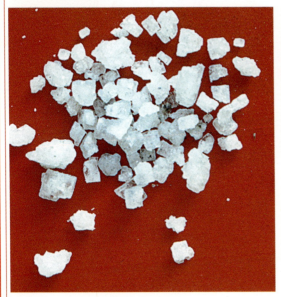

食盐

2. 戎盐 Halite

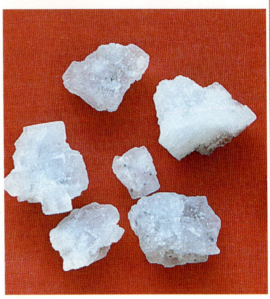

戎盐

3. 光明盐 Halite ハルシャジオ

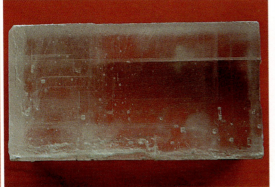

光明盐

4. 卤咸 Bittern シオノカタマリ

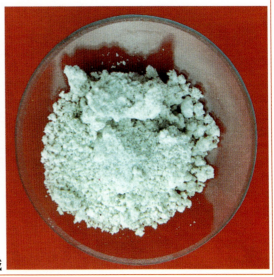

卤咸

5. 凝水石 Gypsum Rubrum ギョウスイセキ

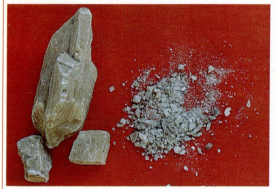

寒水石、煅寒水石

6. 玄精石 Selenite ゲンセイセキ

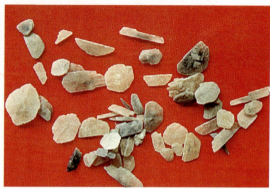

玄精石

7. 绿盐 Atacamite

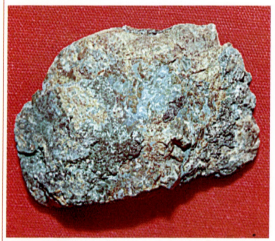

绿盐（氯铜矿）

8. 朴消 Mirabilite ボクショウ

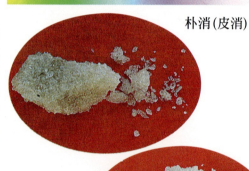

朴消（皮消）

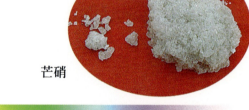

芒硝

9. 玄明粉 Glauber-salt ゲンミャウフン

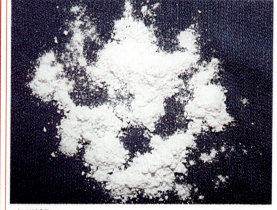

玄明粉

10. 消石 Niter ショウセキ

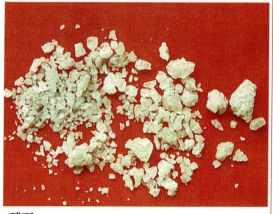

硝石

11. 硇砂 Sal Ammoniac エンカアンモニウム

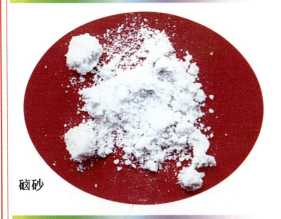
硇砂

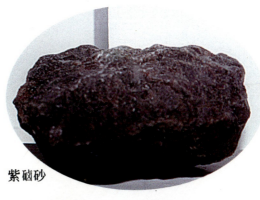
紫硇砂

12. 蓬砂 Tinkalite ホウシャ

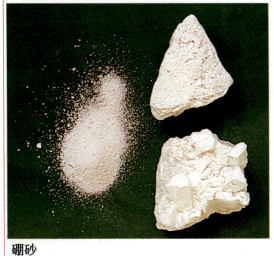
硼砂

13. 石硫黄 Sulfur イオウ

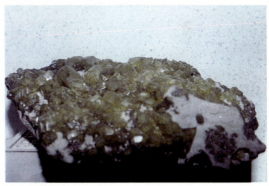
石硫黄

14. 石硫赤 Sulfur ウノメイオウ

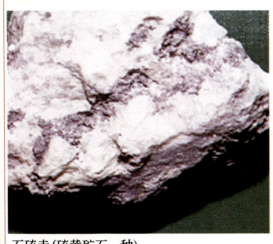
石硫赤(硫黄矿石一种)

15. 石硫青 Sulfur ヒグチノイオウ

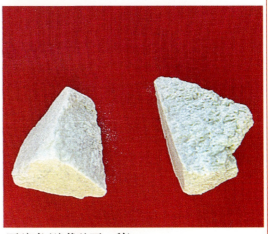
石硫青(硫黄矿石一种)

本草綱目石部第十一卷　37

16. 矾石 Aluminite ミョウバンセキ

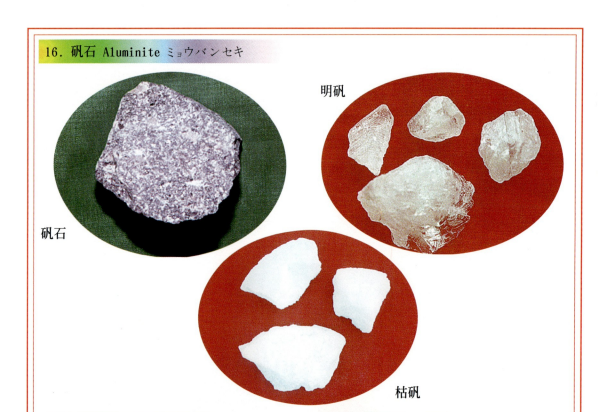

矾石　明矾　枯矾

17. 绿矾 Copperas ロウハ

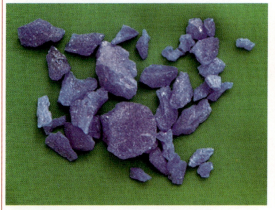

皂矾(绿矾)

18. 黄矾 Lowigite

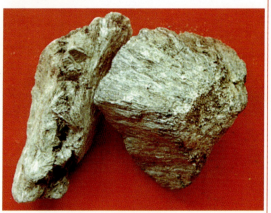

黄矾(硫酸盐矿，主含硫酸铁)

19. 汤瓶内硷 Thermonatrite ユガメノナカノオリ

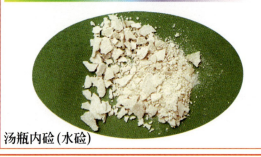

汤瓶内硷(水硷)

以下药物未配彩图：
盐药

38　本草纲目石部第十一卷

本草纲目草部第十二卷

1. 甘草 Liquorice カンゾウ

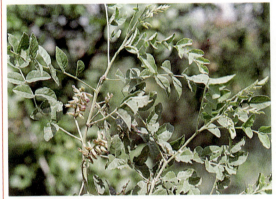

乌拉尔甘草 Glycyrrhiza uralensis Fischer

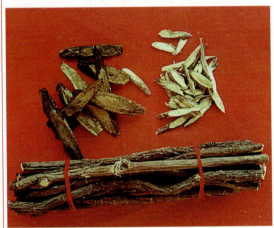

甘草、甘草片、炙甘草

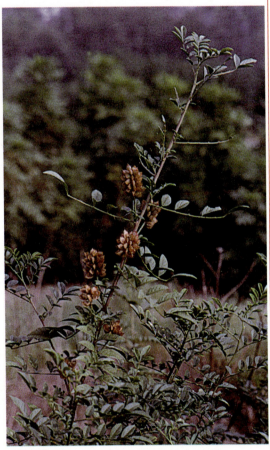

刺甘草 Glycyrrhiza pallidiflora Maxim.

2. 黄芪 Milkvetch Root オウギ

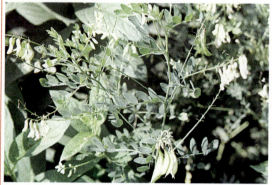

膜荚黄芪 Astragalus membranaceus (Fisch.)Bge.

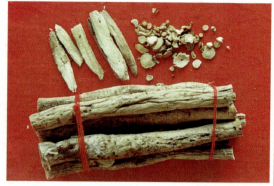

黄芪、黄芪片

3. 人参 Ginseng ニンジン

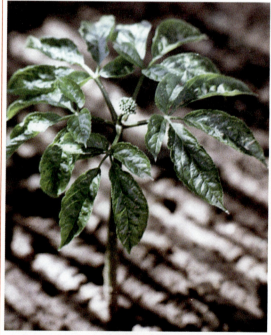

人参 Panax ginseng C.A. Mey.

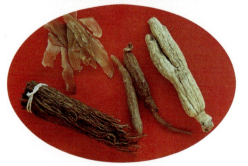

红参、生晒参、红参片、红参须

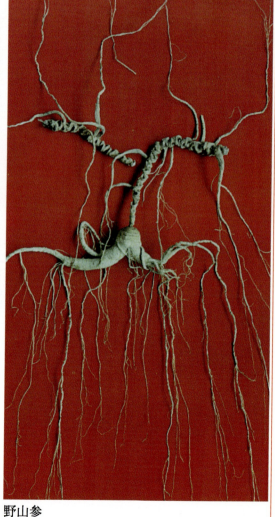

野山参

4. 党参 Tangshen トウジン

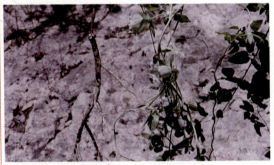
潞党参 Codonopsis pilosula (Franch.) Nannf.

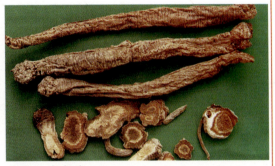
党参、党参片

5. 西洋参 American Ginseng セイヨウニンジン

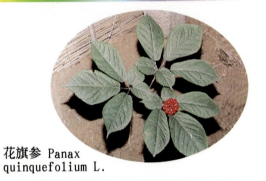
花旗参 Panax quinquefolium L.

西洋参

6. 沙参 Straight Ladybell Root シャジン

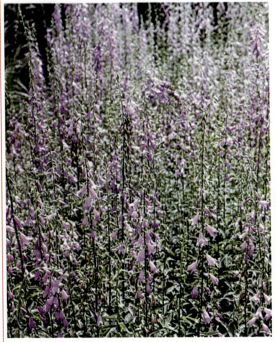
杏叶沙参 Adenophora stricta Miq.

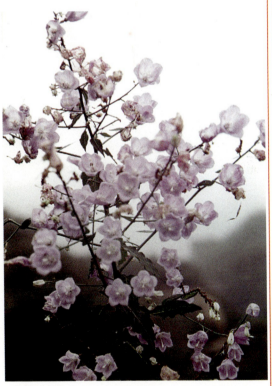
多歧沙参 Adenopora wawreana A.Zahlbr.

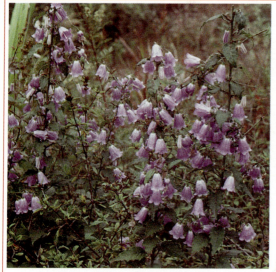
石沙参 Adenophora polyantha Nakai

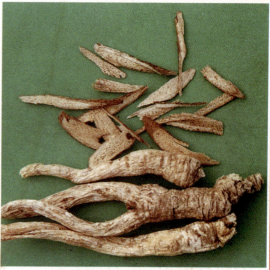
南沙参、南沙参片

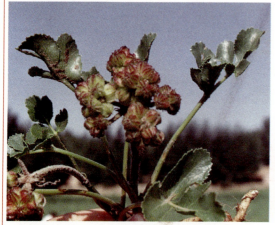
珊瑚菜 Glehnia littoralis Fr.Schm.ex Miq.

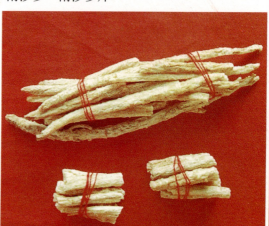
北沙参、北沙参片

7. 荠苨

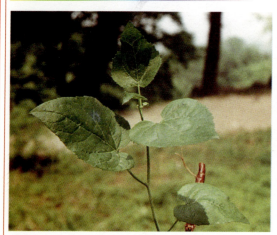
荠苨 Adenophora trachelioides Maxim.

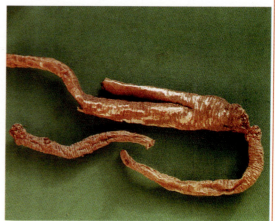
荠苨根

8. 桔梗 Balloonflower Root キキョウ

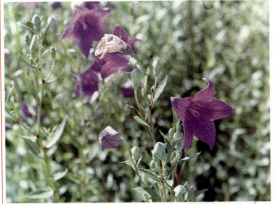
桔梗 Platycodon grandiflorum (Jacq.)A.DC.

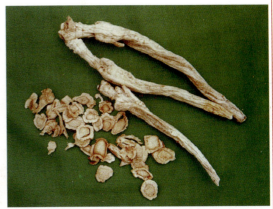
桔梗、桔梗片

9. 黄精 Manyflower Solomonseal Rhizome オウセイ

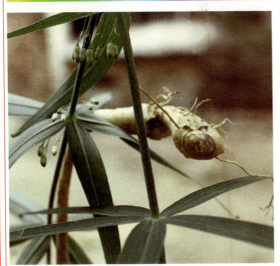
黄精 Polygonatum sibiricum Red.

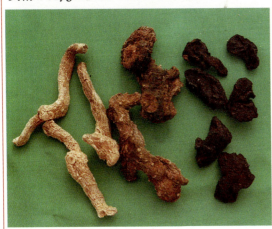
黄精、炙黄精

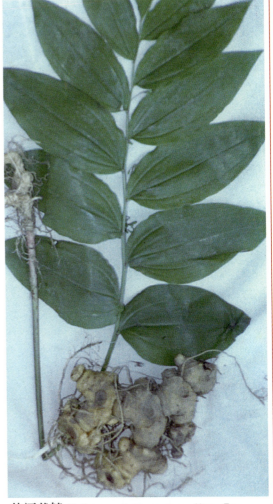
热河黄精 Polygonatum macropodium Turcz.

10. 萎蕤 Radix Polygonoti Officinalis イズイ

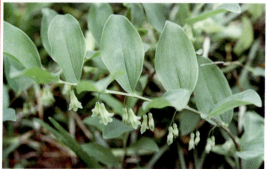

玉竹 Polygonatum odoratum (Mill.) Druce

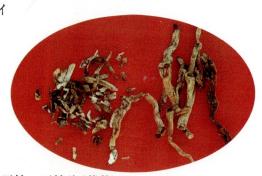

玉竹、玉竹片(萎蕤)

11. 知母 Common Anemarrhena Rhizome チモ

12. 肉苁蓉 Desertliving Cistanche ニクジュヨウ

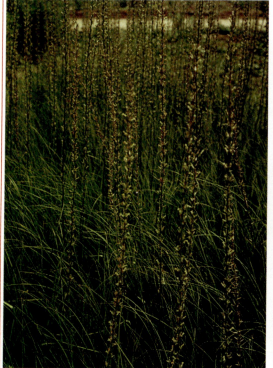

知母 Anemarrhena asphodeloides Bunge

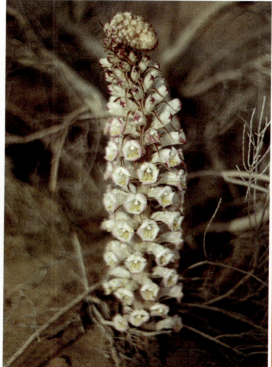

肉苁蓉 Cistanche deserticola Y.C.Ma.

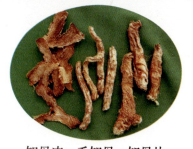

知母肉、毛知母、知母片

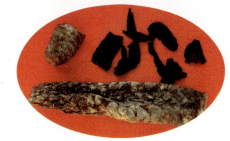

肉苁蓉、肉苁蓉片

13. 列当 Broomrape ハマウツボ

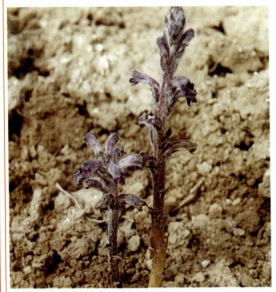

黄花列当 Orobanche pycnostachya Hance

紫花列当 Orobanche coerulescens Steph.

14. 锁阳 Cynomorium Songaricum サヨウ

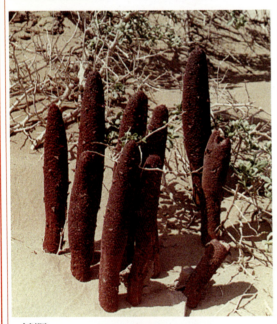

锁阳 Cynomorium songaricum Rupr.

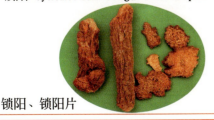

锁阳、锁阳片

15. 天麻(赤箭) Tall Gastrodia Tuber テンマ

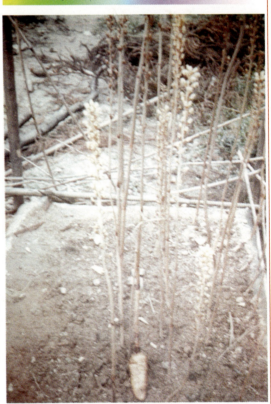

天麻 Gastrodia elata Blume

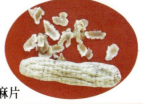

天麻、天麻片

16. 术 Atractylodes Rhizome オケラ

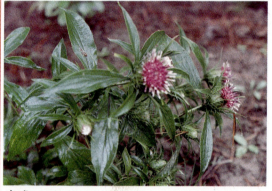

白术 Atractylodes macrocephala Koidz.

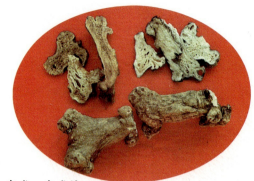

白术、白术片

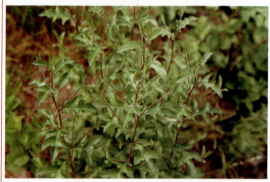

北苍术 Atractylodes chinensis Koidz.

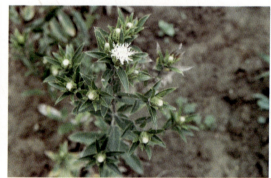

茅苍术 Atractylodes lancea (Thunb.) DC.

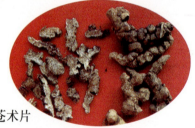

南苍术、南苍术片

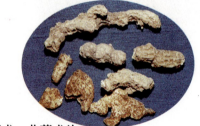

北苍术、北苍术片

17. 狗脊 East Asia Tree Fern Rhizome クセキ

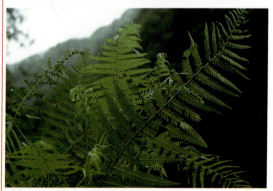

狗脊 Cibotium barometz(L.) J.Sm.

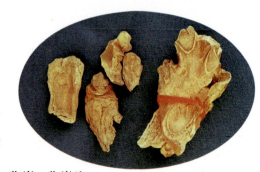

狗脊、狗脊片

18. 贯众 Japanese Flowering Fern Rhizome ヤブソテツ

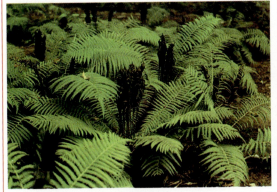
粗茎鳞毛蕨 Dryopteris crassirhizoma Nakai

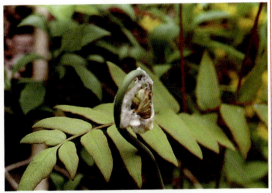
紫萁 Osmunda japonica Thunb.

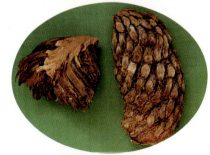
东北贯众（绵马贯众）

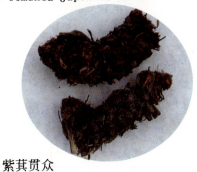
紫萁贯众

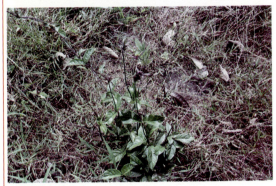
狗脊贯众

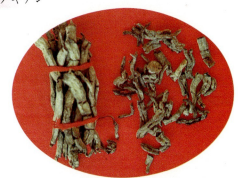
贯众炭

19. 巴戟天 Medicinal Indianmulberry Root ハゲキテン

巴戟天 Morinda officinalis How

巴戟天、炙巴戟天片

本草纲目草部第十二卷　47

20. 远志 Thinleaf Milkwort Root オンジ

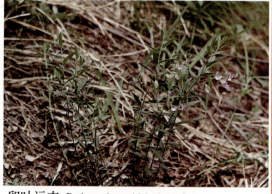
卵叶远志 Polygala sibirica L.

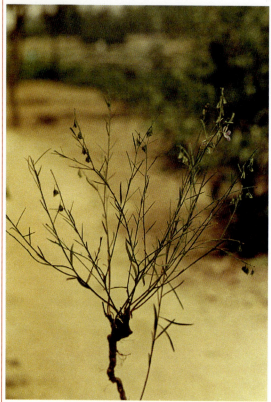
远志 Polygala tenuifolia Willd.

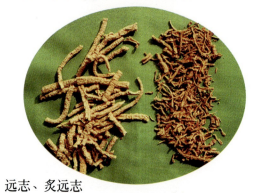
远志、炙远志

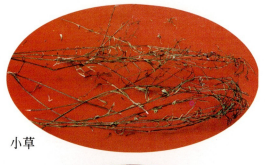
小草

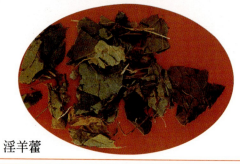
淫羊藿

21. 淫羊藿 Shorthorned Epimedium Herb イカリソウ

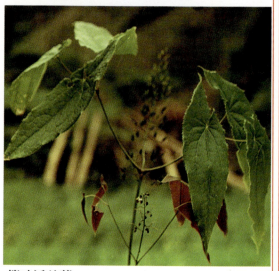
箭叶淫羊藿 Epimedium grandiflorum Morr.

22. 仙茅 Common Curculigo Rhizome センボウ

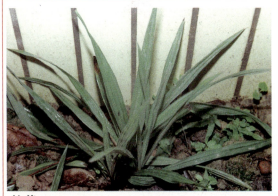
仙茅 Curculigo orchioides Gaertn.

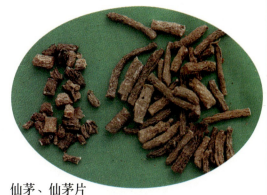
仙茅、仙茅片

23. 玄参 Figwort Root ゲンジン

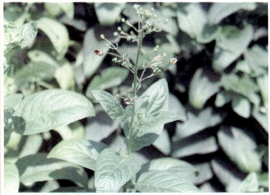
玄参 Scrophularia ningpoensis Hemsl.

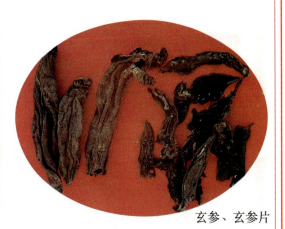
玄参、玄参片

24. 地榆 Garden Burnet Root チユ

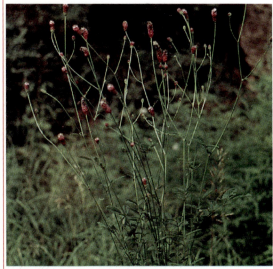
地榆 Sanguisorba officinalis L.

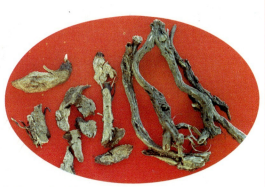
地榆、地榆片

25. 丹参 Dan-shen Root タンジン

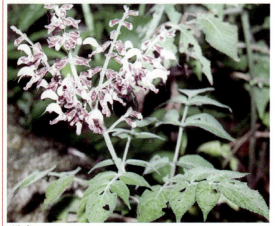

丹参 Salvia miltiorrhiza Bge.

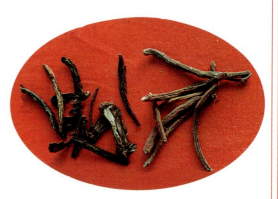

丹参、丹参片

26. 紫参 Chinese Salvia チチノハグサ

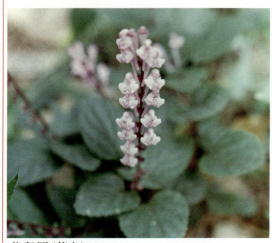

华鼠尾(紫参) Salvia chinensis Benth.

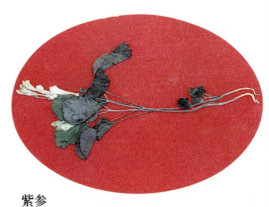

紫参

27. 王孙 Roundleaf Paris Rhizome

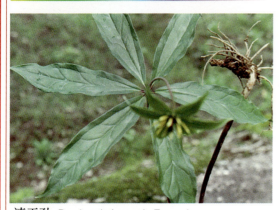

滇王孙 Paris delavayi Franch.

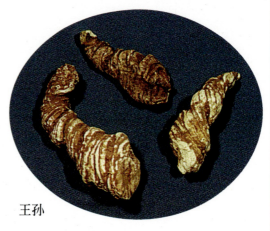

王孙

28. 紫草 Gromwell Root or Arnebia Root シコン

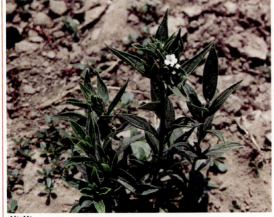

紫草 Lithospermum erythrorhizon Sieb.et Zucc.

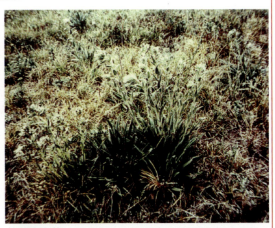

新疆紫草 Arnebia euchroma (Royle) Johnst.

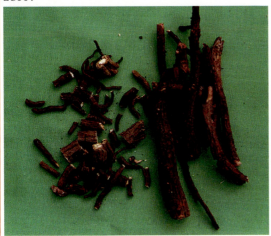

硬紫草

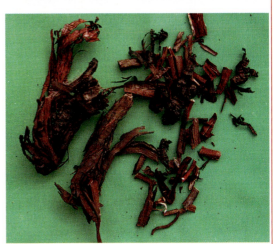

软紫草

29. 白头翁 Chinese Pulsatilla Root ハクトウオウ

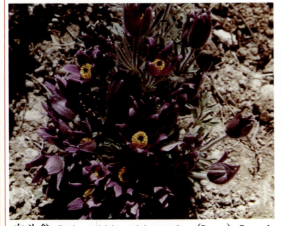

白头翁 Pulsatilla chinensis (Bge.) Regel

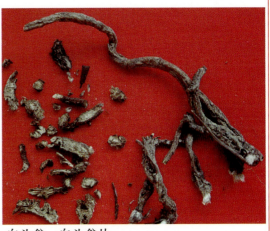

白头翁、白头翁片

30. 白及 Common Bletillah Tuber ビャクギュウ

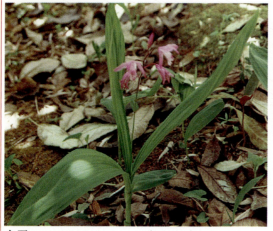

白及 Bletilla striata (Thunb.)Reichb.f.

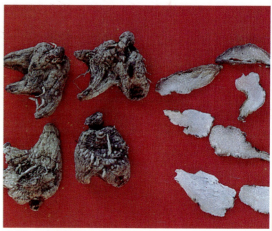

白及、白及片

31. 三七 Sanchi サンシチ

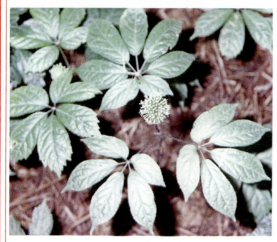

三七 Panax notoginseng (Burk.) F.H. Chen

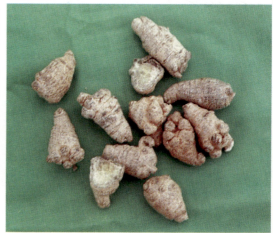

三七

以下药物未配彩图：
长松、百脉根

本草纲目草部第十三卷

1. 黄连 Coptis Root オウレン

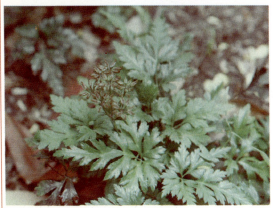

黄连 Coptis chinensis Franch.

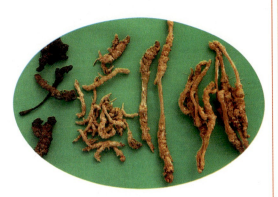

味连、雅连、云连、黄连炭

2. 胡黄连 コオウレン

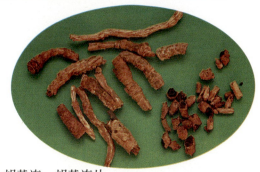

胡黄连、胡黄连片

3. 黄芩 Baikal Skullcap Root オウゴン

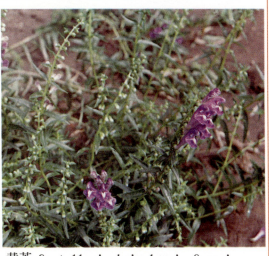

黄芩 Scutellaria baicalensis Georgi

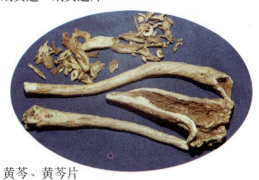

黄芩、黄芩片

4. 秦艽 Largeleaf Gentian Root ジンキョウ

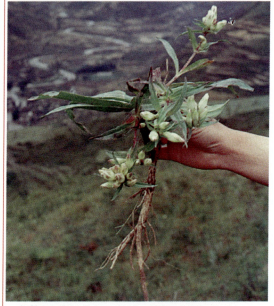

秦艽 Gentiana macrophylla Pall.

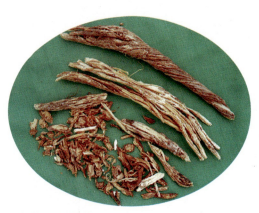

秦艽、秦艽片

5. 柴胡 Chinese Thorowa Root サイコ

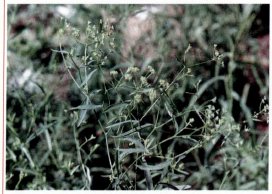

柴胡 Bupleurum chinense DC.

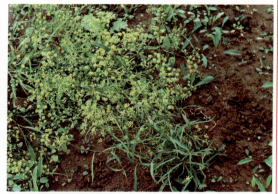

狭叶柴胡 Bupleurum scorzonerifolium Willd.

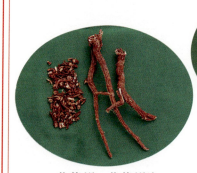

北柴胡、北柴胡片

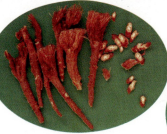

南柴胡、南柴胡片

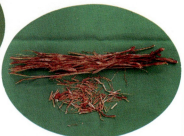

竹叶柴胡、竹叶柴胡片

6. 前胡 Common Hogfennel Root ゼンコ

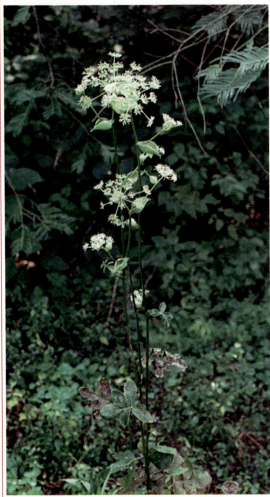

白花前胡 Peucedanum praeruptorum Dunn

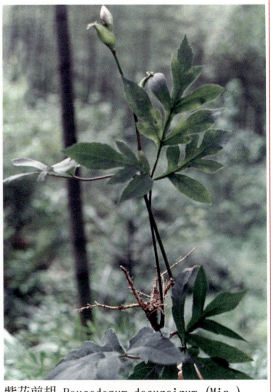

紫花前胡 Peucedanum decursirum (Miq.)

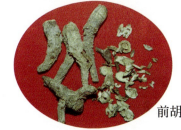

前胡、前胡片

7. 防风 Divaricate Saposhnikovia Root ボウフウ

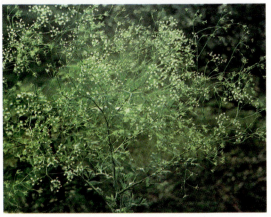

防风 Saposhnikovia divaricata (Turcz.) Schischk.

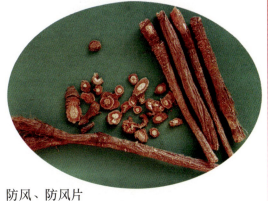

防风、防风片

8. 独活(羌活) Notopterygium Root キョウカツ

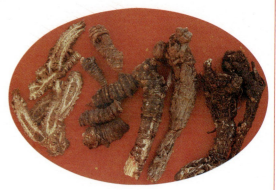
大头羌、蚕羌、羌活片

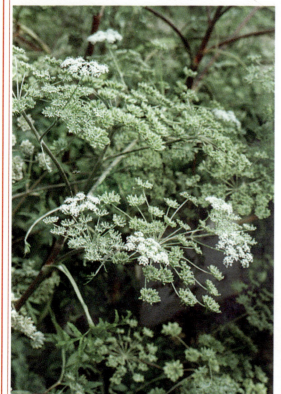
羌活 Notopterygium incisum Ting ex H.T.Chang

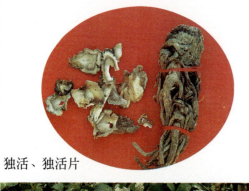
独活、独活片

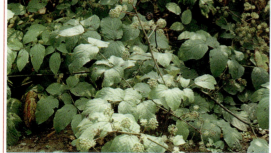
食用楤木 Aralia cordata Thunb.

9. 土当归 Doubleteeth Pubescent Angelica Root ドッカツ

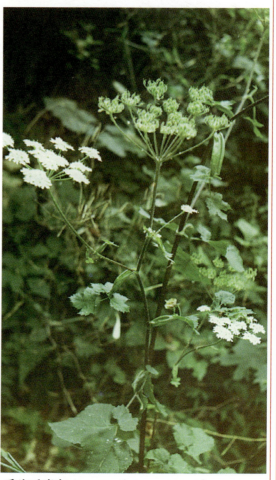
重齿毛当归 Angelica pubescens Maxim.f.biserrata

10. 升麻 Rattletop ショウマ

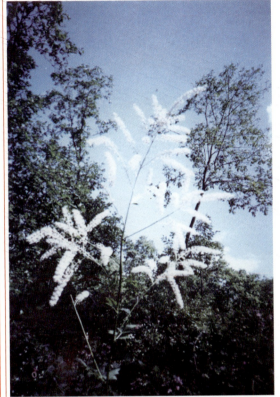
升麻 Cimicifuga foetida L.

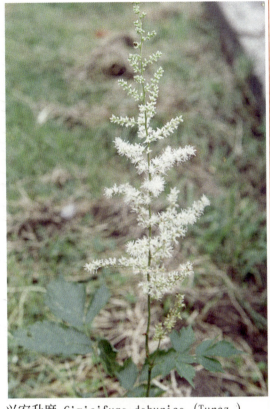
兴安升麻 Cimicifuga dahurica (Turcz.)

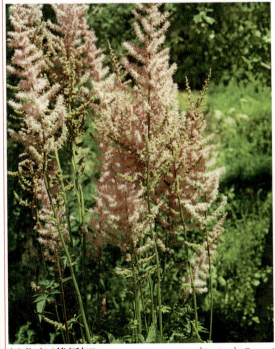
红升麻(落新妇)Astilbe chinensis (Maxim.) Franch.

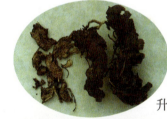
升麻、升麻片

11. 苦参 Lightyellow Sophora Root クジン

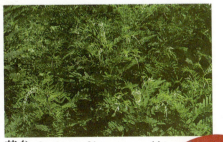
苦参 Sophora flavescens Ait.

苦参、苦参片

本草纲目草部第十三卷　57

12. 白鲜 Densefruit Pittany Root-bark ハクセンピ

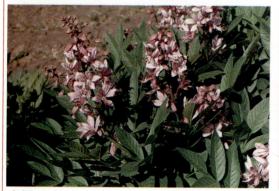
白鲜 Dictamnus dasycarpus Turcz.

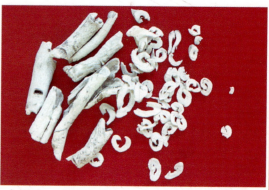
白鲜皮、白鲜皮片

13. 延胡索 Yanhusuo エンゴサク

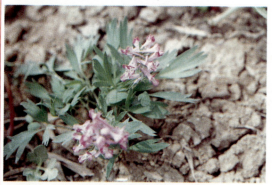
延胡索 Corydalis yanhusuo W.T.Wang

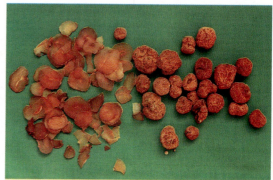
延胡索、延胡索片

14. 贝母 Fritillary Bulb ハハクリ

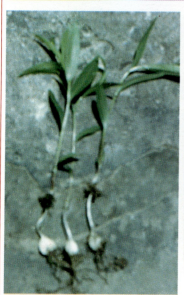
紫暗贝母 Fritillaria unibracteat Hsiao et K.C. Hsia

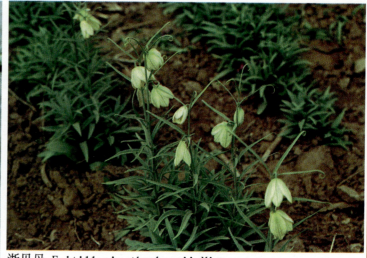
浙贝母 Fritillaria thunbergii Miq.

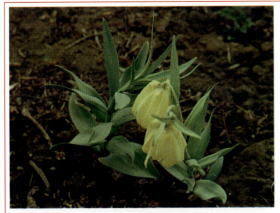
伊贝母 Fritillaria pallidiflora Schrenk

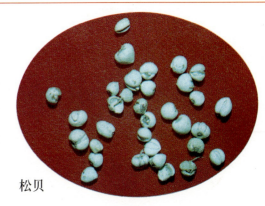
松贝

芦贝

浙贝母、浙贝母片

15. 山慈姑 Tulip Shell アマナ

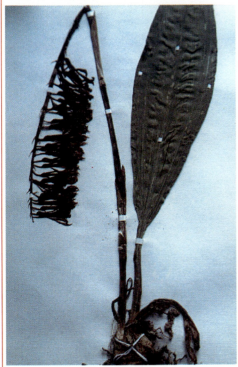
杜鹃兰 Cremastra appendiculata (D.Don) Makino

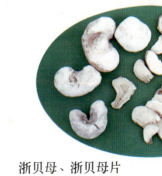
老鸦瓣 Tulipa edulis (Miq.) Baker

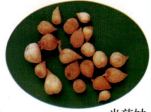
山慈姑　　　光慈姑

16. 石蒜 Short-tube Lycoris Bulb マンジュシャゲ

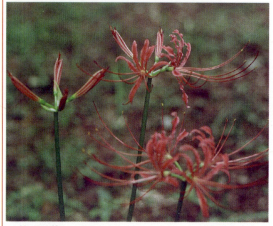

石蒜(红花) Lycoris radiata (L'Herit) Herb.

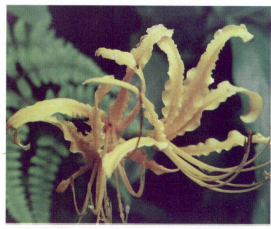

石蒜(黄花) Lycoris aurea (L'Herit) Herb.

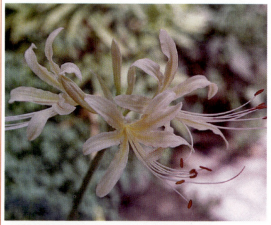

石蒜(粉红花) Lycoris squamigera Maxim.

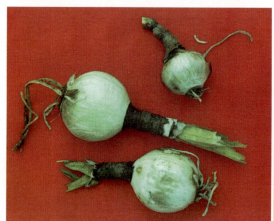

石蒜头（鳞茎）

17. 水仙 Narcissus スイセン

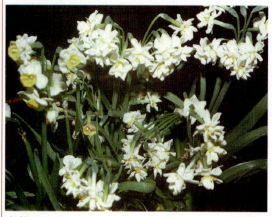

水仙 Narcissus tazetta L. var. chinensis Roem.

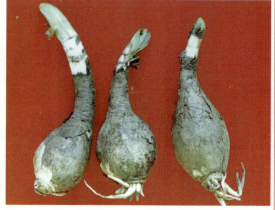

水仙头（鳞茎）

18. 白茅 Cogongrass Rhizome チガヤ

白茅 Imperata cylindrica(L.)P.Beauv.var.major(Mees)C.E.Hubb.

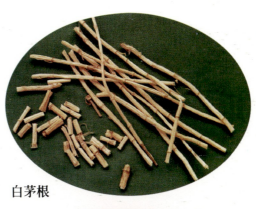
白茅根

19. 芒 Chinese Silvergrass ススキ

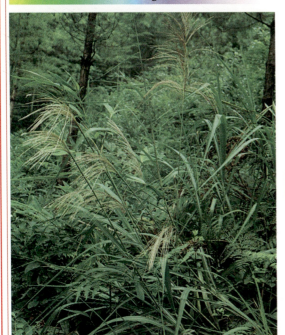

芒茎、芒花

芒 Miscanthus sinensis Anders

20. 龙胆 Chinese Gentian リュウタン

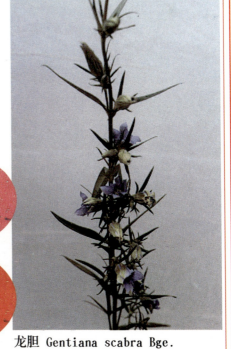

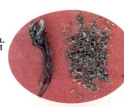
南龙胆、南龙胆片

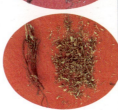
西龙胆、西龙胆片

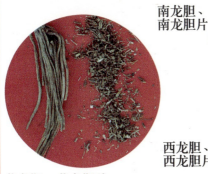
北龙胆、北龙胆片

龙胆 Gentiana scabra Bge.

本草纲目草部第十三卷

21. 细辛 Asarum サイシン

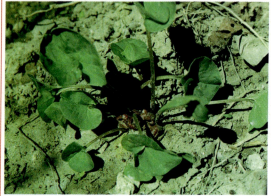

辽细辛 Asarum hetrotropoides Fr.Schmidt var. mandshuricum(Maxim.)Kitag.

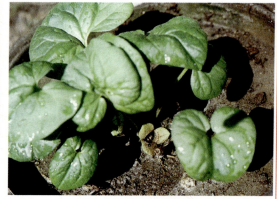

华细辛 Asarum sieboldii Miq.

细辛、细辛咀

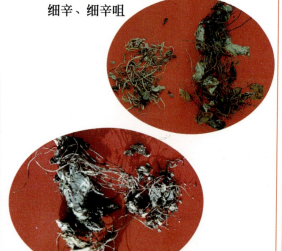

土细辛(杜衡)

22. 杜衡 Wild Ginger Herb カンアオイ

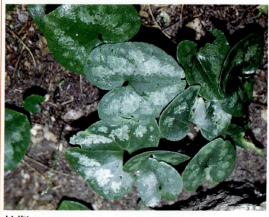

杜衡 Asarum forbesii Maxim.

23. 及己 ヒトリシヅカ

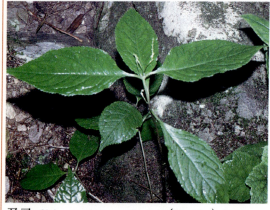

及己 Chloranthus serratus(Thunb.) Roem.

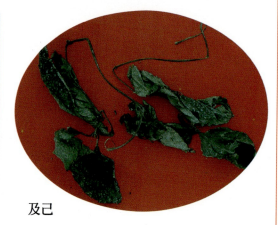

及己

24. 鬼督邮 キトクユウ

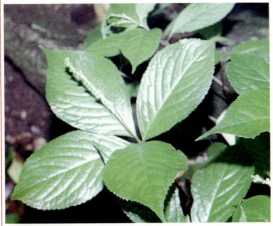

银线草 Chloranthus japonicus Sieb.

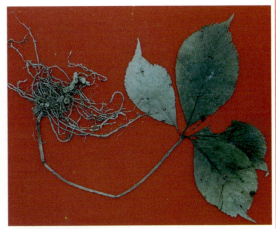

鬼督邮（银线草）

25. 白薇 Radix Cynanchi Atrati フナクラ

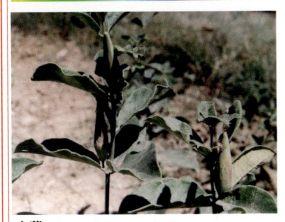

白薇 Cynanchum atratum Bge.

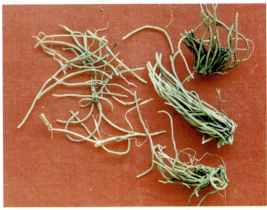

白薇（根）

26. 徐长卿 Paniculate Swallowwort Root ジョチョウケイ

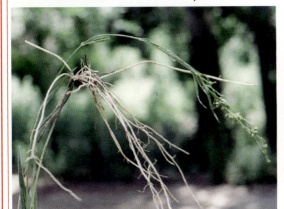

徐长卿 Cynanchum paniculatum(Bge.) Kitag.

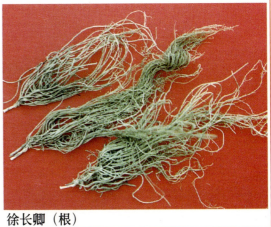

徐长卿（根）

27. 白前 Willowleaf Swallowwort Rhizome
ビャクゼン

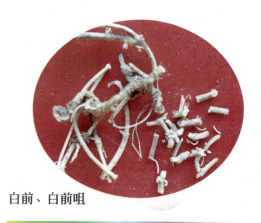

白前、白前咀

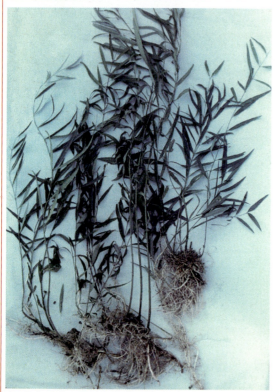

柳叶白前 Cynanchum stauntonii(Decne.) Schltr.et Levl.

28. 紫金牛 Japanese Ardisia Herb
ヤブコウジ

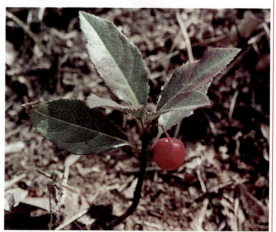

紫金牛 Ardisia japonica (Hornsted.)Blume

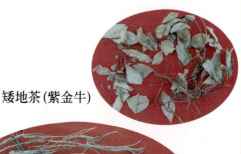

矮地茶(紫金牛)

29. 铁线草 テッセンソウ

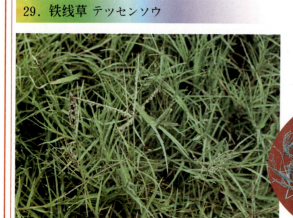

狗牙根 Cynodon dactylon(L.) Pers.

铁线草(狼牙根)

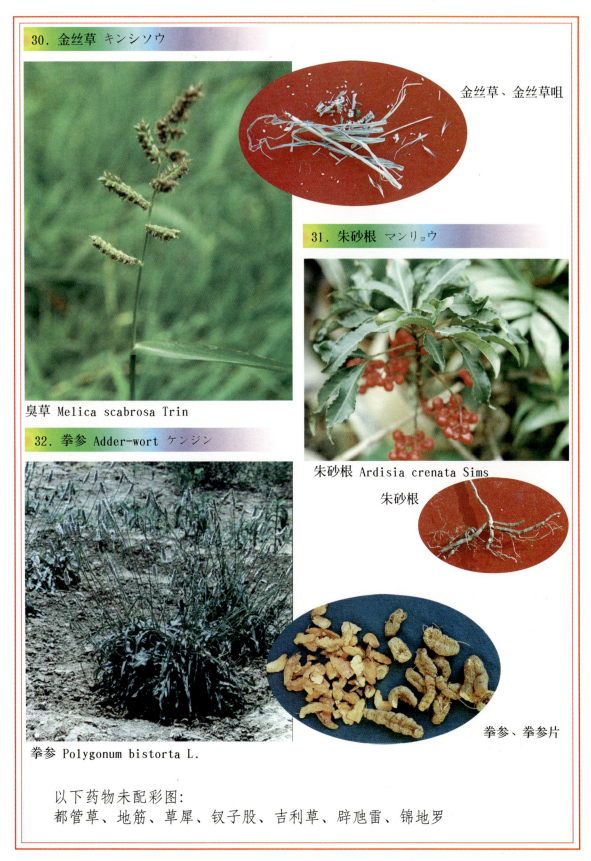

30. 金丝草 キンシソウ

金丝草、金丝草咀

臭草 Melica scabrosa Trin

31. 朱砂根 マンリョウ

朱砂根 Ardisia crenata Sims

朱砂根

32. 拳参 Adder-wort ケンジン

拳参 Polygonum bistorta L.

拳参、拳参片

以下药物未配彩图：
都管草、地筋、草犀、钗子股、吉利草、辟虺雷、锦地罗

本草纲目草部第十四卷

1. 当归 Chinese Angelica トウキ

2. 芎䓖 Szechwan Lovage Rhizome センキュウ

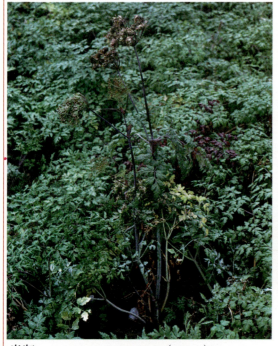

当归 Angelica sinensis (Oliv.)Diels

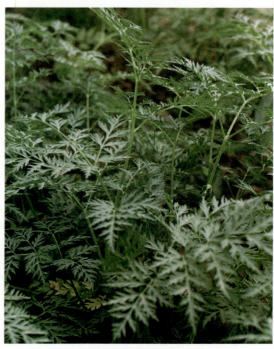

川芎 Liguisticum chuanxiong Hort.

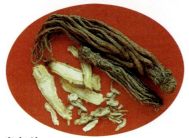

当归、当归片

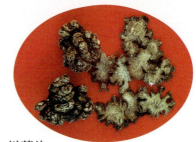

川芎、川芎片

3. 靡芜 Xiongqiong Seedling ビブ

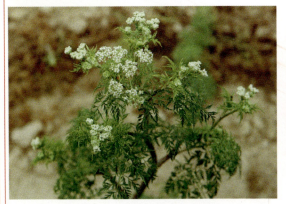

川芎 Liguisticum chuanxiong Hort.

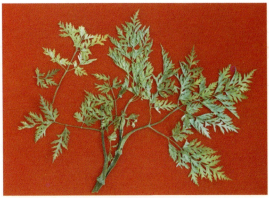

靡芜

4. 蛇床 Common Cnidium Fruit ジャショウシ

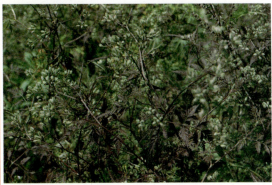

蛇床 Cnidium monnieri (L.) Cuss.

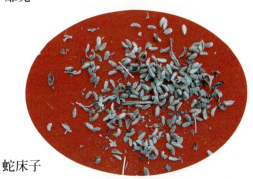

蛇床子

5. 藁本 Jehol Ligustium Rhizome コウホン

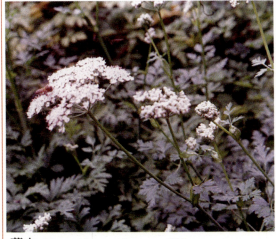

藁本 Ligusticum sinense Oliv.

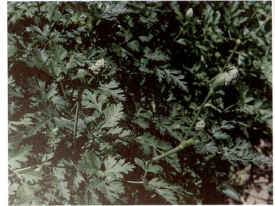

辽藁本 Ligusticum jeholense Nakai et

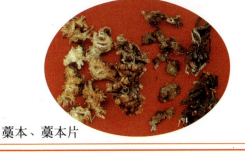

藁本、藁本片

本草纲目草部第十四卷 67

6. 蜘蛛香 カノコソウ

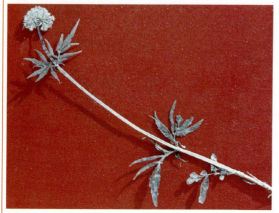

缬草 Valeriana officinalis L.var.Latifolia Miq.

7. 白芷 Taiwan Angelica Root ビャクシ

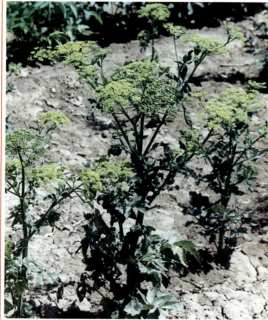

杭白芷 Angelica dahurica (Fish.ex Hoffm.) Benth. et Hook.f.var.formosana (Boiss.)Shan et Yuan

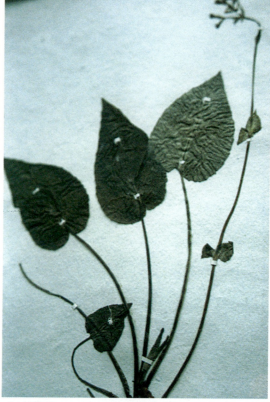

心叶缬草 Valeriana jatamansii Tones

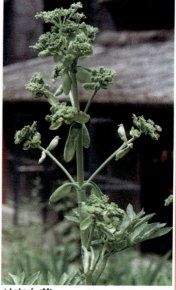

兴安白芷 Angelica dahurica (Fish.ex Hoffm.)Benth.et Hook.f.

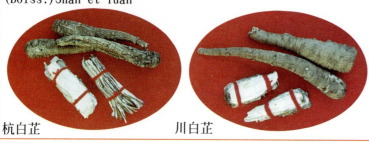

杭白芷　　　　川白芷

8. 芍药 Peony Root シャクヤク

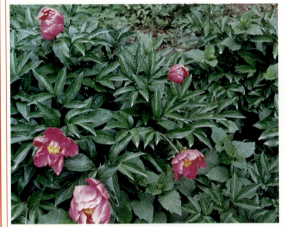

芍药 Paeonia lactiflora Pall.

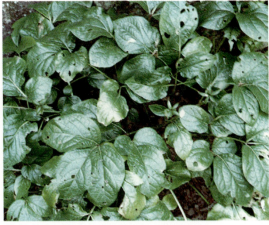

草芍药 Paeonia obovata Maxim.

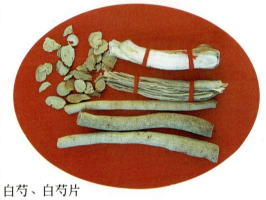

白芍、白芍片

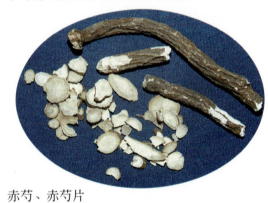

赤芍、赤芍片

9. 牡丹 Tree Peony Bark ボタンピ

刮丹皮、丹皮、
丹皮片、丹皮炭

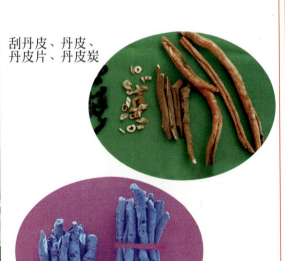

牡丹 Paeonia suffruticosa Andr.

凤丹皮

10. 木香 Costus Root モクコウ

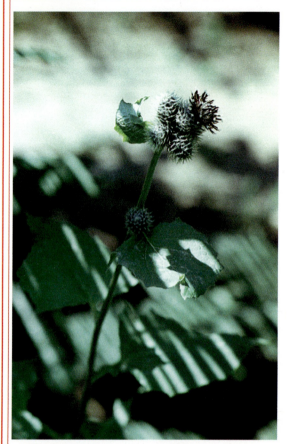

木香 Aucklandia lappa Decne.

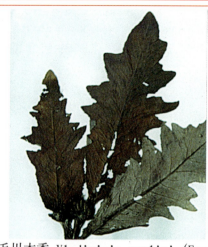

灰毛川木香 Vladimiria souliei (Franch.) Ling var. cinerea Ling

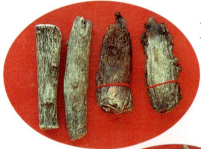

云木香、云木香片

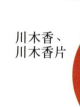

川木香、川木香片

11. 甘松 Nardostachys Rhizome カンショウ

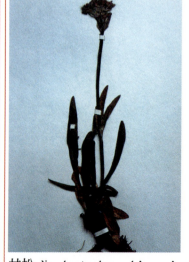

甘松 Nardostachys chinensis Batal.

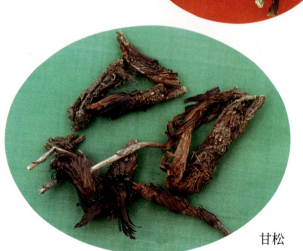

甘松

12. 廉姜

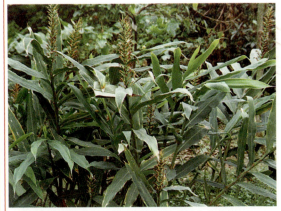

华良姜 Alpinia chinensis (Retz.) Rosc.

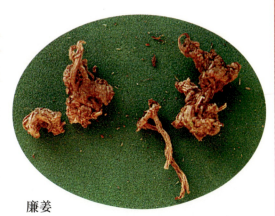

廉姜

13. 杜若 ヤブミョウガ

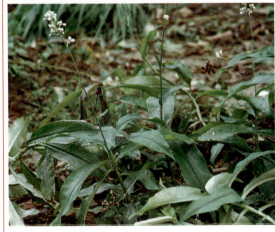

杜若(竹叶花)Pollia japonica Thunb.

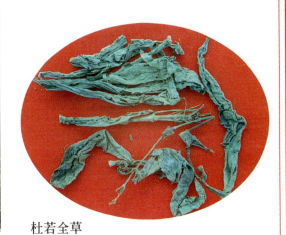

杜若全草

14. 山姜 Japanese Alpinia Rhizome サンキョウ

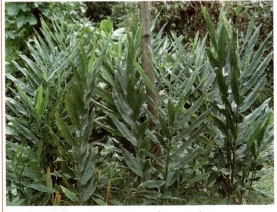

山姜 Alpinia japonica (Thunb.)Miq.

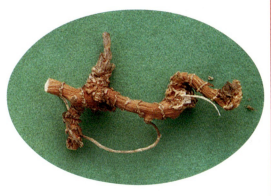

山姜根茎

15. 高良姜 Galangale Rhizome コウリョウキョウ

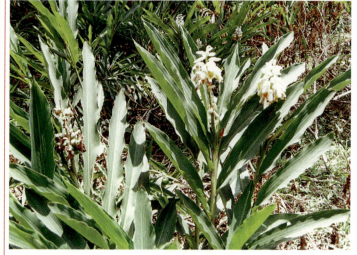

高良姜 Alpinia officinarum Hance

高良姜、高良姜片

红豆蔻

16. 草蔻 Katsumade Galangal Seed ソウズク

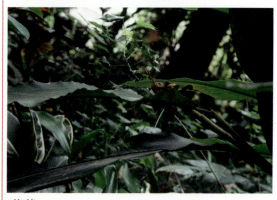

草蔻 Alpinia katsumadai Hayata

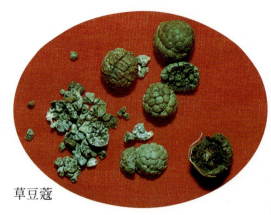

草豆蔻

17. 草果 Amomum Tsao-Ko ソウカ

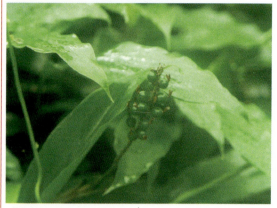

草果 Amomum tsao-ko Crevost et Lemarie

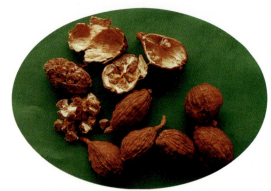

草果、草果壳

18. 白豆蔻 Java Amomum Fruit ズク

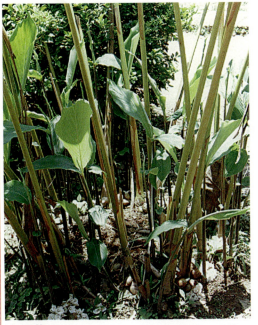

白豆蔻 Amomum compactum Soland.ex Maton

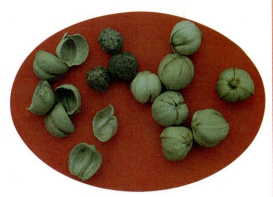

白豆蔻、白豆蔻仁

19. 缩砂蜜 Amomi Fruit シュクシャミツ

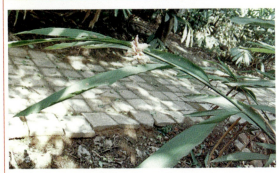

阳春砂 Amomum villosum Lour.

绿砂仁、砂仁

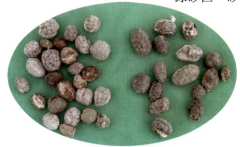

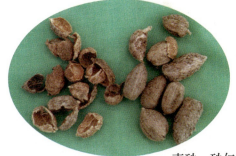

壳砂、砂仁壳

20. 益智子 Sharpleaf Galangal Fruit

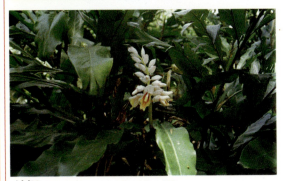

益智 Alpinia oxyphylla Miq.

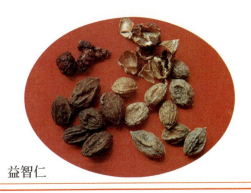

益智仁

21. 荜茇 Fructus Piperis Longi.

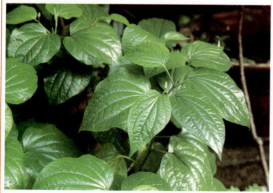

荜茇 Piper longum L.

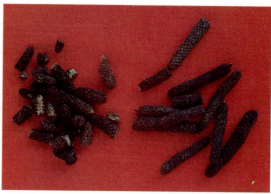

荜茇

22. 肉豆蔻 Nutmeg ニクヅク

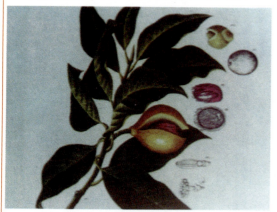

肉豆蔻 Myristica fragrans Houtt.

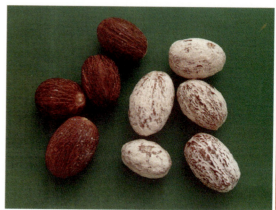

肉豆蔻

23. 补骨脂 Malaytea Scurfpea Fruit ホコツシ

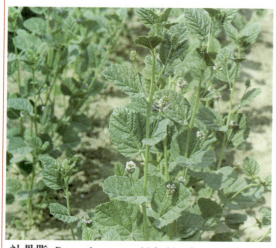

补骨脂 Psoralea corylifolia L.

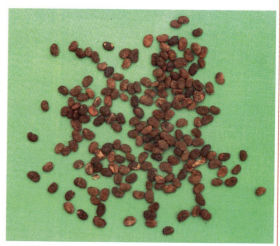

补骨脂

24. 姜黄 Turmeric キョウオウ

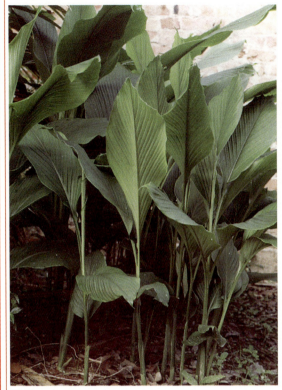

姜黄 Curcuma longa L.

25. 郁金 Radix Curcumae ウコン

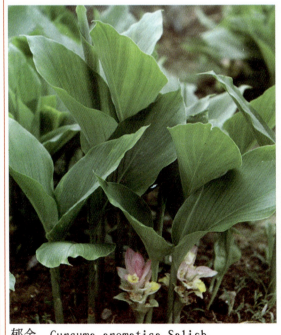

郁金 Curcuma aromatica Salisb.

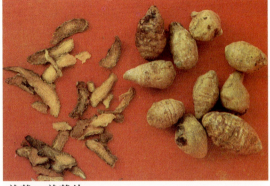

姜黄、姜黄片

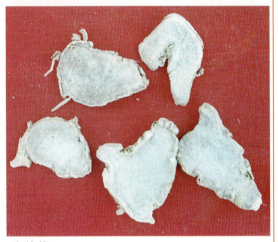

片姜黄

黄郁金、广郁金、黑郁金

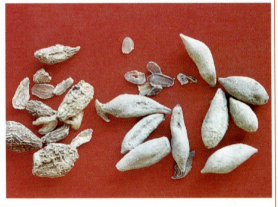

本草纲目草部第十四卷 75

26. 蓬莪茂 Aeruginous Turmeric Rhizome ガジュツ

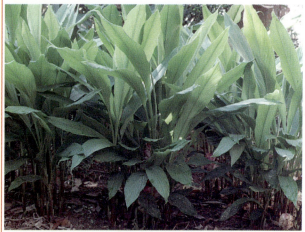

莪术 Curcuma aeruginosa Roxb.

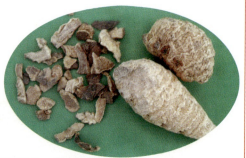

温莪术、温莪术片

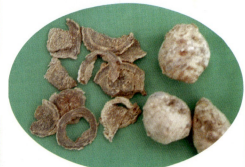

广莪术、广莪术片

27. 荆三棱 Rhizoma Sparganii ミクリ

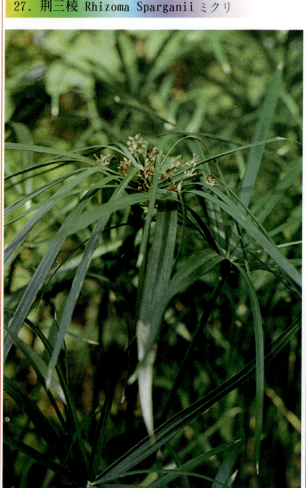

荆三棱 Scirpus yagara Chwi

荆三棱、荆三棱片

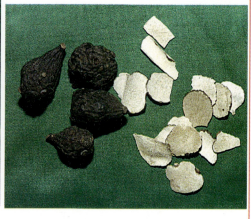

28. 莎草、香附子 Nutgrass Galingale Rhizome
ハマスゲ

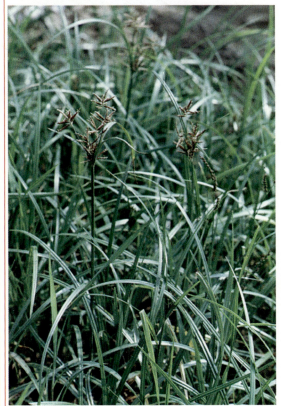

莎草 Cyperus rotundus L.

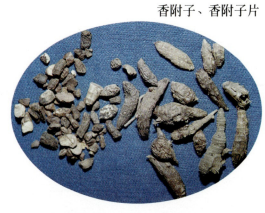

香附子、香附子片

29. 茉莉 Jasmine Flower ジャスミン

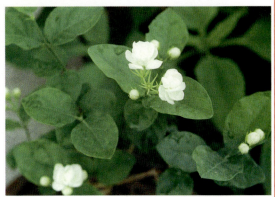

茉莉 Jasminum sambac (L.) Aiton

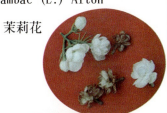

茉莉花

30. 郁金香 Tulip Flower ウッコンコウ

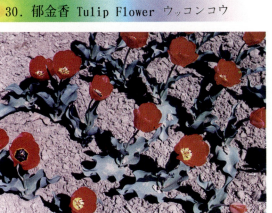

郁金香 Tulipa gesneriana L.

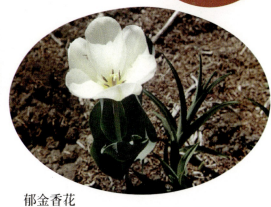

郁金香花

31. 藿香 Wrinkled Gianthyssop Herb カクコウ

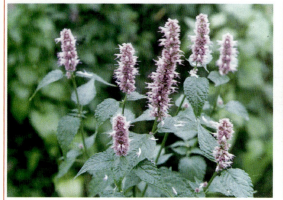

藿香 Agastache rugosus (Fisch.et Mey.) O.Ktze.

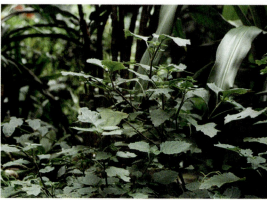

广藿香 Pogestemon cablin (Blanco) Benth.

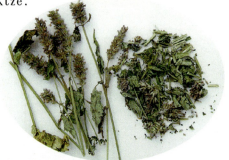

藿香、藿香片

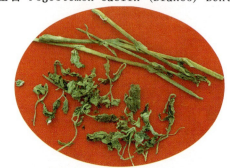

广藿香、广藿香片段

32. 瑞香 Winter Daphne Root-bark デンチョウゲ

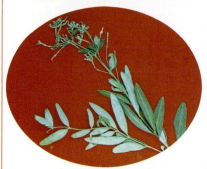

瑞香 Daphne odora Thunb.

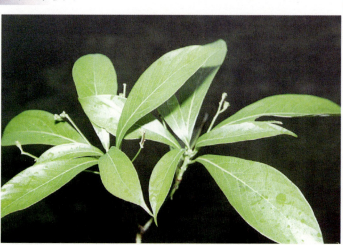

毛瑞香 Daphne odora Thunb.var.atrocaulis Rehd.

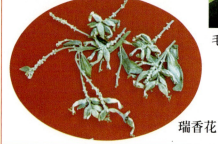

瑞香花

33. 泽兰 Hirsute Shiny Bungleweed Herb サワラン

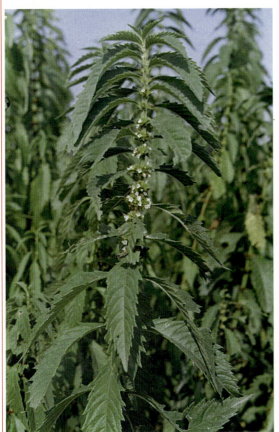

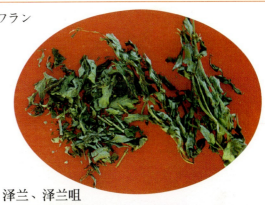

泽兰、泽兰咀

地瓜儿苗 Lycopus lucidus Turcz.

34. 马兰 Flagger コンキク

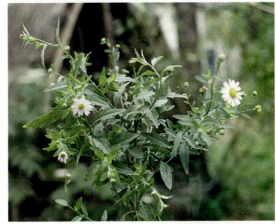

马兰 Kalimeris indica (L.) Schi-Bip.

马兰、马兰咀

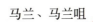

35. 香薷 Elsholtzia コウジュ

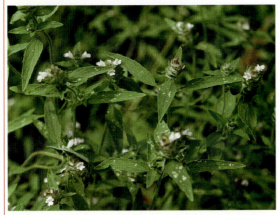

香薷 Elsholtzia splendens Nakai ex F.Maekawa

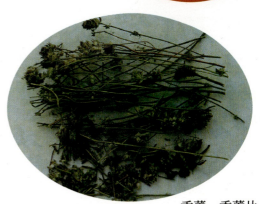

香薷、香薷片

本草纲目草部第十四卷 79

36. 爵床 Creeping Rostellularia Herb シャクショウ

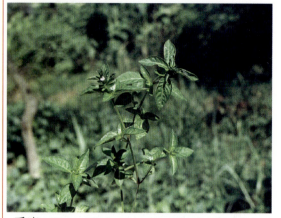

爵床 Rostellularia procumbens (L.)Nees

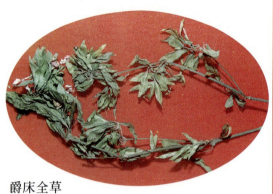

爵床全草

37. 兰草 Orchid Herb フジバカマ

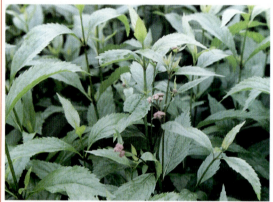

佩兰 Eupatorium fortunei Turcz.

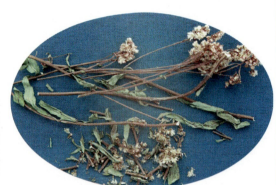

佩兰、佩兰片

38. 赤车使者 クチナワジャウゴ

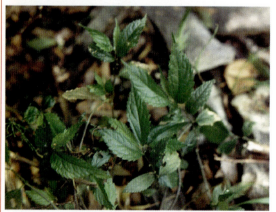

赤车 Elatostema radicans (Sieb.et Zucc.) Wedd.

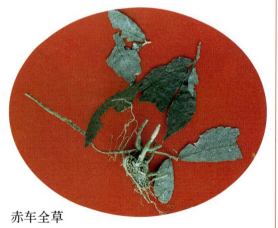

赤车全草

39. 假苏(荆芥) Jingjie Herb ノヘイ

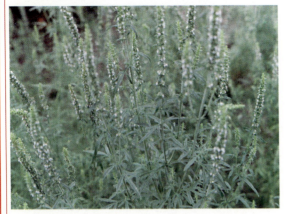
荆芥 Schizonepeta tenuifolia Briq.

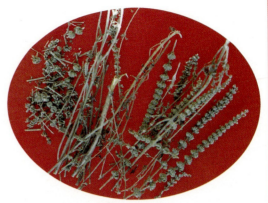
荆芥、荆芥片、荆芥穗

40. 薄荷 Wild Mint Herb ハッカ

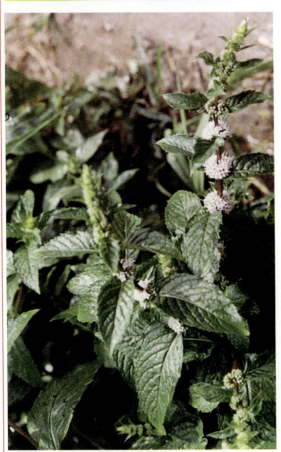
薄荷 Mentha haplocalyx Briq.

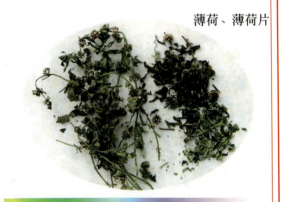
薄荷、薄荷片

41. 积雪草 セキセツソウ

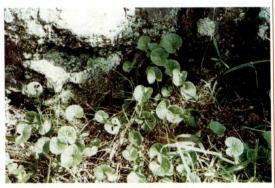
积雪草 Centella asiatica (L.) Urban

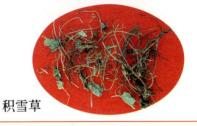
积雪草

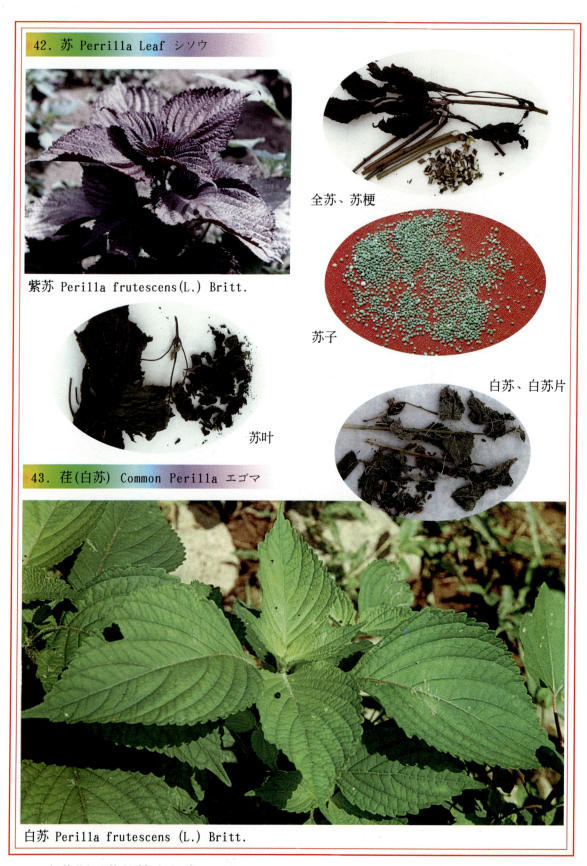

42. 苏 Perilla Leaf シソウ

紫苏 Perilla frutescens (L.) Britt.

全苏、苏梗

苏子

苏叶

白苏、白苏片

43. 荏(白苏) Common Perilla エゴマ

白苏 Perilla frutescens (L.) Britt.

44. 水苏 Wood Betony イヌゴマ

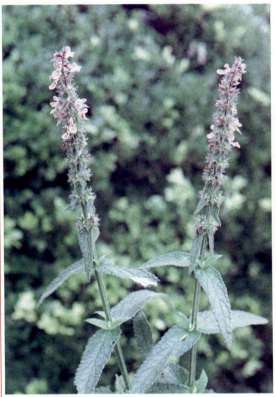

水苏 Stachys japonica Miq.

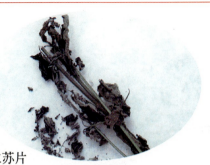

水苏、水苏片

45. 石荠苧

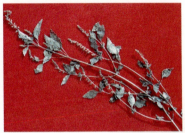

石荠苧 Mosla remotiflora Sun

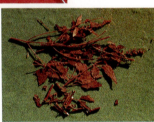

石荠苧、石荠苧咀

46. 艾纳香 ガイノウコウ

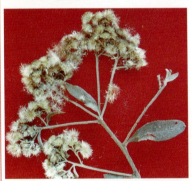

艾纳香 Blumea balsamifera (L.)

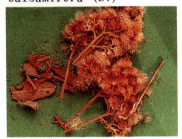

艾纳香、艾纳香咀

47. 山奈 Rhizoma Kaempferiae バンウコン

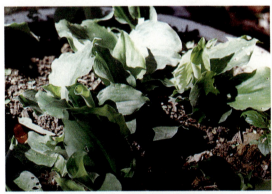

山奈 Kaempferia galanga L.

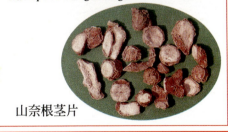

山奈根茎片

本草纲目草部第十四卷

48. 排草香

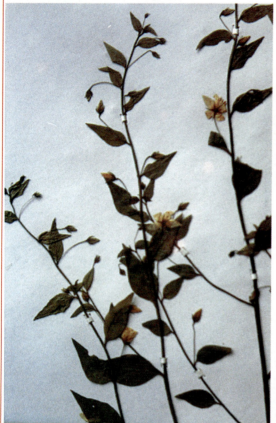

排草香 Lysimachia capillipes Hemsl.

49. 零陵香 レイリョウコウ

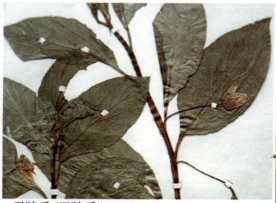

零陵香（灵陵香）Lysimachia foenum-graecum Hance

50. 白茅香 ハクボウコウ

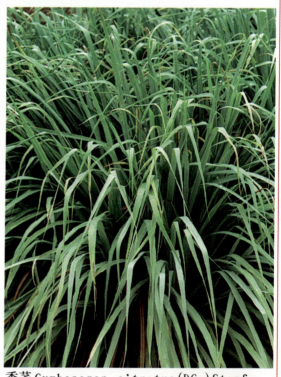

香茅 Cymbopogon citratus (DC.) Stapf

香茅全草

51. 石香薷 Chinese Mosla

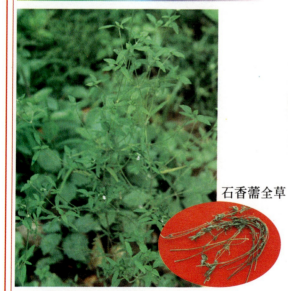

石香薷全草

石香薷 Mosla chinensis Maxim.

以下药物未配彩图：
蒟酱、茅香、迷迭香、藒车香、线香、薰草、荞苧

本草纲目草部第十五卷

1. 菊 Chrysanthemum Flower キク

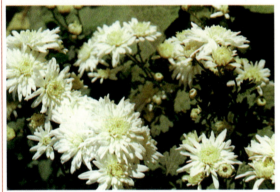

菊 Chrysanthemum morifolium Ramat.

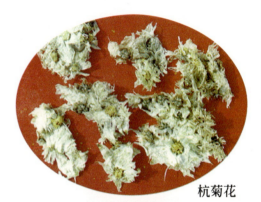

杭菊花

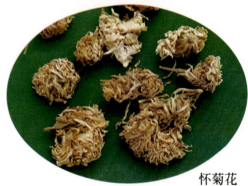

怀菊花

2. 野菊 Wild Chrysanthemum Flower アブラギク

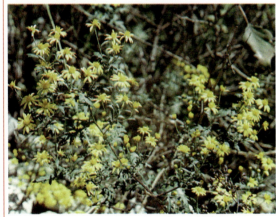

野菊 Chrysanthemum indicum L.

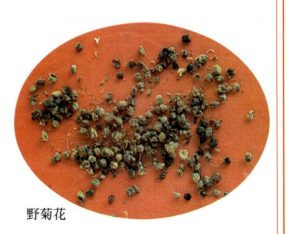

野菊花

3. 庵䕡 Keiske Wormwood Seed

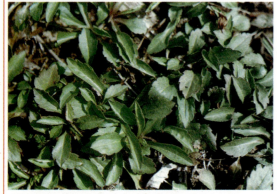

庵䕡 Artemisia keiskeana Miq.

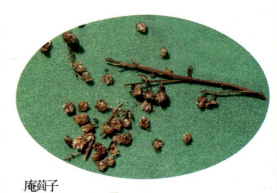

庵䕡子

4. 蓍 Alpine Yarrow アシクサ

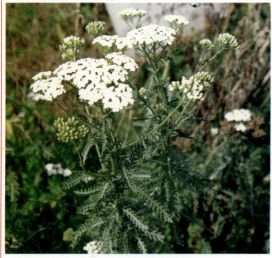

蓍草 Achillea alpina L.

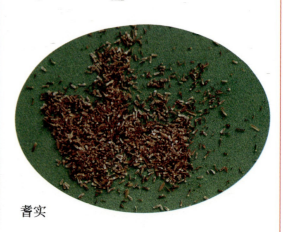

蓍实

5. 艾 Mugwort モグサ

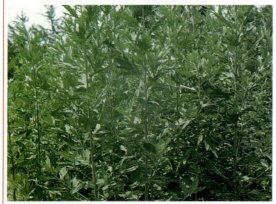

艾蒿 Artemisia argri Levl.et Vant.

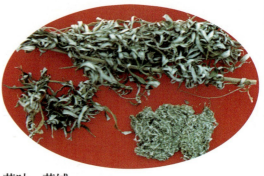

艾叶、艾绒

6. 茵陈蒿 Capillary Wormwood Herb
インチンコウ

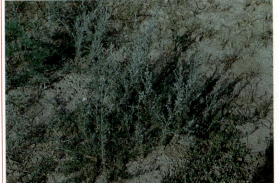

茵陈蒿 Artemisia Capillaris Thunb.

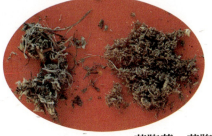

茵陈蒿、茵陈蒿片

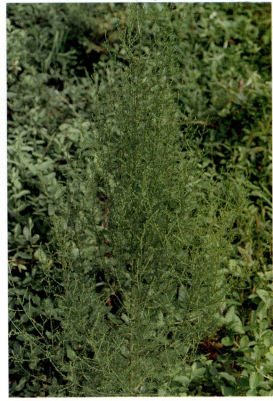

滨蒿 Artemisia scoparia Waldst.et Kit.

7. 青蒿 Sweet Wormwood Herb セイコウ

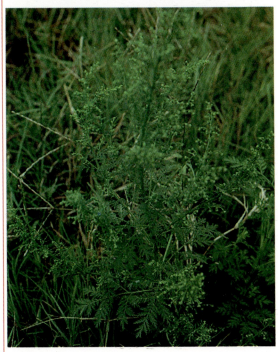

青蒿 Artemisia apiacea Hance

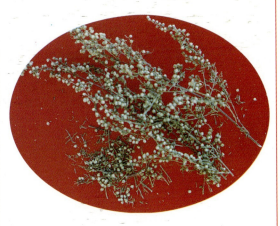

青蒿、青蒿子

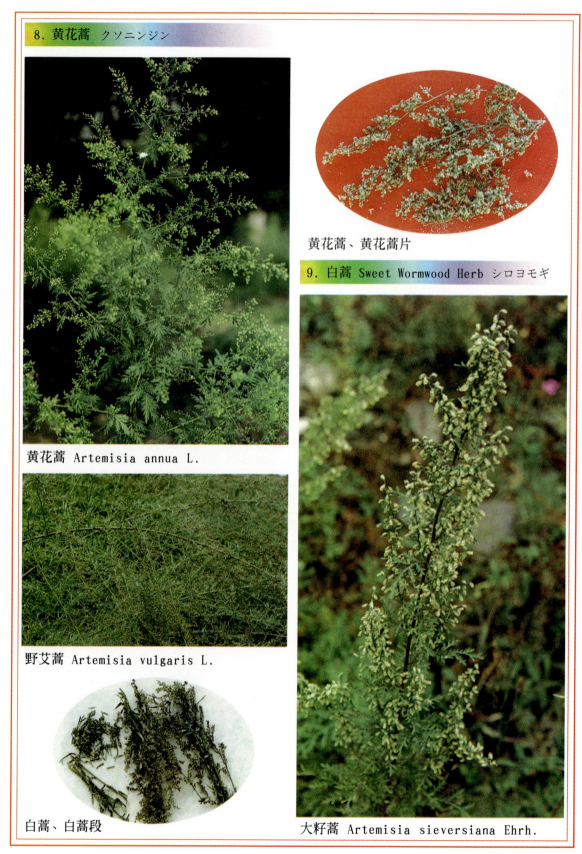

8. 黄花蒿 クソニンジン

黄花蒿 Artemisia annua L.

黄花蒿、黄花蒿片

9. 白蒿 Sweet Wormwood Herb シロヨモギ

野艾蒿 Artemisia vulgaris L.

白蒿、白蒿段

大籽蒿 Artemisia sieversiana Ehrh.

10. 马先蒿 Resupinate Woodbetony Herb バセンコウ

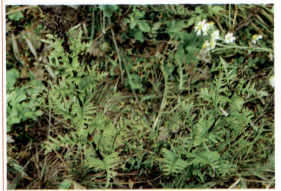
塔氏马先蒿 Pedicularis tatarinowii Maxim.

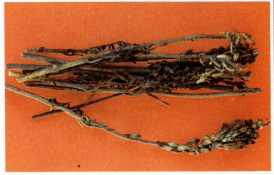
马先蒿

11. 阴地蕨 Grape Fern ハナワラビ

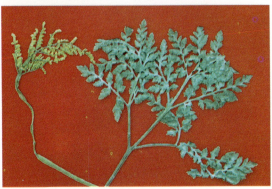
阴地蕨 Botrychium ternatum (Thunb.) Sweet

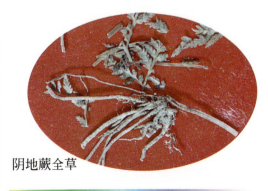
阴地蕨全草

12. 牡蒿 オトコヨモギ

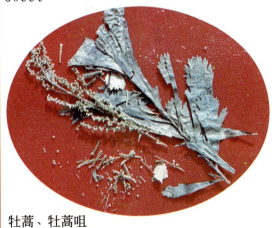
牡蒿、牡蒿咀

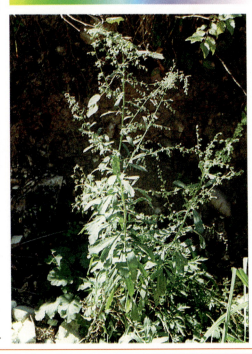
牡蒿 Artemisia japonica Thunb.

本草纲目草部第十五卷　89

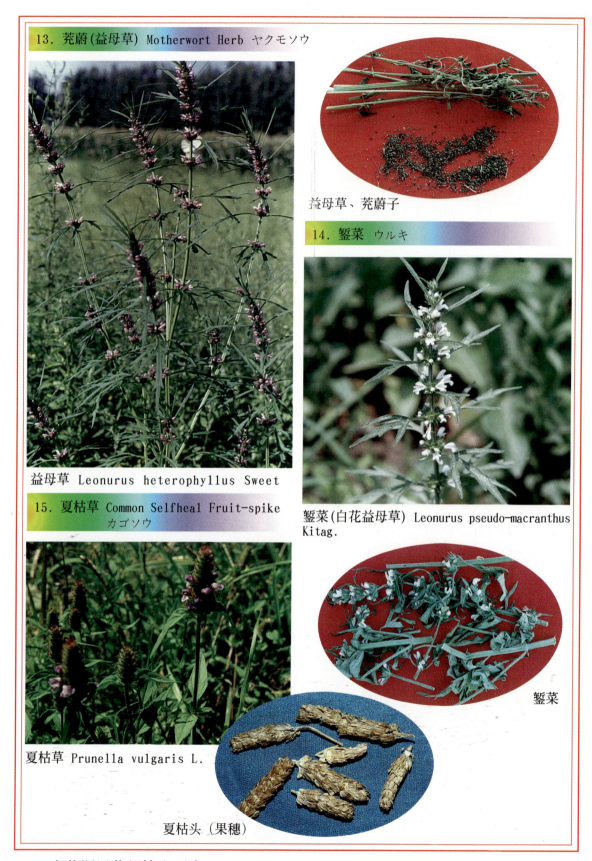

16. 角蒿 カクコウ

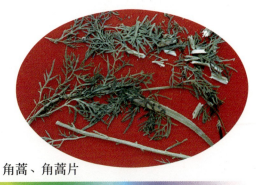

角蒿、角蒿片

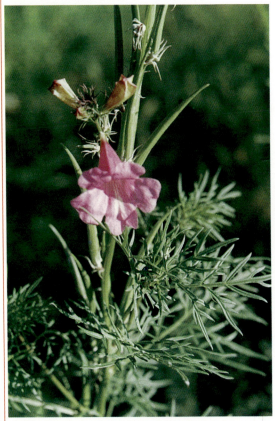

角蒿 Incarvillea sinensis Lam.

17. 刘寄奴草 リュウキドソウ

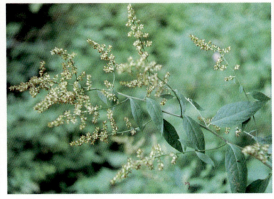

奇蒿 Artemisia anomala S. Moore.

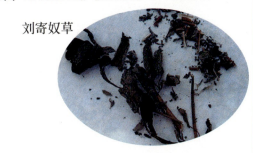

刘寄奴草

18. 旋覆花 Inula Flower センプクカ

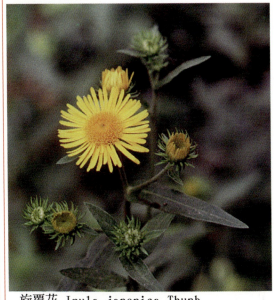

旋覆花 Inula japonica Thunb.

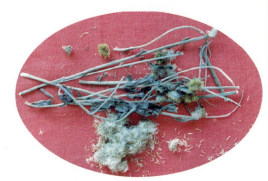

旋覆花、金佛草

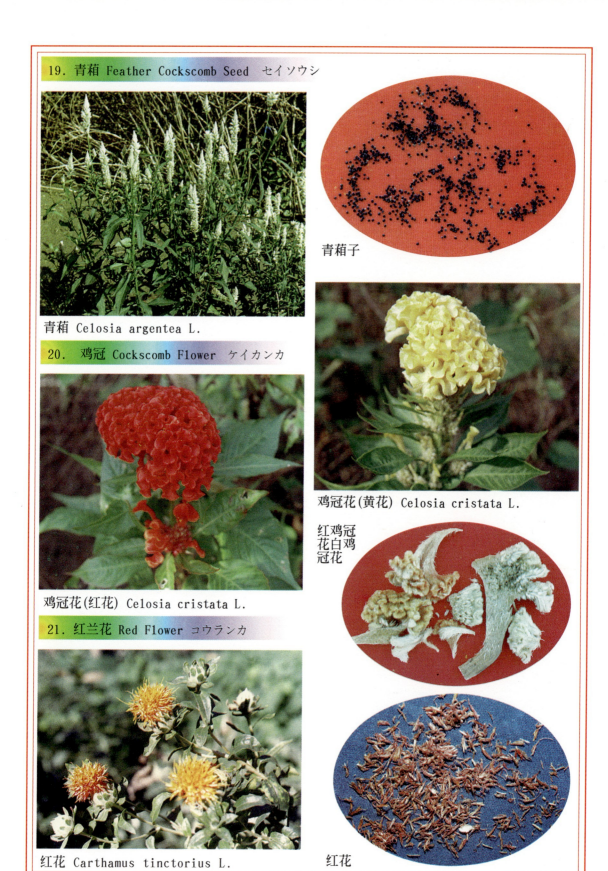

19. 青葙 Feather Cockscomb Seed セイソウシ

青葙 Celosia argentea L.

青葙子

20. 鸡冠 Cockscomb Flower ケイカンカ

鸡冠花(红花) Celosia cristata L.

鸡冠花(黄花) Celosia cristata L.

红鸡冠花白鸡冠花

21. 红兰花 Red Flower コウランカ

红花 Carthamus tinctorius L.

红花

22. 番红花 Saffron サフラン

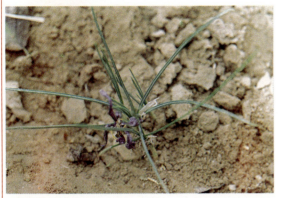

番红花 Crocus sativus L.　　　　番红花

23. 大蓟 Japanese Thistle Herb ダイケイ
小蓟 Common Cephalanoplos Herb ショウケイ

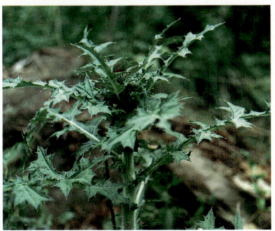 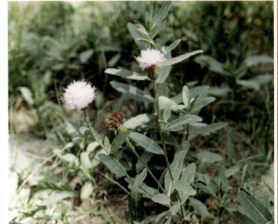

大蓟 Cirsium japonicum DC.　　　刺儿菜 Cephalanoplos segetum (Bunge) Ketam.

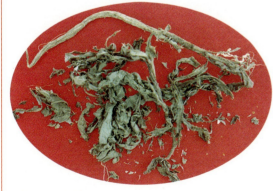 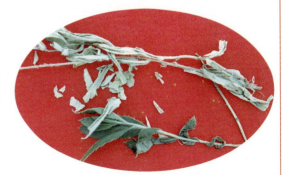

大蓟、大蓟片　　　　　　　小蓟

24. 续断 Teasel Root ナベナ

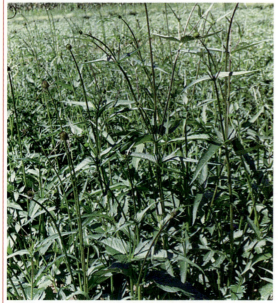
续断 Dipsacus japonicus Miq.

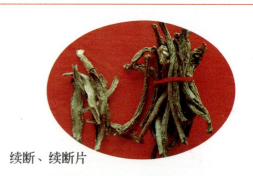
续断、续断片

25. 苦芙 クフ

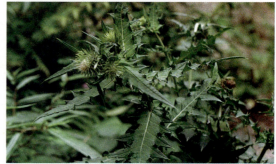
中国蓟 Cirsium lineare (Thunb.) Sch.-Bip.

苦芙、苦芙片

26. 漏芦 ロウロ

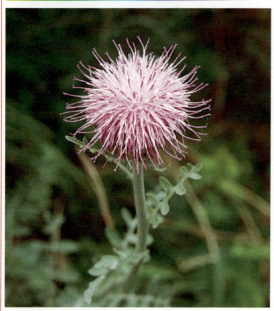
祁州漏芦 Rhaponticum uniflorum(L.) DC.

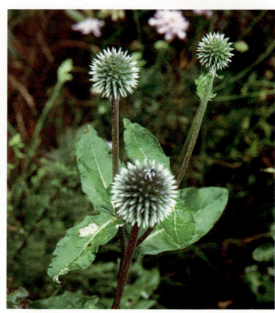
禹州漏芦 Echinops latifolius Tausch.

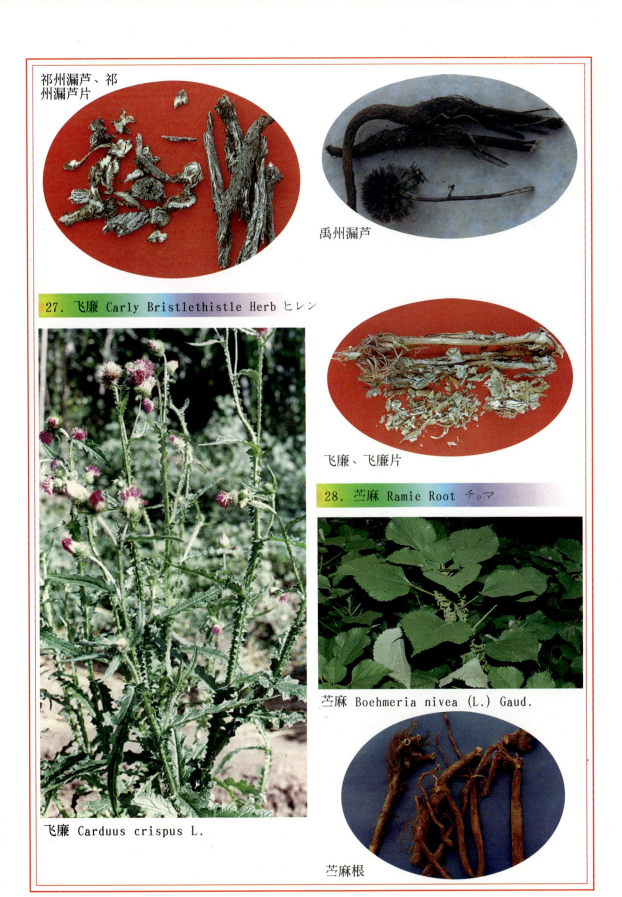

祁州漏芦、祁州漏芦片

禹州漏芦

27. 飞廉 Carly Bristlethistle Herb ヒレン

飞廉、飞廉片

28. 苎麻 Ramie Root チョマ

苎麻 Boehmeria nivea (L.) Gaud.

飞廉 Carduus crispus L.

苎麻根

29. 苘麻(白麻) Piemarker イチビ

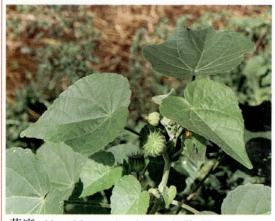
苘麻 Abutilon thephrasti Medic.

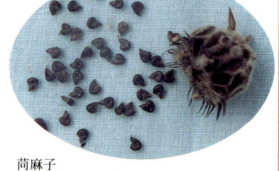
苘麻子

30. 大青 ダイセイ

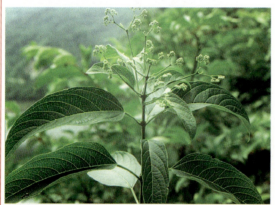
路边青 Clerodendron cyrtophyllum Turcz.

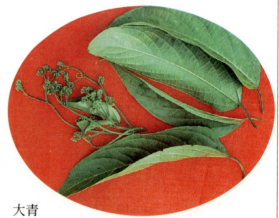
大青

31. 小青 ショウセイ

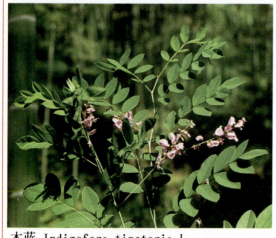
木蓝 Indigofera tinctoria L.

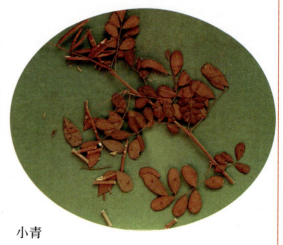
小青

32. 胡芦巴 Common Fenugreek Seed コロハ

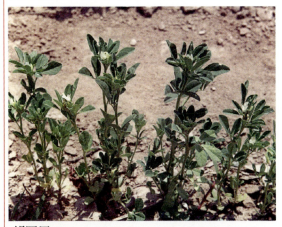

胡罗巴 Trigonella foenum-graecum L.

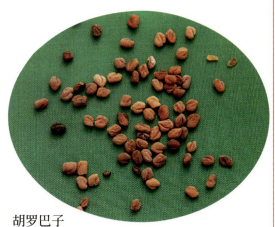

胡罗巴子

33. 蠡实(马蔺子) Chinese Small Iris Fruit バリン

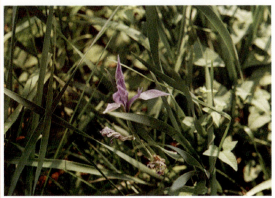

马蔺 Iris lactea Pall. var. chinensis (Fisch. Koidz.)

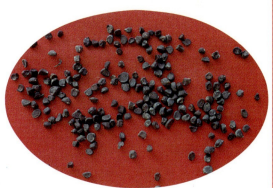

蠡实(马蔺子)

34. 恶实(牛蒡) Great Burdock Achene ゴボウシ

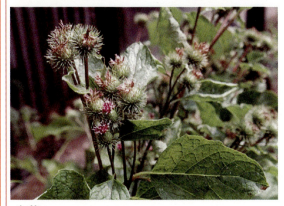

牛蒡 Arctium lappa L.

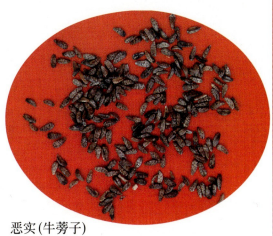

恶实(牛蒡子)

35. 枲耳(苍耳) Siberian Cocklebur Fruit ソウジ

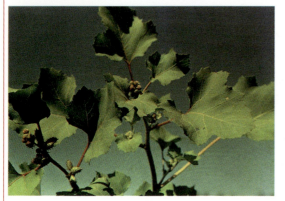

苍耳 Xanthium sibiricum Patr.

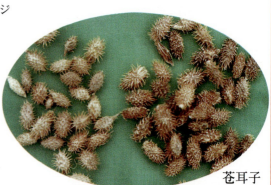

苍耳子

苍耳草

36. 天名精 Common Carpsium Fruit ヤブタバコ

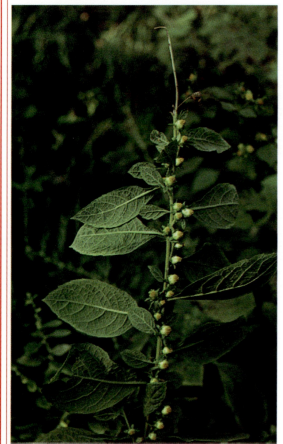

天名精 Carpesium abrotanoides L.

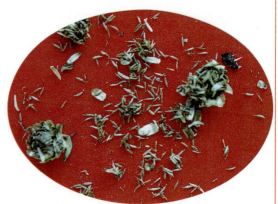

天名精(鹤虱)

37. 豨莶 Glandularstalk St. Paulswort Herb キケン

豨莶 Siegesbeckia pubescens Makino

豨莶草

38. 箬 Indocalamus Leaf クマザサ

箬 Indocalamus tessellatus (Munro) Keng f.

箬叶

39. 芦 Reed Rhizome ヨシ

芦苇 Phragmites communis Trin.

苇茎(芦根)

40. 蘘荷 Mioga Ginger ミョウガ

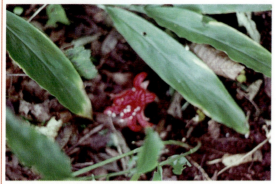

蘘荷 Zingiber mioga (Thunb.) Rosc.

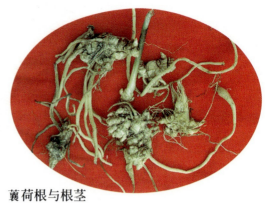

蘘荷根与根茎

41. 麻黄 Ephedra Herb マオウ

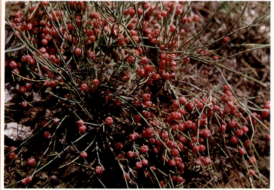

草麻黄 Ephedra sinica Stapf

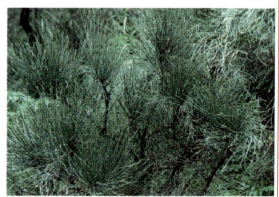

木贼麻黄 Ephedra equisetina Bge.

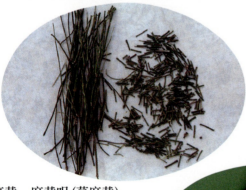

麻黄、麻黄咀(草麻黄)

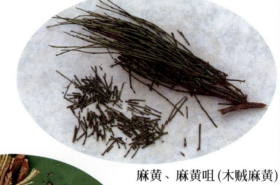

麻黄、麻黄咀(木贼麻黄)

麻黄根、麻黄根片

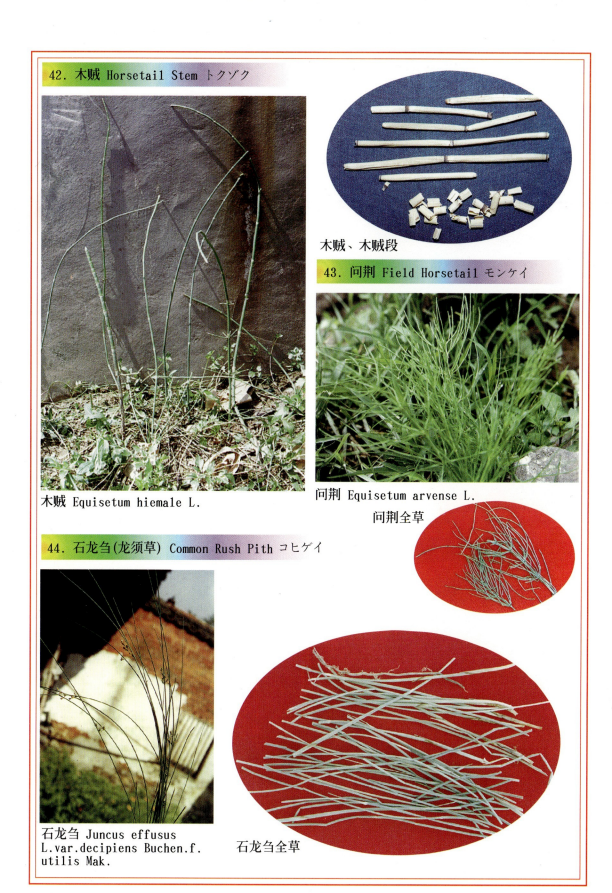

42. 木贼 Horsetail Stem トクゾク

木贼、木贼段

木贼 Equisetum hiemale L.

43. 问荆 Field Horsetail モンケイ

问荆 Equisetum arvense L.

问荆全草

44. 石龙刍(龙须草) Common Rush Pith コヒゲイ

石龙刍 Juncus effusus L.var.decipiens Buchen.f. utilis Mak.

石龙刍全草

45. 灯心草 Rush トウシンソウ

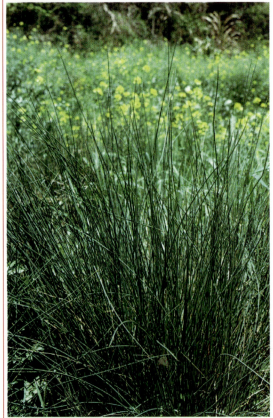

灯心草 Juncus effusus L.

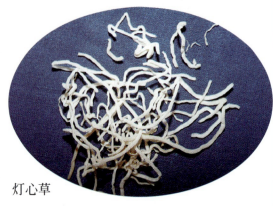

灯心草

46. 丽春草 Corn Poppy ヒナゲシ

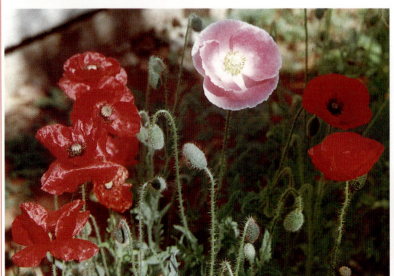

虞美人 Papaver rhoeas L.

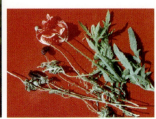

丽春草(虞美人)

47. 曲节草　キョクセツソウ

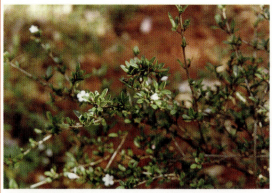

白马骨 Serissa serissoides(DC.)Druce

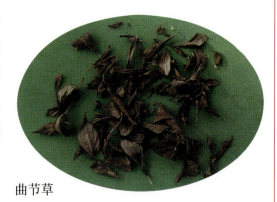

曲节草

48. 甘蕉　Banana　バナナ

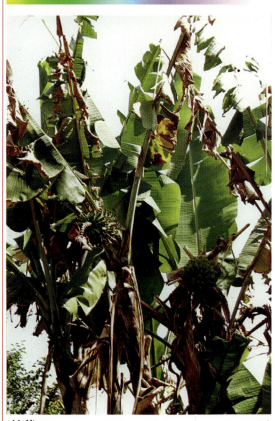

甘蕉 Musa paradisiaca L. var. sapientum(L.) O.Ktze.

甘蕉

　　以下药物未配彩图：
　　龙常草、千年艾、藘蒿、九牛草、薇衔、燕脂

本草纲目草部第十六卷

1. 地黄 Chinese Fox-Glove Root ジオウ

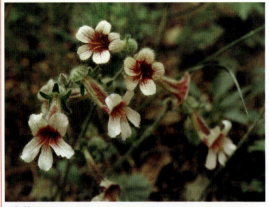

地黄 Rehmannia glutinosa Libosch.

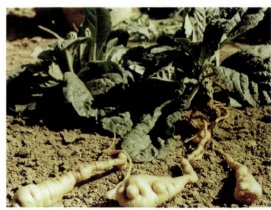

鲜地黄

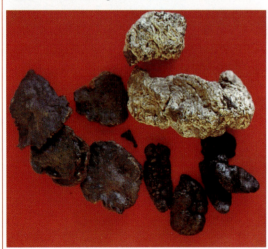

生地黄、生地片、生地炭

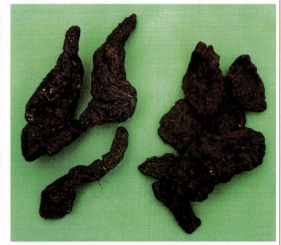

熟地黄

2. 牛膝 Twotooth Achyranthes Root ゴシツ

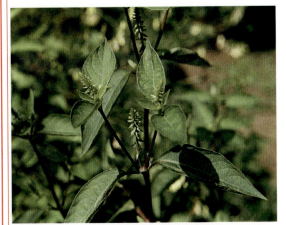
牛膝 Achyranthes bidentata Bl.

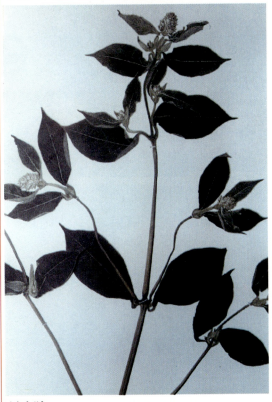
川牛膝 Cyathula officinalis Kuan

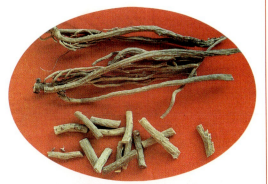
怀牛膝、怀牛膝片

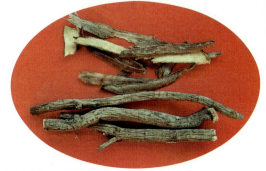
川牛膝、川牛膝片

3. 紫菀 Tatarian Aster シオン

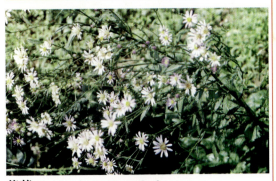
紫菀 Aster tataricus L.f.

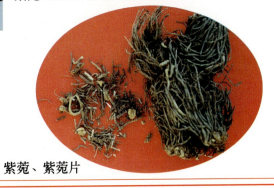
紫菀、紫菀片

本草纲目草部第十六卷 105

4. 女菀 Common Turczaninowia Herb

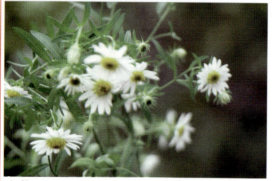
女菀 Turczaninowia fastigiata (Fisch.)DC.

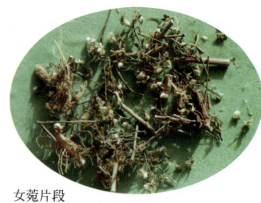
女菀片段

5. 麦冬 Dwarf Lilyturf Tuber バクモンドウ

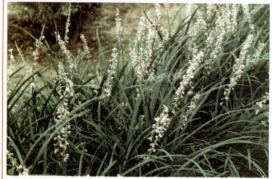
沿阶草 Ophiopogon japonicus (Thunb.) Ker-Gawl.

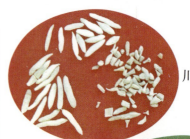
川麦冬

杭麦冬

6. 萱草 Daylily Root ワスレグサ

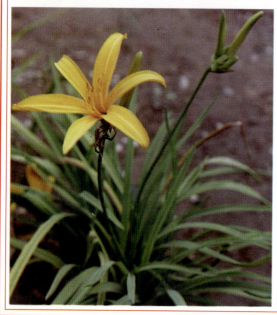
萱草 Hemerocallis fulva L.

萱草根

7. 捶胡根　スイココン

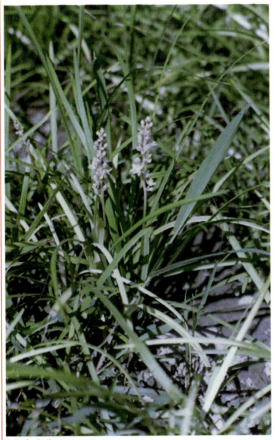

阔叶麦冬 Liriope spicata Lour.

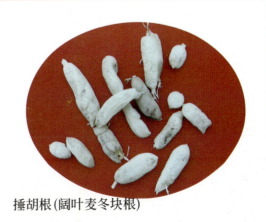

捶胡根（阔叶麦冬块根）

8. 淡竹叶　ササクサ

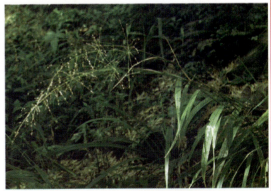

淡竹叶 Lophatherum gracile Brongn.

淡竹叶、淡竹叶片

9. 鸭跖草　Common Dayflower Herb　ツユクサ

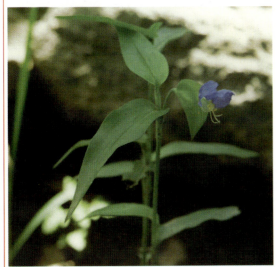

鸭跖草 Commelina communis L.

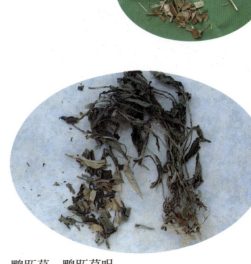

鸭跖草、鸭跖草咀

10. 葵 Cluster Mallow Semen アオイ

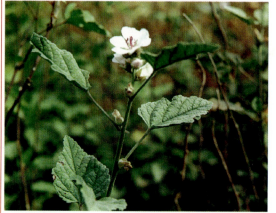
冬葵 Malva verticillata L.

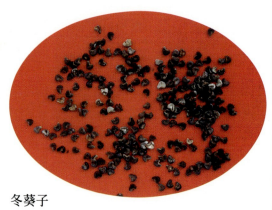
冬葵子

11. 蜀葵 Hollyhock ハナアオイ

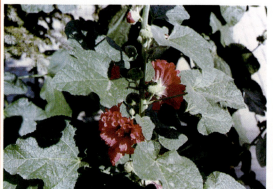
蜀葵 Althaea rosea (L.) Cav.

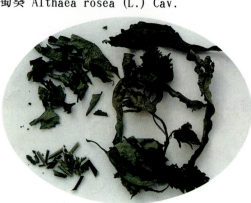
蜀葵、蜀葵咀

12. 菟葵 Helkbore セツブンソウ

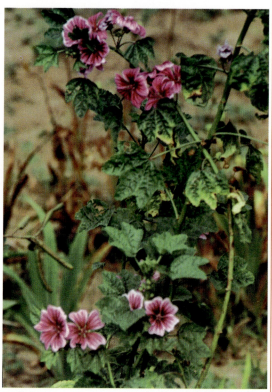
菟葵 Malva parvifiora L.

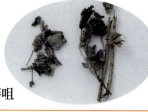
菟葵、菟葵咀

108　本草纲目草部第十六卷

13. 黄蜀葵 トロロアオイ

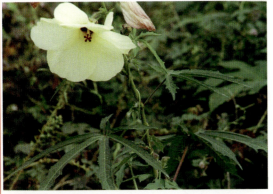

黄蜀葵 Abelmoschus manihot (L.) Medic.

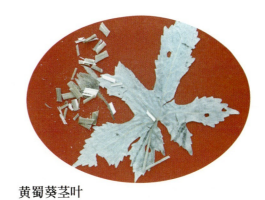

黄蜀葵茎叶

14. 龙葵 Black Nightshade Herb イヌホオズキ

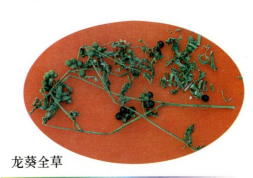

龙葵全草

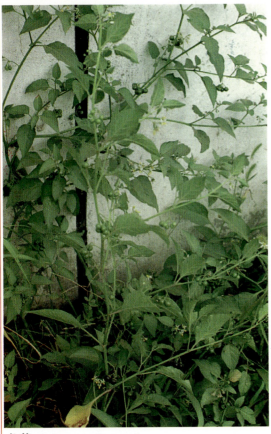

龙葵 Solanum nigrum L.

15. 龙珠 リュウシュ

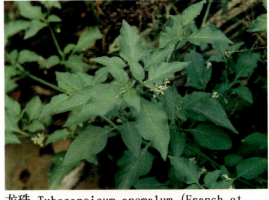

龙珠 Tubocapsicum anomalum (Franch.et Sav.) Makino

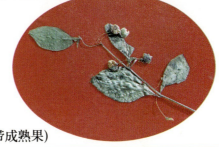

龙珠全草(带成熟果)

16. 酸浆 Franchet Groundcherry Fruit ホオズキ

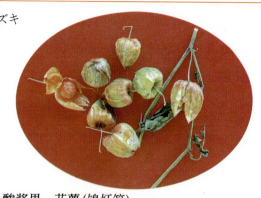

酸浆果、花萼(锦灯笼)

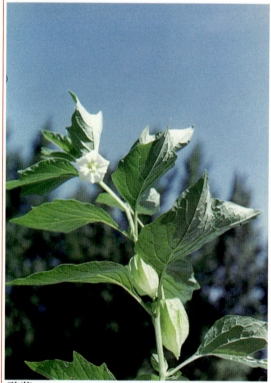

酸浆 Physalis alkekeryi L.var.franchetii (Mast.) Mak.

17. 蜀羊泉 Bitter Solanum ホウシ

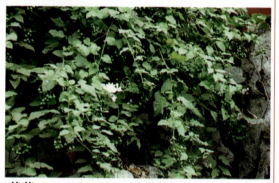

苦茄 Solanum dulcamara L.

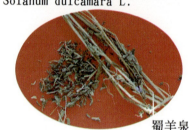

蜀羊泉(全草)

18. 鹿蹄草 Wintergreen イチヤクソウ

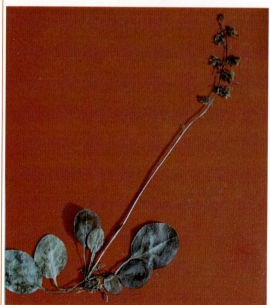

鹿蹄草 Pyrola rotundifolia L. subsp.Chinensis H.Andres

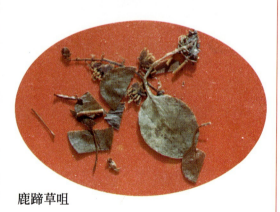

鹿蹄草咀

110 本草纲目草部第十六卷

19. 败酱 Whiteflower Patrinia Herb ハイショウソウ

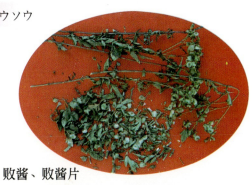

败酱、败酱片

20. 迎春花 Winter Jasmine Flower ゲイシュンカ

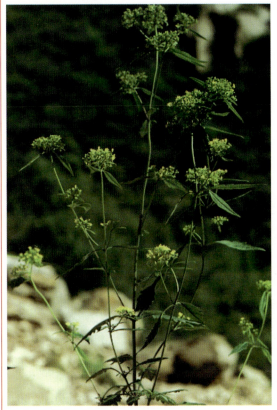

黄花败酱 Patrinia scabiosaefolia Fisch.

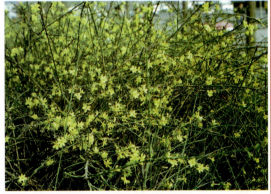

迎春 Jasminum nudiflorum Lindl.

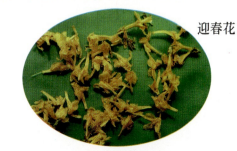

迎春花

21. 款冬花 Common Cdtsfoot Flower フキノトウ

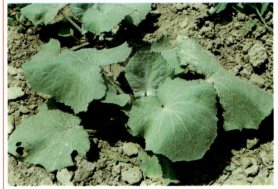

款冬 Tussilago farfara L.

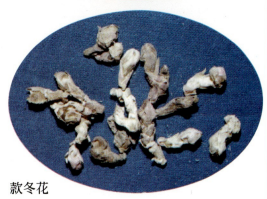

款冬花

本草纲目草部第十六卷　111

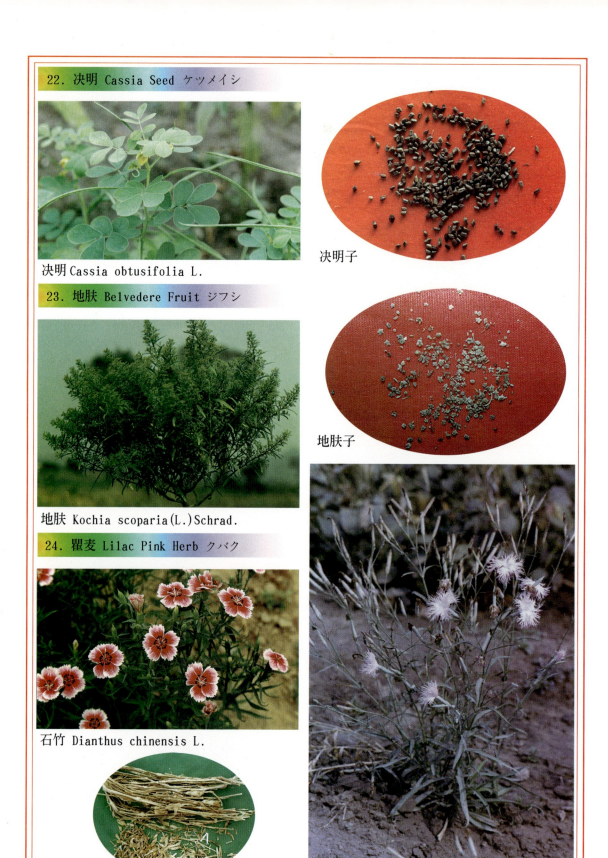

22. 决明 Cassia Seed ケツメイシ
决明 Cassia obtusifolia L.
决明子

23. 地肤 Belvedere Fruit ジフシ
地肤 Kochia scoparia(L.)Schrad.
地肤子

24. 瞿麦 Lilac Pink Herb クバク
石竹 Dianthus chinensis L.
瞿麦、瞿麦咀
瞿麦 Dianthus superbus L.

25. 王不留行 Cowherb Seed オウフルギョウ

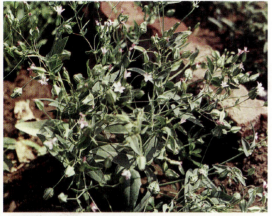

麦蓝菜 Vaccaria segetalis (Neck.) Garcke

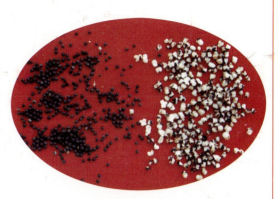

王不留行、炒王不留行

26. 金盏菊 キンセンギク

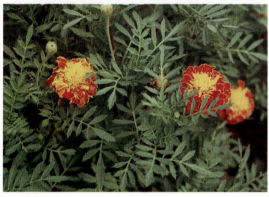

金盏菊 Calendula officenalis L.

金盏菊全草

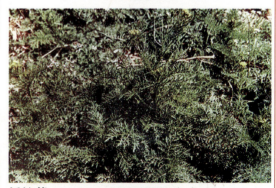

27. 葶苈 Pepperweed Seed テイレキシ

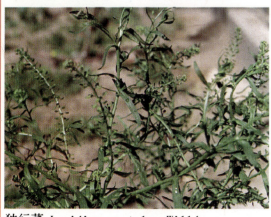

独行菜 Lepidium apetalum Willd.

播娘蒿 Descurainia sophia (L.) Webb ex

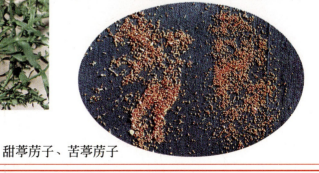

甜葶苈子、苦葶苈子

28. 车前 Plantain Seed シャゼンシ

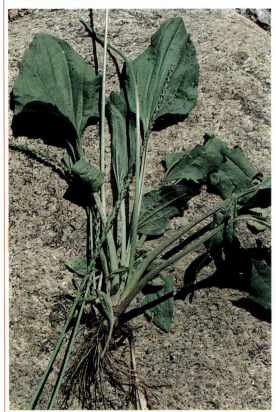

车前 Plantago asiatica L.

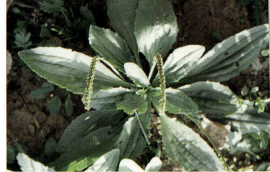

平车前 Plantago depressa Willd.

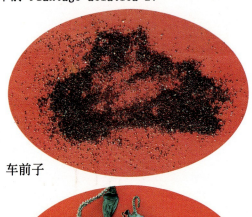

车前子

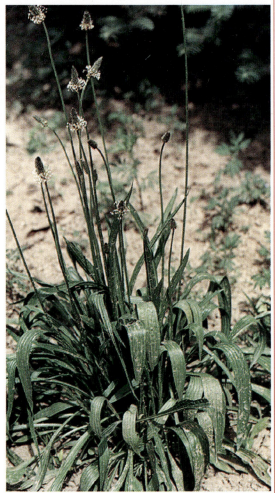

条叶车前 Plantago lessingii Fisch.et Mey.

车前草

29. 狗舌草 サワオグルマ

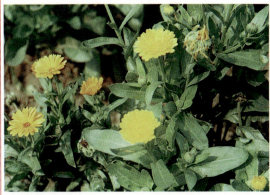
狗舌草 Senecio kirilowii Turcz.

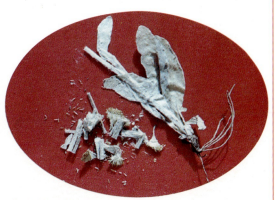
狗舌草全草

30. 马鞭草 European Verbena Herb バベンソウ

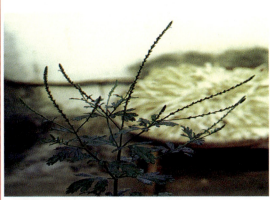
马鞭草 Verbbena officinalis L.

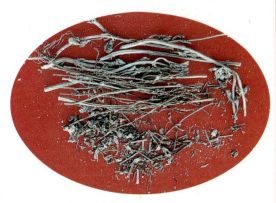
马鞭草、马鞭草咀

31. 蛇含 Klein Cinquefoil Herb オヘビイチゴ

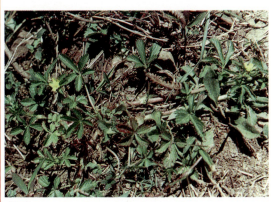
蛇含 Potentilla kleiniana Wight et Arn.

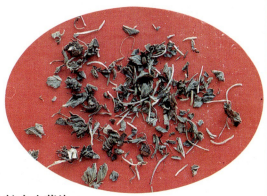
蛇含全草片

32. 女青 Skandinavia Paederia Herb ジョセイ

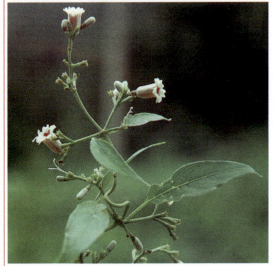

鸡屎藤 Paederia scandens (lour.) Merr.

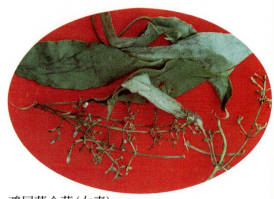

鸡屎藤全草(女青)

33. 鼠尾草 サルビア

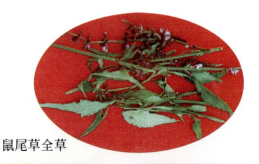

鼠尾草全草

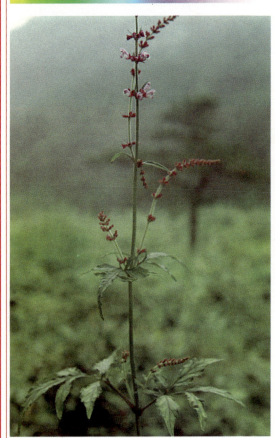

鼠尾草 Salvia japonica Thunb.

34. 狼把草 タウコギ

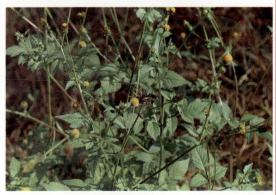

狼把草 Bidens tripartita L.

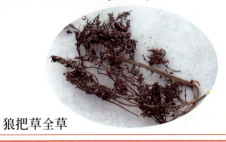

狼把草全草

35. 狗尾草 Green Bristlegrass エノコログサ

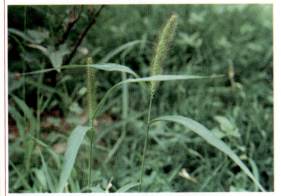

狗尾草 Setaria viridis (L.) Beauv.

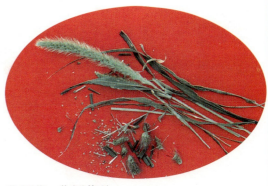

狗尾草、狗尾草咀

36. 鳢肠 Yetbadetajo Herb ボクカンレン

旱莲草、旱莲草咀

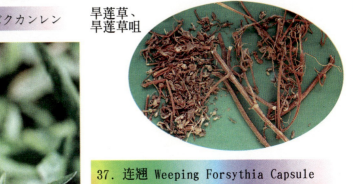

37. 连翘 Weeping Forsythia Capsule レンギョウ

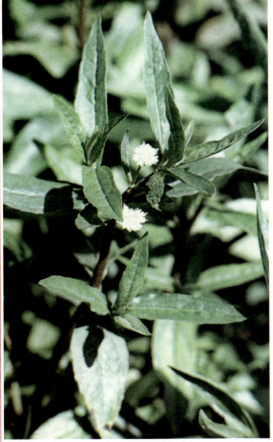

鳢肠 Eclipta prostrasta L.

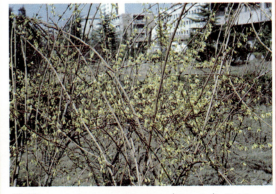

连翘 Forsythia suspensa (Thunb.) Vahl

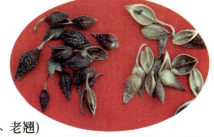

连翘(青翘、老翘)

38. 陆英(蒴藋) Chinese Elder Herb タズノキ

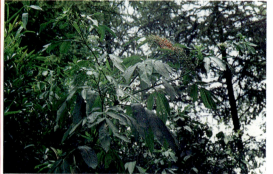
陆英 Sambucus chinensis Lindl.

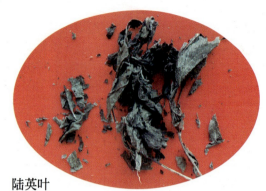
陆英叶

39. 蓝 Indigo アイ

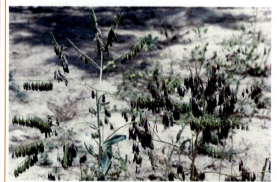
菘蓝 Isatis indigotica Fort.

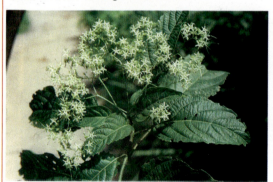
路边青 Clerodendron cyrtophyllum Turcz.

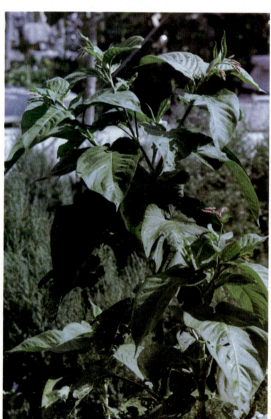
蓼蓝 Polygonum tinctorium Ait.

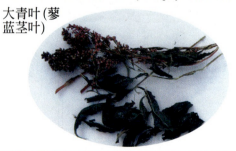
大青叶(蓼蓝茎叶)

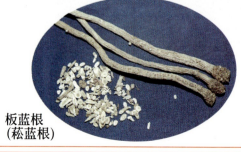
板蓝根(菘蓝根)

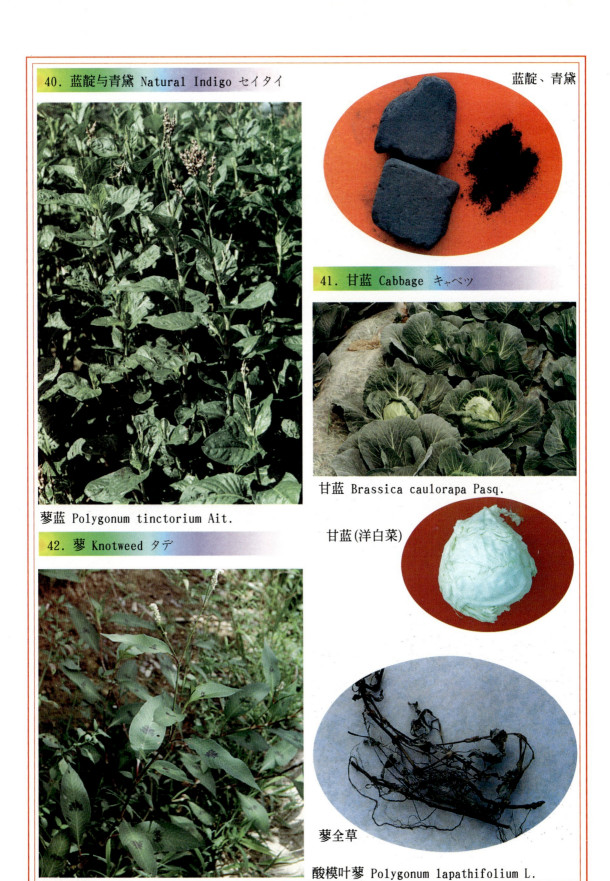

40. 蓝靛与青黛 Natural Indigo セイタイ　　　蓝靛、青黛

蓼蓝 Polygonum tinctorium Ait.

41. 甘蓝 Cabbage キャベツ

甘蓝 Brassica caulorapa Pasq.

甘蓝(洋白菜)

42. 蓼 Knotweed タデ

蓼全草

酸模叶蓼 Polygonum lapathifolium L.

43. 水蓼 Water Pepper ミズタデ

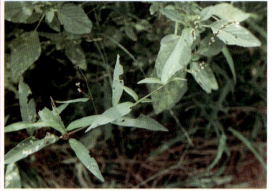

水蓼 Polygonum hydropiper L.

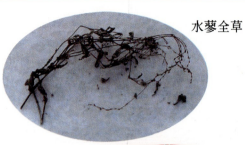
水蓼全草

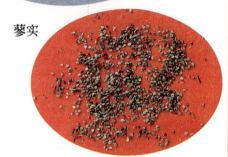
蓼实

44. 马蓼 イヌタデ

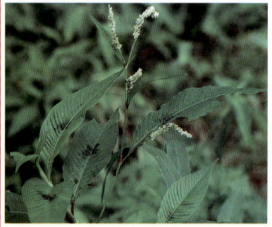

马蓼 Polygonum longisetum De Bruyn

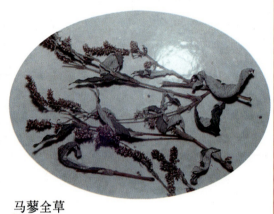
马蓼全草

45. 荭草 Prince's Feather オオケタデ

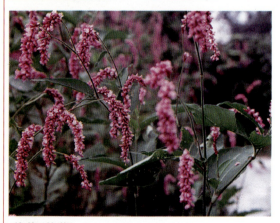

荭蓼(荭草) Polyonum orientale L.

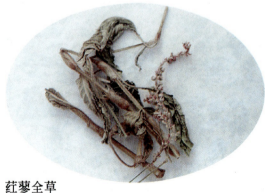
荭蓼全草

46. 火炭母草　カタンボソウ

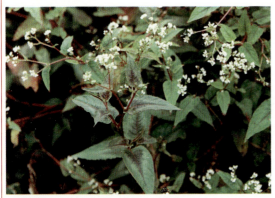

火炭母 Polygonum chinense L.

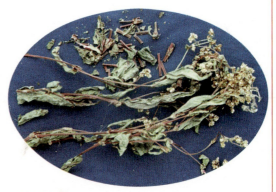

火炭母草

47. 海根　カイコン

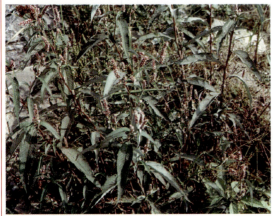

西伯利亚蓼 Polygonum sibiricum Laxm.

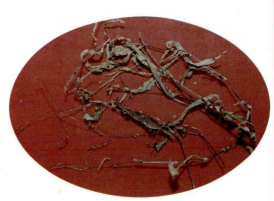

西伯利亚蓼全草

48. 毛蓼　ケタデ

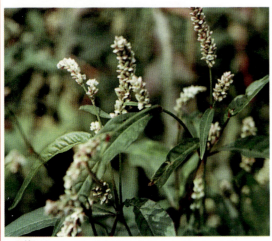

毛蓼 Polygonum barbatum L.

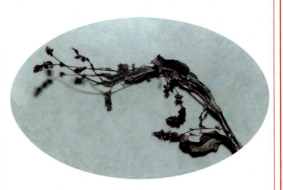

毛蓼全草

49. 三白草 Chinese Sauururi カタシログサ

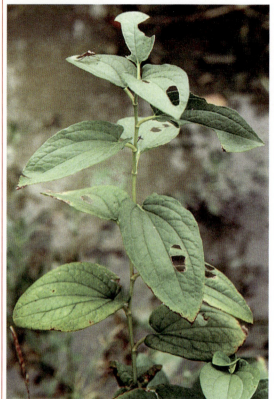

三白草 Saururus chinensis (Lour.) Baill.

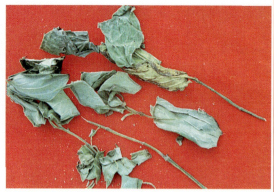

三白草全草

50. 虎杖 Giant Knotweed Rhizome コジョウ

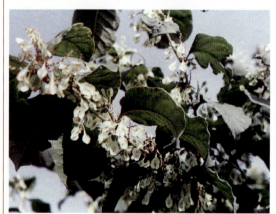

虎杖 Polygonum cuspidatum Sieb.et Zucc.

虎杖、虎杖片

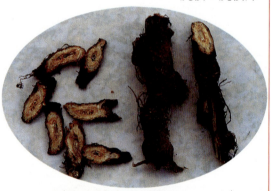

51. 莸 Bluebeard ヤマドリソウ

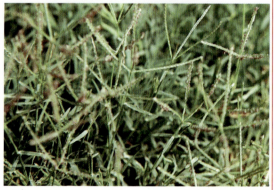

马唐 Digitaria sanguinalis (L.) Scop.

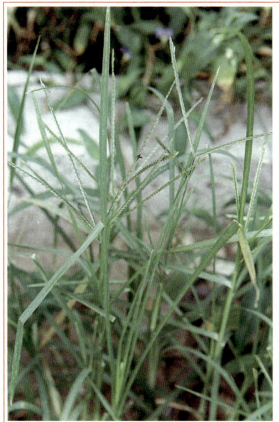

止血马唐 Digitaria ischaemum (Schreb.) Muhlenb.

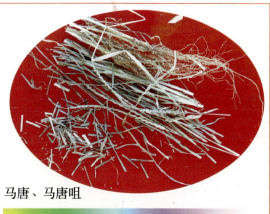

马唐、马唐咀

52. 扁蓄 Bridlike Polygonum Herb ヘンチク

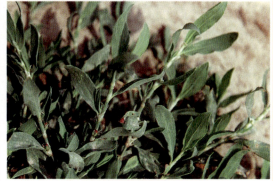

扁蓄 Polygonum aviculare L.

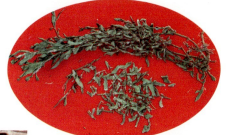

扁蓄、扁蓄咀

53. 荩草 Hispid Arthraxon Herb カリヤス

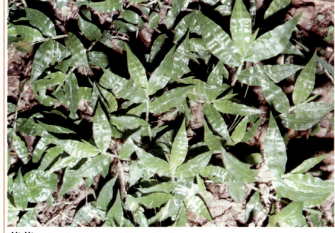

荩草 Arthraxon ciliaris Beauv.

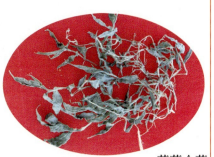

荩草全草

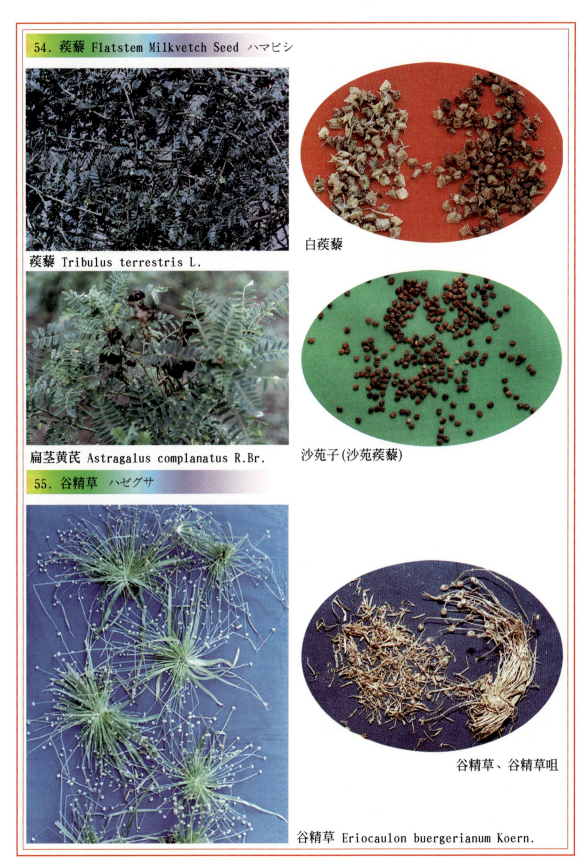

54. 蒺藜 Flatstem Milkvetch Seed ハマビシ

蒺藜 Tribulus terrestris L.

白蒺藜

扁茎黄芪 Astragalus complanatus R.Br.

沙苑子(沙苑蒺藜)

55. 谷精草 ハゼグサ

谷精草、谷精草咀

谷精草 Eriocaulon buergerianum Koern.

56. 海金沙 Japanese Lygodii Spore カニグサ

海金沙全草

海金沙 Lygodium japonicum (Thunb.) Sw.

海金沙(孢子)

57. 水杨梅 Throatroot ダイコンソウ

水杨梅 Geum japonicum Thunb.

水杨梅全草

58. 地蜈蚣草

过路黄全草(地蜈蚣草)

过路黄 Lysimachia christinae Hance

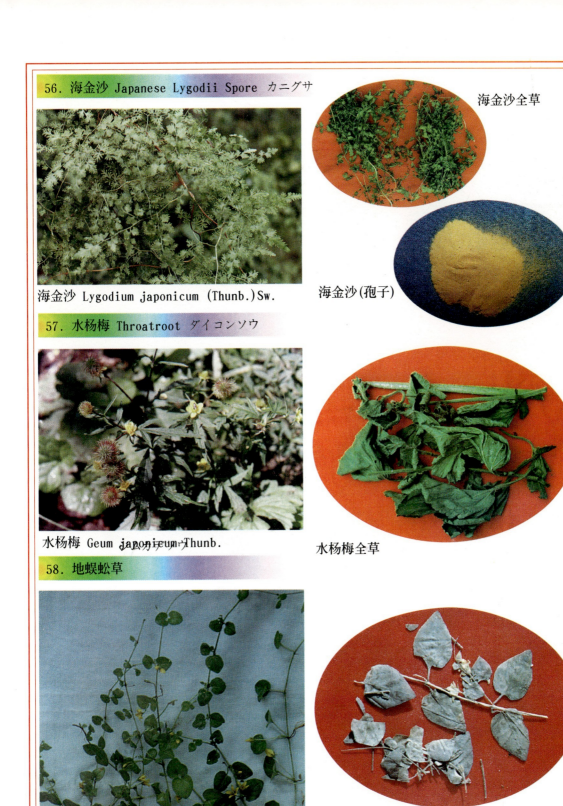

59. 半边莲 Chinese Lobelia Herb ハンベンレン

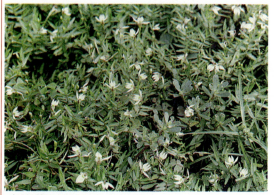

半边莲 Lobelia chinensis Lour.

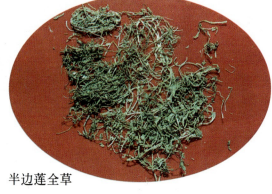

半边莲全草

60. 紫花地丁 Chinese Violet スミレ

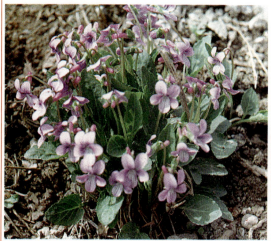

紫花地丁 Viola yedoensis Makino

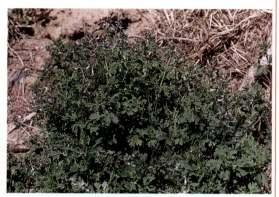

紫堇 Corydalis bungeana Turcz.

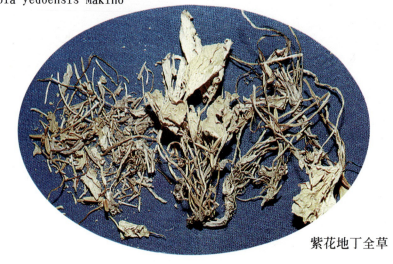

紫花地丁全草

61. 鬼针草 Beggar's-ticks センダングサ

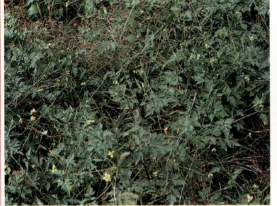
鬼针草 Bidens pilosa L.

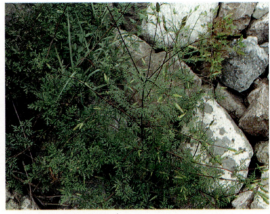
小花鬼针草 Bidens parviflora Willd.

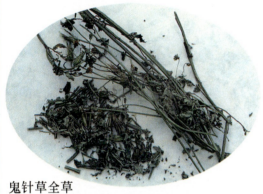
鬼针草全草

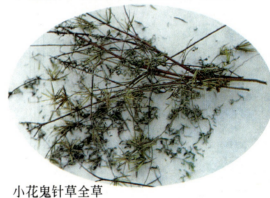
小花鬼针草全草

62. 地杨梅 Goodfriday Grass

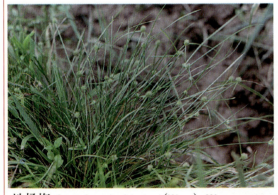
地杨梅 Luzula capitata (Miq.) Miq.

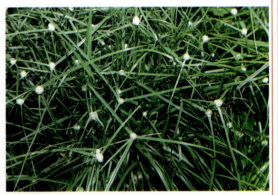
水蜈蚣 Kyllinga brevifolia Rottb.

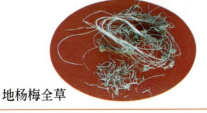
地杨梅全草

63. 鼠曲草 ハハコグサ

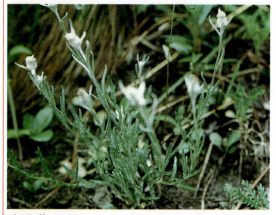

鼠曲草 Gnaphalium offine D. Don

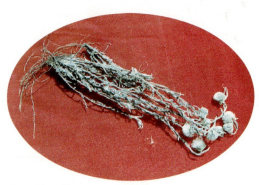

鼠曲草全草

64. 见肿消 ケンシュショウ

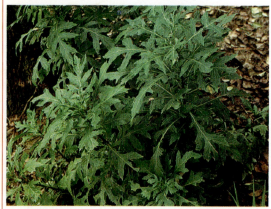

三七草 Gynura segetum (Lour.) Merr.

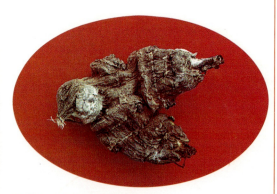

见肿消(三七草块茎)

以下药物未配彩图：
水英、蚕网草、蛇网草、独用将军、攀倒甑、水甘草

本草纲目草部第十七卷

1. 大黄 Rhubarb ダイオウ

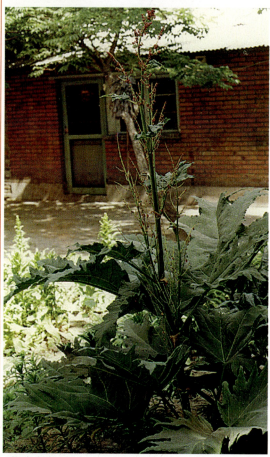

掌叶大黄 Rheum palmatum L.

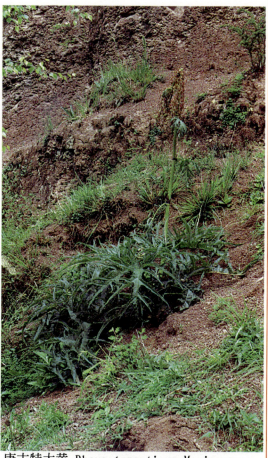

唐古特大黄 Rheum tanguticum Maxin.ex Balf.

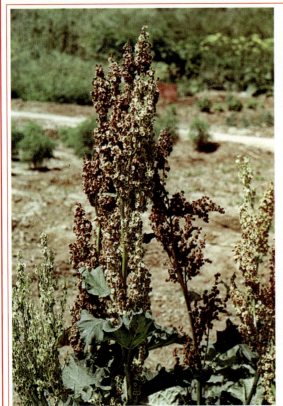
药用大黄 Rheum officinale Baill.

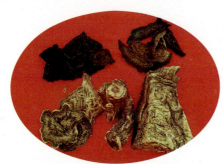
大黄、大黄片、大黄炭

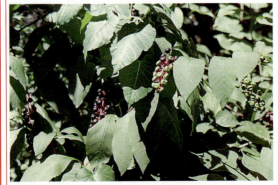
美洲商陆 Phytolacca americana L.

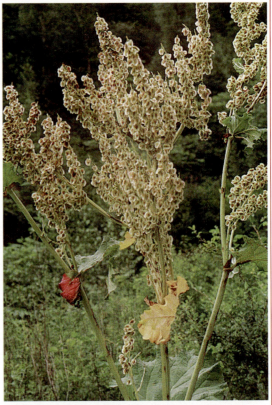
河北大黄(华北大黄) Rheum franzenbachii Munt.

2. 商陆 Pokeberry Root ショウリク

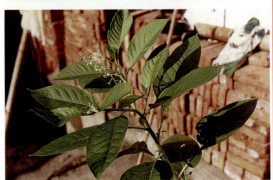
商陆 Phytolacca acinosa Roxb.

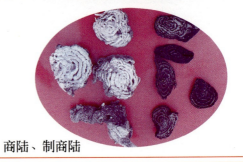
商陆、制商陆

3. 狼毒 Bractletless Euphorbia Root ロウドク

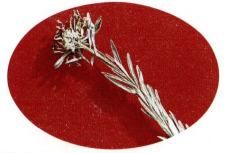

瑞香狼毒 Stellera chamaejasme L.

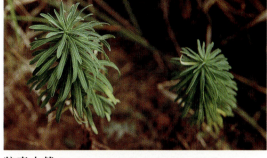

狼毒大戟 Euphorbia fischeriana Steud.

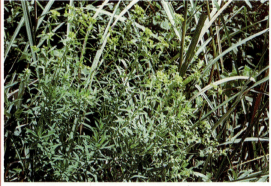

月腺大戟 Euphorbia ebracteolata Hayata

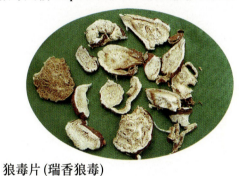

狼毒片(瑞香狼毒)

4. 大戟 Peking Euphorbia Root タカトウダイ

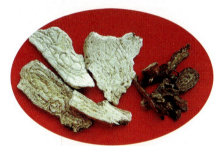

狼毒片(狼毒大戟与月腺大戟)

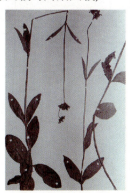

红芽大戟 Knoxia valerianoides Thorel et Pitard

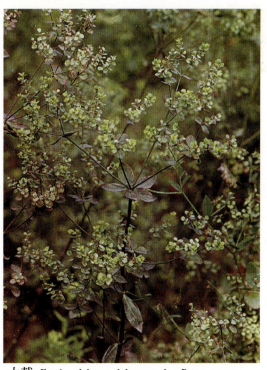

大戟 Euphorbia pekinnensis Rupr.

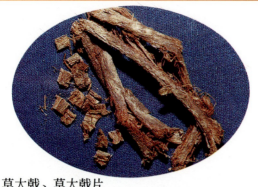

草大戟、草大戟片

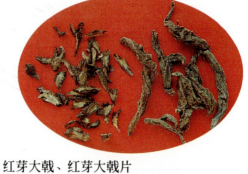

红芽大戟、红芽大戟片

5. 泽漆 Sun Euphorbia Herb トウダイソウ

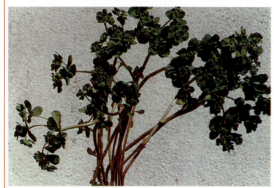

泽漆 Euphorbia helioscopia L.

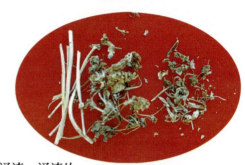

泽漆、泽漆片

6. 甘遂 Kansui Root カンズイ

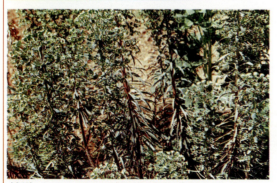

甘遂 Euphorbia kansui T.N.Liou ex

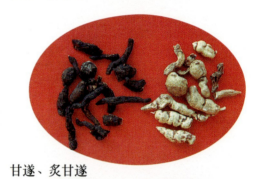

甘遂、炙甘遂

7. 续随子 Caper Euphorbia Seed ホルトソウ

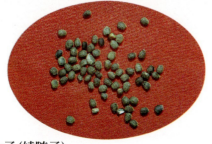

千金子(续随子)

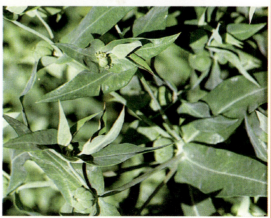

续随子 Euphorbia lathyris L.

8. 莨菪 Henbane Seed ロウトウシ

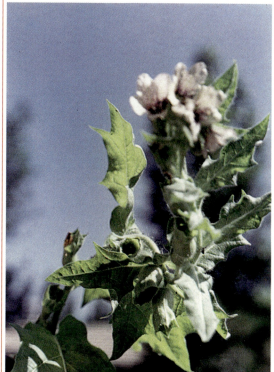

莨菪 Hyoscyamus niger L.

天仙子(莨菪子)

9. 云实 Mysorethorm Seed ジャケツイバラ

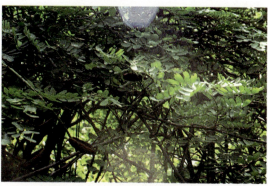

云实(果期) Caeselpinia sepiaraia Roxb.

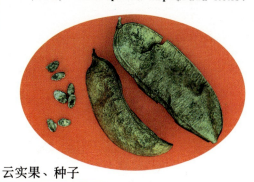

云实果、种子

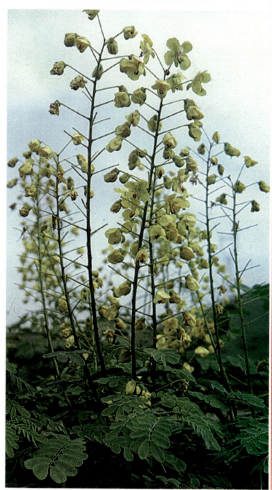

云实(花期) Caesalpinia sepiaria Roxb.

10. 蓖麻 Castor Bean ヒマシ

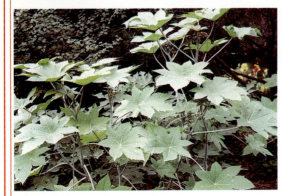

蓖麻子

蓖麻 Ricinus communis L.

11. 常山、蜀漆 Antifebrile Dichroa Root ジョウザン

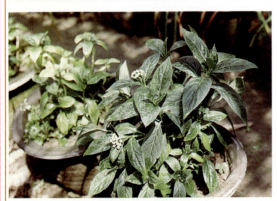

常山、常山片

常山 Dichroa febrifuga Lour.

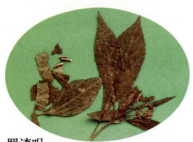

蜀漆、蜀漆咀

12. 藜芦 False Hellebore Root シュロソウ

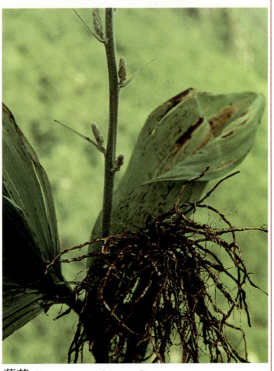

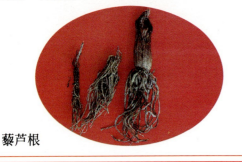

藜芦根

藜芦 Veratrum nigrum L.

13. 附子 Common Monkshood Daughter Root
トリカブト

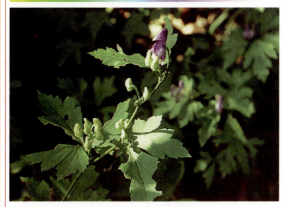

乌头 Aconitum carmichaeli Debx.

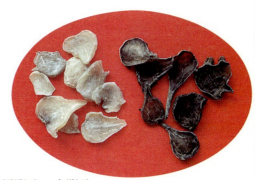

黑附片、白附片

14. 天雄、侧子、漏篮子 Kusnezoff Monkshood Root トリカブトノネ

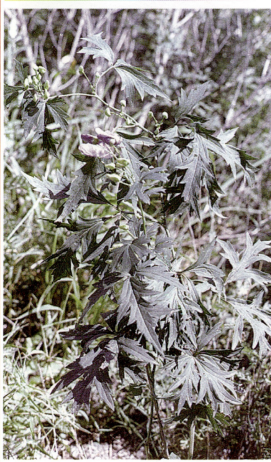

华北草乌头 Aconitum soongaricum Stpf.var.augustus W.T.Wang

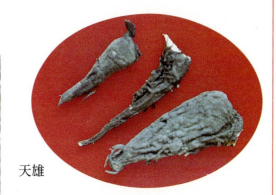

天雄

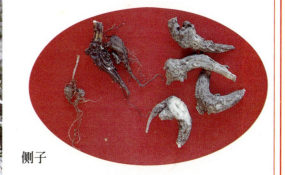

侧子

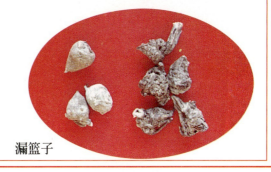

漏篮子

15. 乌头 Kusnezoff Monkshood Root ヤマトリカブト

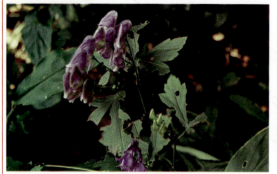

乌头 Aconitum carmichaeli Debx.

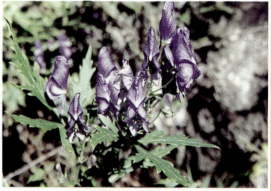

北乌头 Aconitum kusnezoffii Reichb.

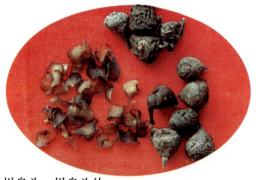

川乌头、川乌头片

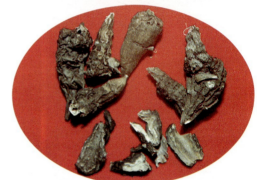

草乌头、草乌头片

16. 白附子 Typhonii Rhizome トンボソウ

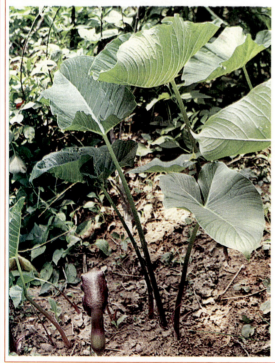

白附子、白附子片

独角莲 Typhonium giganteum Engl.

17. 虎掌、天南星 Jachinthepulpit Tuber テンナンショウ

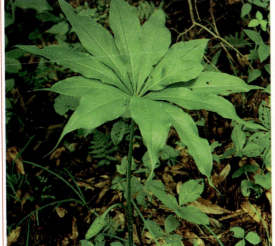

天南星 Arisaema consanguineum Schott

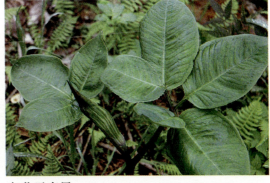

东北天南星 Arisaema amurense Maxim.

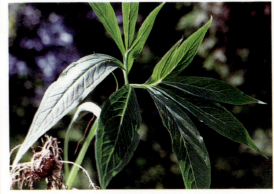

掌叶半夏 Pinellia pedatisecta Schott

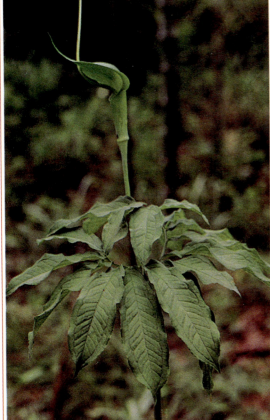

虎掌 Arisaema thunbergii Bl.

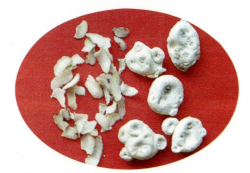

天南星、天南星片

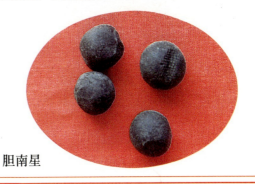

胆南星

本草纲目草部第十七卷　137

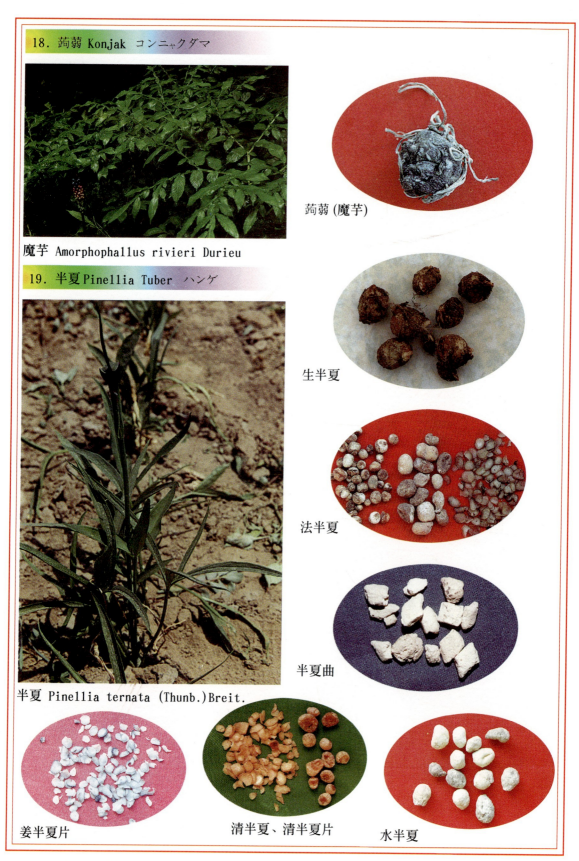

18. 蒟蒻 Konjak コンニャクダマ

蒟蒻(魔芋)

魔芋 Amorphophallus rivieri Durieu

19. 半夏 Pinellia Tuber ハンゲ

生半夏

法半夏

半夏曲

半夏 Pinellia ternata (Thunb.)Breit.

姜半夏片　　　清半夏、清半夏片　　水半夏

20. 蚤休 Paris Rhizome ソウキュウ

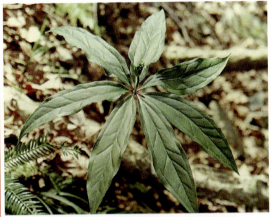

七叶一枝花 Paris polyphylla Smith var. chinensis (Franch.) Hara

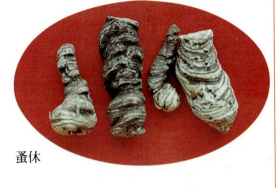

蚤休

21. 鬼臼 Common Dysosma Rhizome ハツカクレン

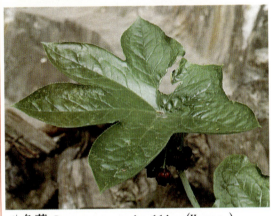

八角莲 Dysosma versipellis (Hance.)

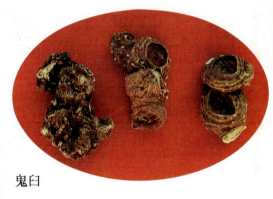

鬼臼

22. 射干 Blackberrylily Rhizome シャカン

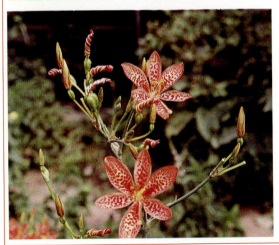

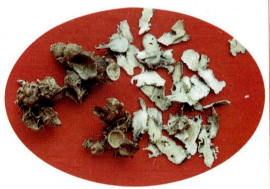

射干、射干片

射干 Belamcanda chinensis (L.) DC.

23. 鸢尾 Roof Iris Rhizome イチハツ

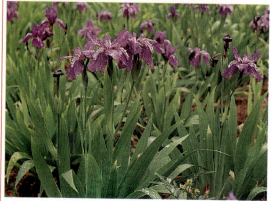
鸢尾 Iris tectorum Maxim.

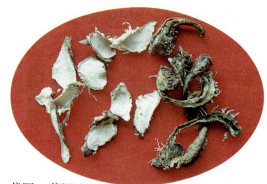
鸢尾、鸢尾片

24. 玉簪 Fragrant Plantain Lily Flower オオバギボウシ

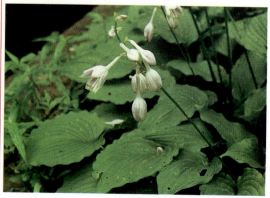
玉簪 Hosta plantaginea (Lam.) Aschers.

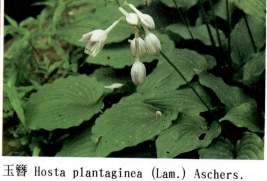
玉簪花、叶

25. 凤仙 Gardenb Balsam Seed ホウセンカ

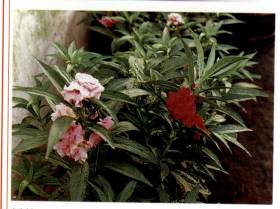
凤仙 Impatiens Balsamina L.

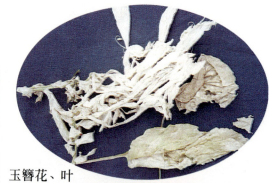
凤仙全草

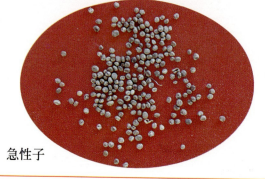
急性子

26. 蔓陀罗花 Datura Flouwer マンダラカ

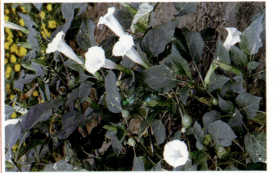
蔓陀罗 Datura stramonium L.

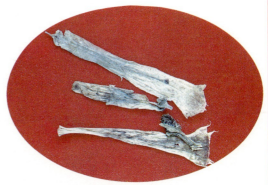
蔓陀罗花(洋金花)

27. 羊踯躅 Chinese Azalea Flower カニツツジ

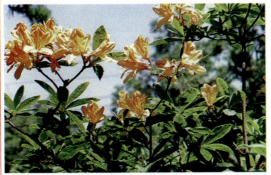
黄花杜鹃 Rhododendron luteum Sweet

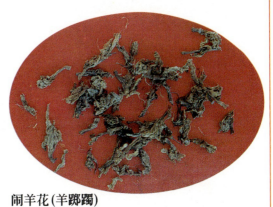
闹羊花(羊踯躅)

28. 芫花 Lilac Daphne Flower Bud ゲンカ

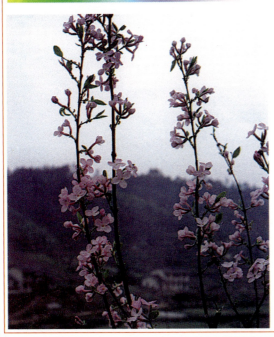

芫花

芫花 Daphne genkwa Sieb.et Zucc.

29. 芫花 Canescent Wikstroemia Flower ギョウカ

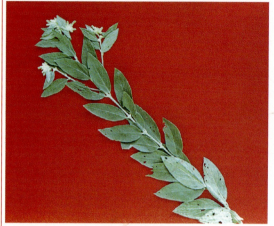

芫花 Wikstroemia canescens Meissn.

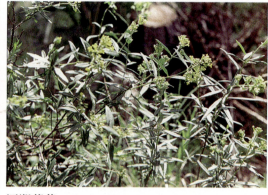

河朔芫花 Wikstroemia chamaedaphne Meissn.

30. 醉鱼草 Butterfly Bush フジウツギ

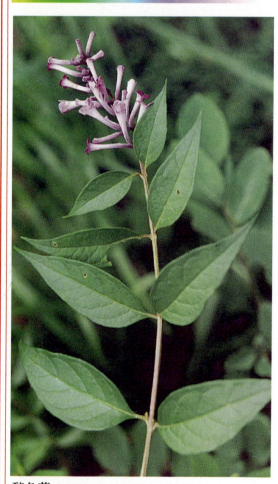

醉鱼草 Buddleja lindleyana Fort.

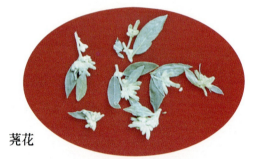

芫花

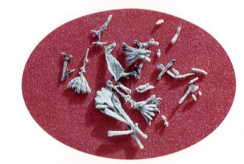

黄芫花（河朔芫花）

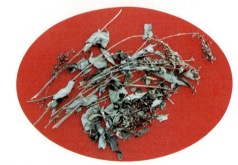

醉鱼草、醉鱼草咀

31. 莽草 Lanceleaf Anisetree Leaf シキミ

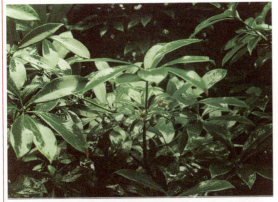

狭叶茴香 Illicium lanceolatum A.C.Smith

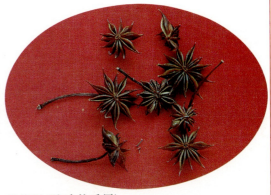

莽草果(狭叶茴香果)

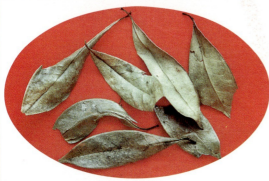

莽草叶(狭叶茴香叶)

32. 茵芋 Reeves Skimmia Leaf ミヤマシキミ

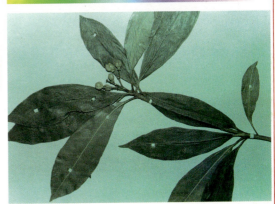

茵芋 Skimmia reevesiana Fortune

33. 石龙芮 Poisonous Buttercup Herb タガラシ

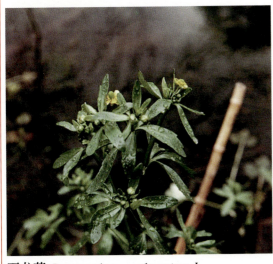

石龙芮 Ranunculus sceleratus L.

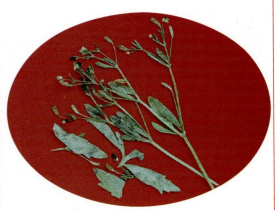

石龙芮全草

34. 毛茛 Tall Buttercup Root キツネノボタン

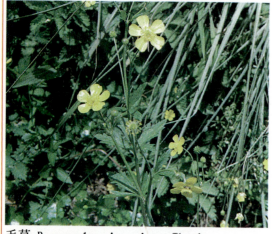

毛茛 Ranunculus japonicus Thunb.

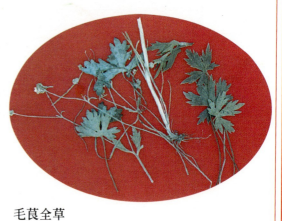

毛茛全草

35. 牛扁 Puberulent Mokshood Herb レイジンソウ

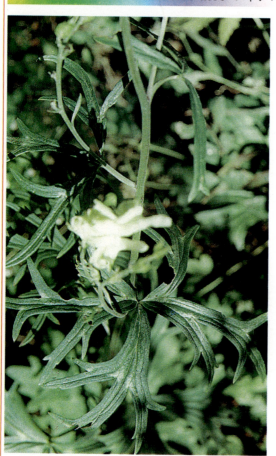

牛扁(黄花乌头) Aconitum barbatum Pers. var. puberulum Ledeb.

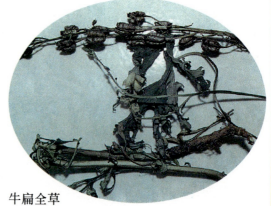

牛扁全草

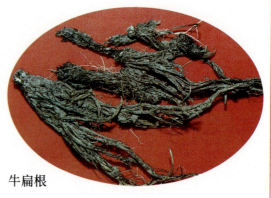

牛扁根

36. 荨麻 Nettle イラクサ

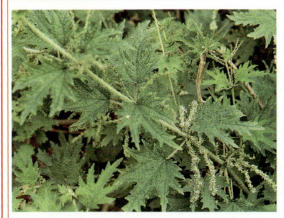

荨麻 Urtica thunbergiana Sieb.et Zucc.

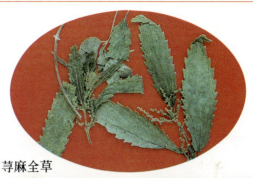

荨麻全草

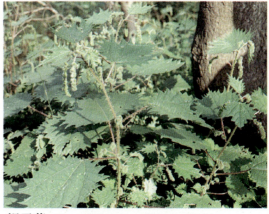

蝎子草 Girardinia cuspidata Wedd.

37. 海芋 Alocasia Odora マンシュウイモ

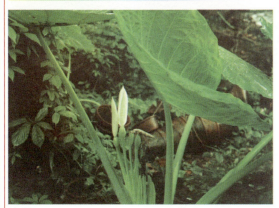

海芋 Alocasia macrorrhiza (L.) Schott

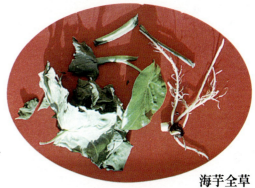

海芋全草

38. 钩吻 Graceful Jessamine Herb ツタウルシ

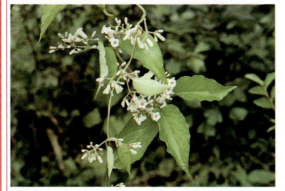

钩吻 Gelsemium elegans (Gardn.et Champ.) Benth.

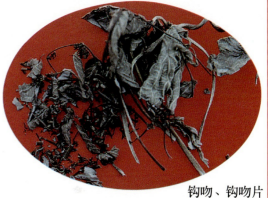

钩吻、钩吻片

本草纲目草部第十七卷　145

39. 博落回　ハクラクカイ

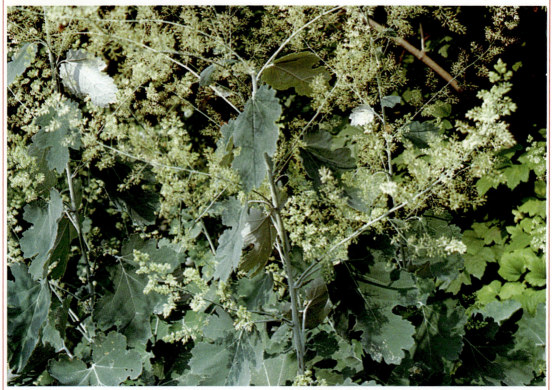

博落回 Macleaya cordata (Willd.)R.Br.

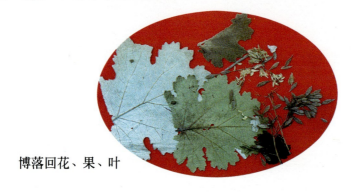

博落回花、果、叶

以下药物未配彩图：
防葵、狼牙、闾茹、木藜芦、由跋、坐拿草、格注草

本草纲目草部第十八卷

1. 菟丝子 Dodder Seed トシシ

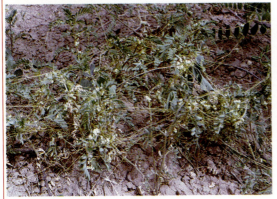

菟丝子 Cuscuta chinensis Lam.

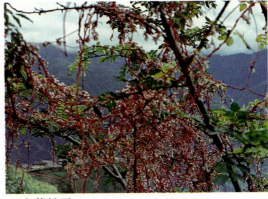

日本菟丝子 Cuscuta japonica Choisy

2. 五味子 Chinese Magnolcavine Fruit ゴミシ

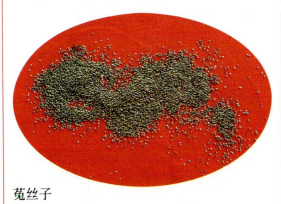

菟丝子

五味子 Schisandra chinensis (Turcz.)

本草纲目草部第十八卷　147

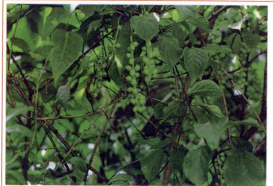

华中五味子 Schisandra sphenanthera Rehd.et Wils.

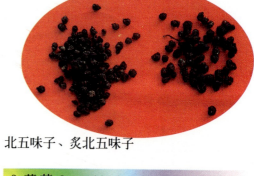

北五味子、炙北五味子

3. 蓬蘽 Greeywhitehair Raspberry Fruit
クサイチゴ

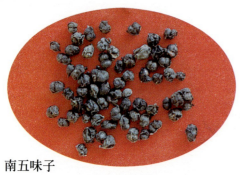

南五味子

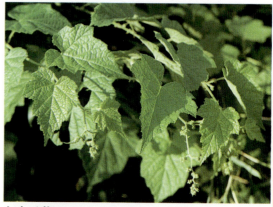

灰白毛莓 Rubus tephrodes Hance

4. 覆盆子 Palmleaf Raspberry Fruit
フクボンシ

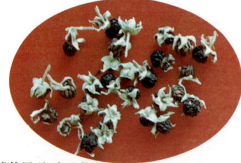

蓬蘽果(灰白毛莓果)

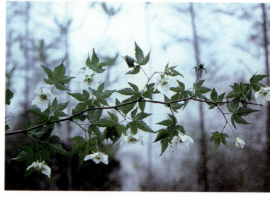

掌叶覆盆子 Rubus chingii Hu

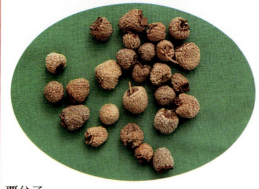

覆盆子

5. 悬钩子 Mayberry キイチゴ

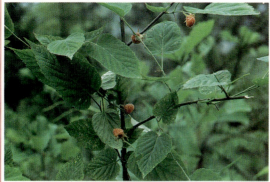
悬钩子 Rubus palmatus Thunb.

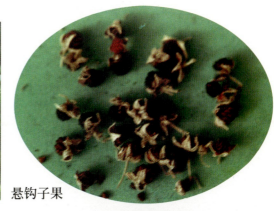
悬钩子果

6. 蛇莓 Indian Strawberry ヘビイチゴ

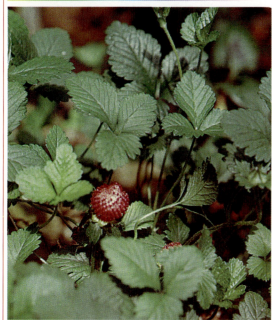
蛇莓 Duchesnea indica (Andr.) Forke

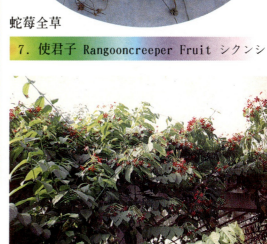
蛇莓全草

7. 使君子 Rangooncreeper Fruit シクンシ

使君子 Quisqualis indica L.

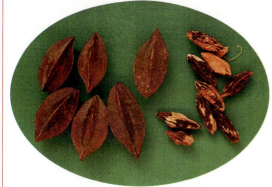
使君子、使君子仁

8. 木鳖子 Cochinchina Momordica Seed モクベッシ

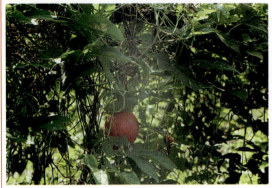

木鳖子(果期) Momordica cochinchinensis (Lour.) Spreng.

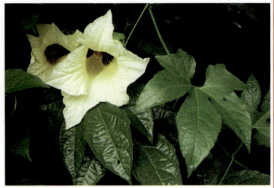

木鳖子(花期) Momordica cochinchinensis (Lour.) Spreng.

木鳖子

9. 番木鳖 Nux Vomica マチン

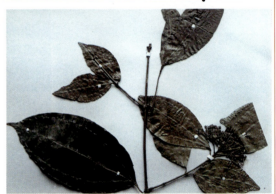

华马钱 Strychnos pieriana A.W.Hill.

马钱子、炙马钱子

10. 马兜铃 Putchmanspipe Fruit バトウレイ

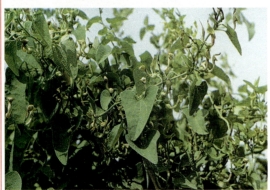

北马兜铃 Aristolochia contorta Bunge

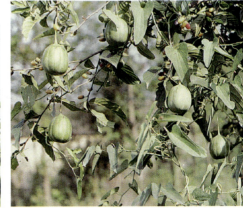

马兜铃 Aristolochia debilis Sieb.et Zucc.

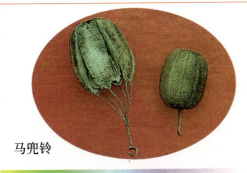
马兜铃

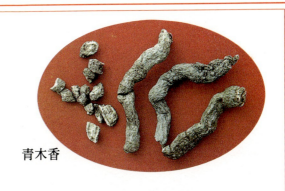
青木香

11. 预知子 Akebia Fruit ヨチシ

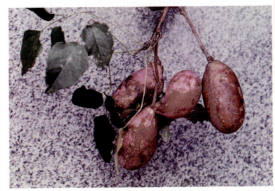

木通 Akebia quinata (Thunb.) Decne.

预知子(鲜果)

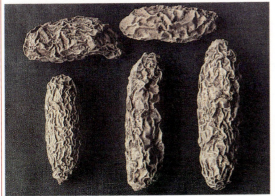
预知子(干果)

12. 牵牛子 Pharbitis Seed ケンゴシ

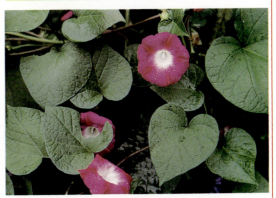
牵牛 Pharbitis purpurea (L.) Voight

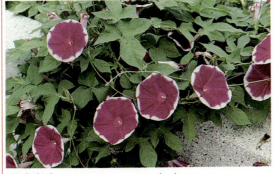
裂叶牵牛 Pharbitis nil (L.) Choisy.

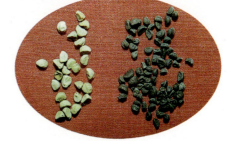
牵牛子(黑丑、白丑)

13. 旋花 Wild Convolvu Herb ヒルガオ

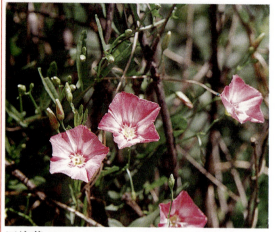
田旋花 Calystegia sepium (L.) R.Brown

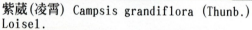
旋花全草

14. 紫葳(凌霄花) Chinese Trumpetcreeper Flower リョウショウカ

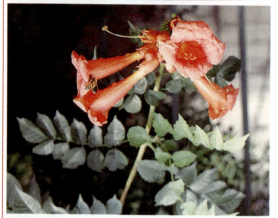
紫葳(凌霄) Campsis grandiflora (Thunb.) Loisel.

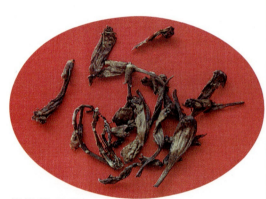
紫葳(凌霄花)

15. 营实、墙蘼 Japanese Rose Fruit ムバラノミ

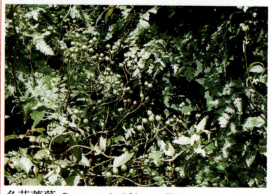
多花蔷薇 Rosa multiflora Thunb.

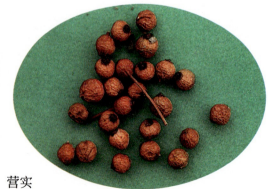
营实

16. 月季花 Chinese Rose バラノハナ

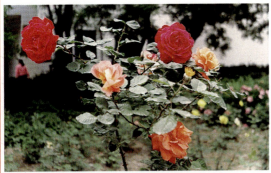

月季 Rosa chinensis Jucq.

月季花

17. 栝楼(天花粉) Trichosanthes Root カロ

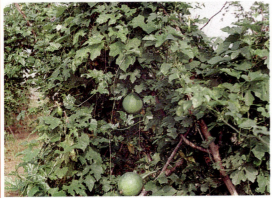

栝楼(果期) Trichosanthes kirilowii Maxim.

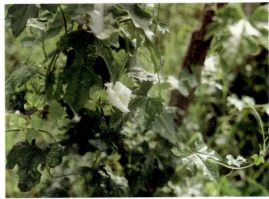

栝楼(花期、雄株) Trichosanthes kirilowii Maxim.

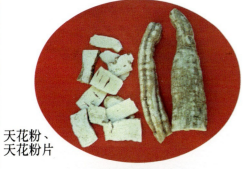

天花粉、天花粉片

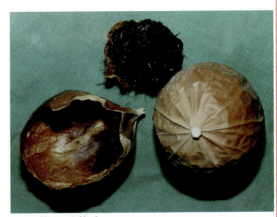

全瓜蒌、瓜蒌皮

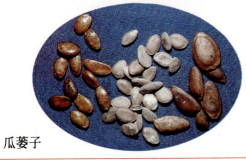

瓜蒌子

18. 王瓜 カラスウリ

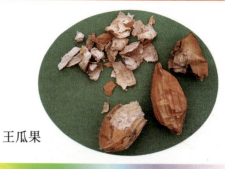
王瓜果

王瓜 Trichosanthes cucumeroides (Ser.) Maxim.

19. 葛 Lobed Kudzuvine Root カッコン

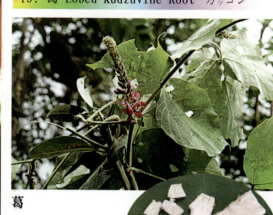
葛

粉葛根

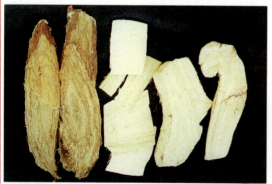
柴葛根

20. 天門冬 Cochinchinese Asparagus Root テンモンドウ

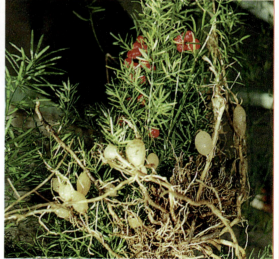
天門冬 Asparagus cochinchinensis (Lour.) Merr.

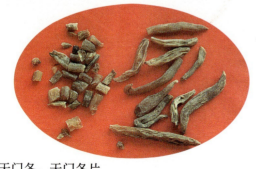
天門冬、天門冬片

21. 百部 Sessile Stemona Root ビャクブ

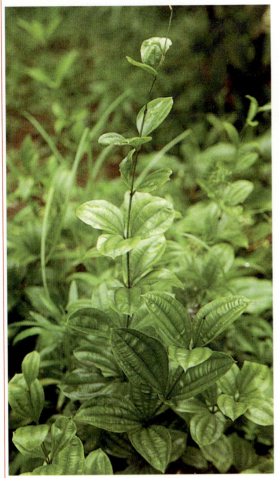

直立百部 Stemona sessilifolia (Miq.)

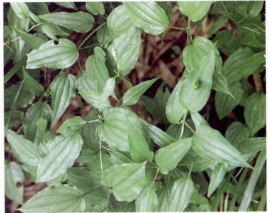

对叶百部 Stemona tuberosa Lour.

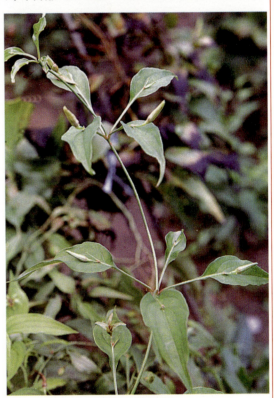

蔓生百部 Stemona japonica (Bl.) Miq.

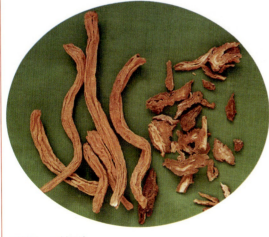

百部、百部片

22. 何首乌 Fleeceflower Root カシュウ

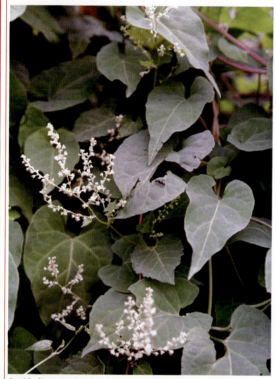

何首乌 Polygonum multiflorum Thunb.

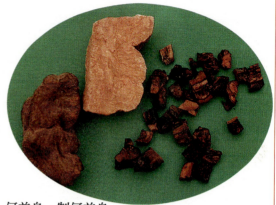

何首乌、制何首乌

23. 萆薢 Sevenlobed yam Rhizome トコロ

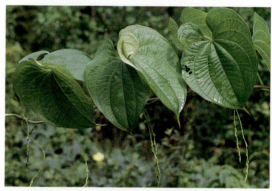

粉背薯蓣 Dioscorea hypoglauca Palibin

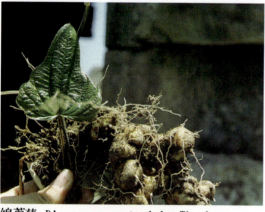

绵萆薢 Dioscorea septemloba Thunb.

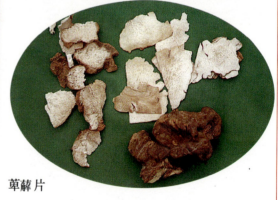

萆薢片

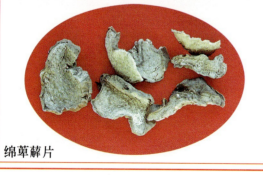

绵萆薢片

24. 菝葜 Chinaroot Greenbrier Rhizome
バッカツ

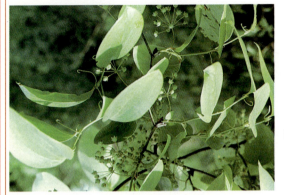
菝葜 Smilax china L.

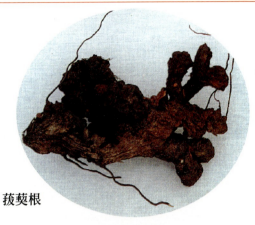
菝葜根

25. 土茯苓 Rhizoma Smilacis Glabrae
ドブクリョウ

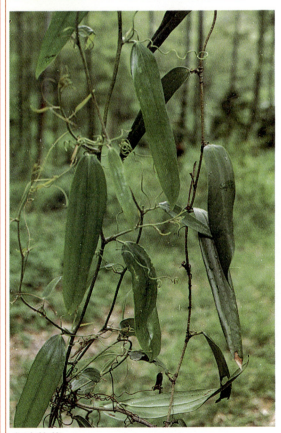
光叶菝葜 Smilax glabra Roxb.

土茯苓
土茯苓片

26. 白蔹 Ampelopsis Root ビャクレン

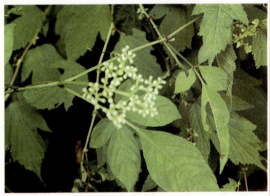
白蔹 Ampelopsis japonica (Thunb.) Makino

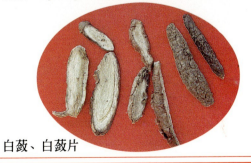
白蔹、白蔹片

本草纲目草部第十八卷　157

27. 女萎 Fargrant Solomonseal Rhizome ボタンヅル

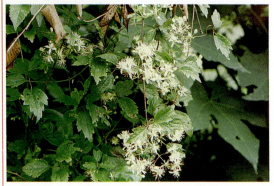

女萎 Turczaninowia fastigiata (Fisch.) DC.

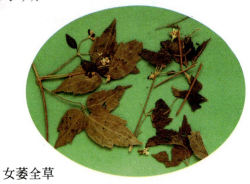

女萎全草

28. 千金藤 ハスノハカズラ

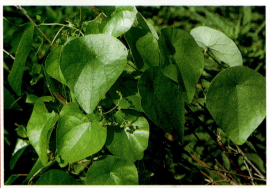

千金藤 Stephania japonica (Thunb.) Miers

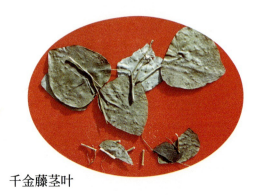

千金藤茎叶

29. 山豆根 Subprostrate Sophora Root イシャダオシ

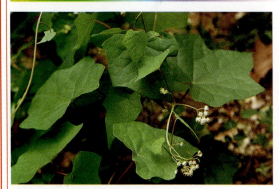

蝙蝠葛 Menispermum dauricum DC.

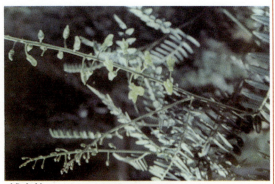

越南槐 Sophora tonkinensis Gapnep.

北豆根、北豆根片

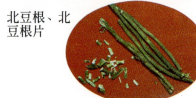

广豆根、广豆根片

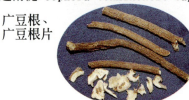

30. 黄药子 Air Potato オウヤクシ

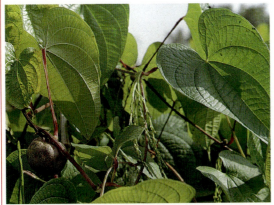

黄独 Dioscorea bulbifera L.

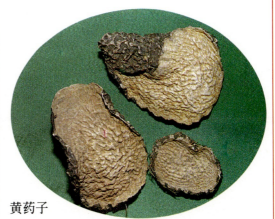

黄药子

31. 解毒子 ゲドクシ

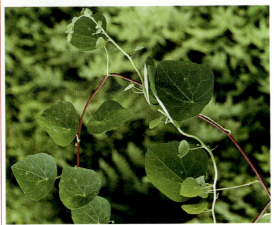

地不容 Stephania epigaea H.S.Lo

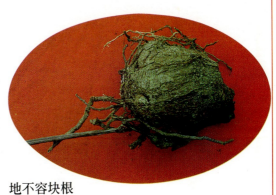

地不容块根

32. 白药子 ハクヤクシ

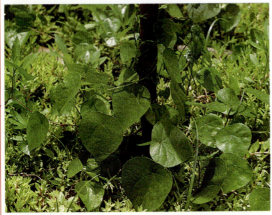

金线吊乌龟 Stephania cepharantha Hayata ex Yamamoto

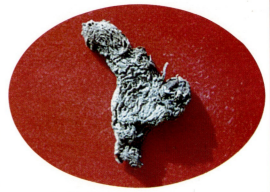

金线吊乌龟块根（白药子）

33. 威灵仙 Chinese Clematis Root イレイセン

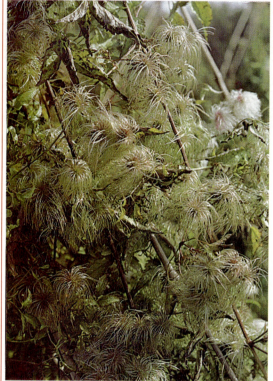

威灵仙 Clematis chinensis Osbeck

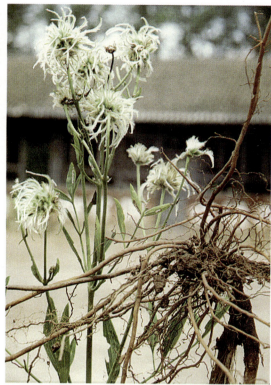

棉团铁线莲 Clematis hexapetala Pall.

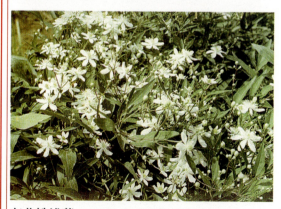

东北铁线莲 Clematis mandshurica Rupr.

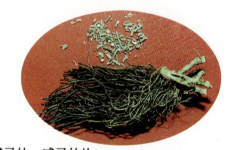

威灵仙、威灵仙片

34. 茜草 Inia Madder Root セイソウ

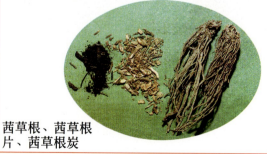

茜草根、茜草根片、茜草根炭

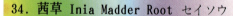

茜草 Rubia cordifolia L.

35. 防己 The Root of Fangji アオカヅラ

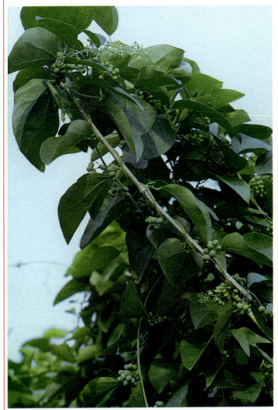

木防己 Cocculus trilobus (Thunb.) DC.

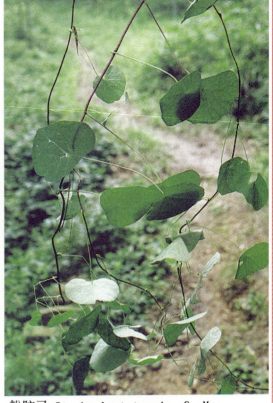

粉防己 Stephania tetrandra S. Moore

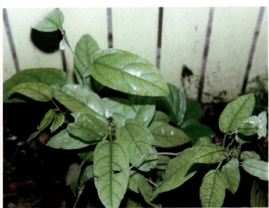

广防己 Aristolochia fangchi Y.C.Wu ex L.D.Chow et S.M.Hwang

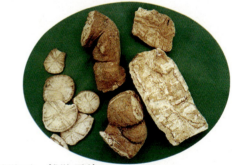

粉防己、粉防己片

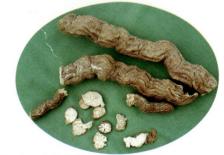

广防己、广防己片

36. 通草 Akebia Stem モクツウ

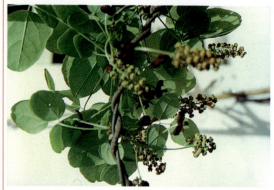

白木通 Akebia trifoliata(Thunb) Koidz.var.austrulis(Diels)Rehd.

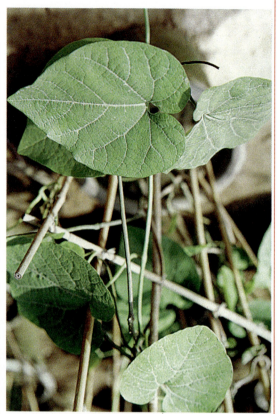

木通马兜铃 Aristolochia Manshuriensis Kom.

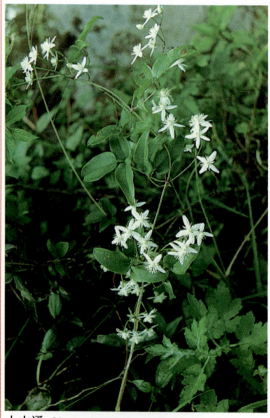

小木通 Clematis armandi Franch.

白木通片

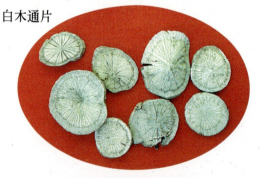

川木通、川木通片

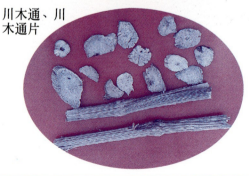

关木通、关木通片

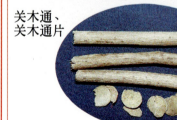

37. 通脱木(通草) Ricepaper Pith ツウダツボク

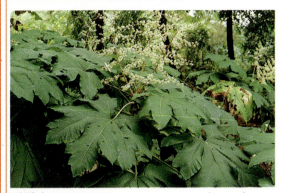

通脱木 Tetrapanax papyriferus (Hook.)K.Koch

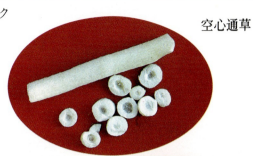

空心通草

梗通草、梗通草片

38. 钩藤 Gambir Vine コウトウ

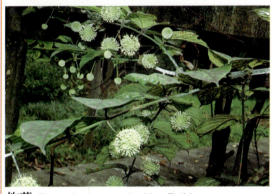

钩藤 Uncaria macrophylla Wall.

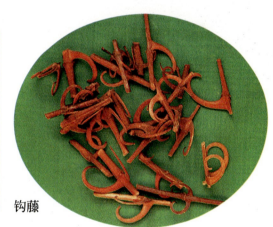

钩藤

39. 白兔藿

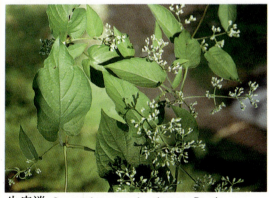

牛皮消 Cynanchum ouriculatum Royle ex Wight

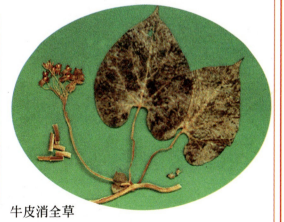

牛皮消全草

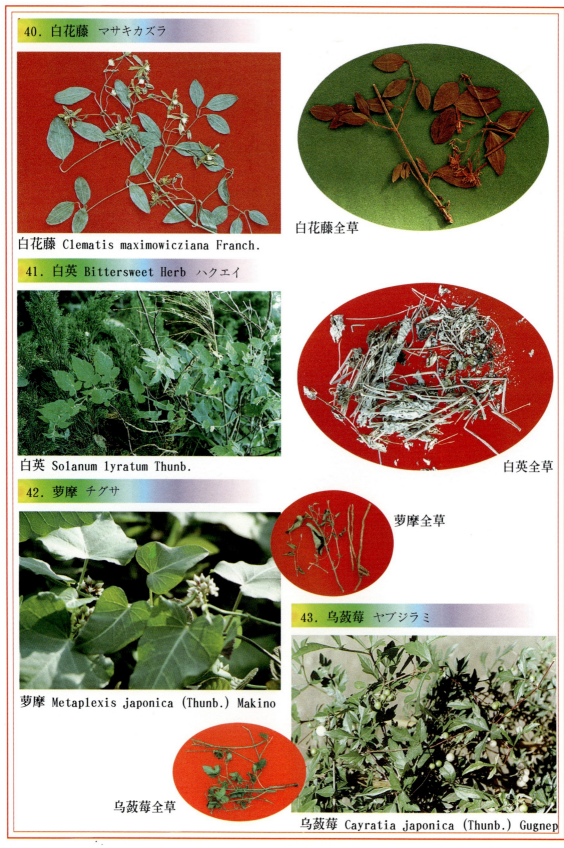

40. 白花藤　マサキカズラ

白花藤 Clematis maximowicziana Franch.

白花藤全草

41. 白英 Bittersweet Herb　ハクエイ

白英 Solanum lyratum Thunb.

白英全草

42. 蘿藦　チグサ

蘿藦全草

蘿藦 Metaplexis japonica (Thunb.) Makino

43. 乌蔹莓　ヤブジラミ

乌蔹莓全草

乌蔹莓 Cayratia japonica (Thunb.) Gugnep

44. 葎草 Scandent Hop リッソウ

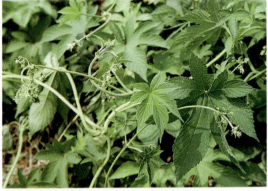
葎草 Humulus scandens (Lour.) Merr.

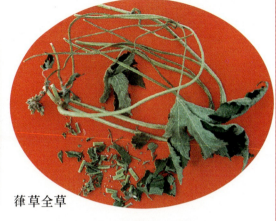
葎草全草

45. 络石 Chinese Starjasmine Stem ラクセキトウ

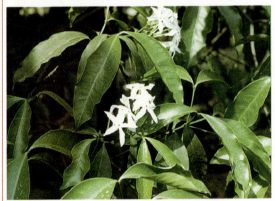
络石(花期) Trachelospermum jasminoides (Lindl.)Lem.

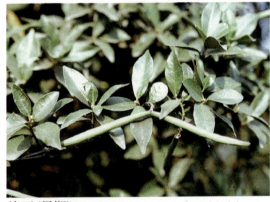
络石(果期) Trachelospermum jasminoides (Lindl.)Lem.

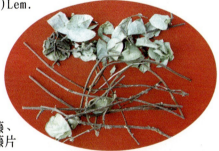
络石藤、络石藤片

46. 木莲 モクレン

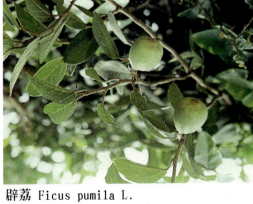
薜荔 Ficus pumila L.

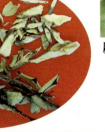
薜荔、薜荔片

47. 扶芳藤 Wintercreeper マサキカヅラ

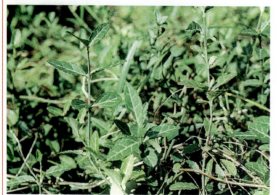
扶芳藤 Euonymus fortunei (Turcz.) Hand.-Mazz.

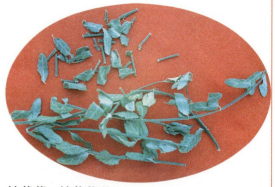
扶芳藤、扶芳藤咀

48. 常春藤 Ivy カベクサ

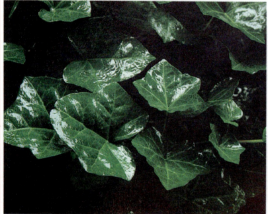
常春藤 Hedera nepalensis K.Koch var. sinensis (Tobl.)Rehd.

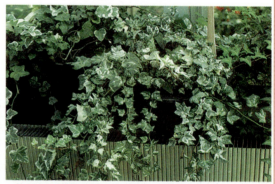
花叶常春藤 Hedera helix L.

49. 千岁藟

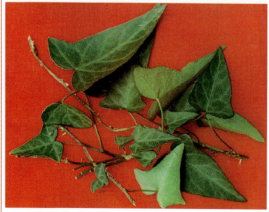
常春藤全草

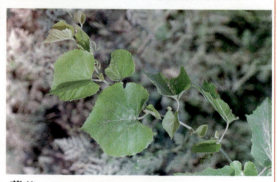
葛藟 Vitis flexuosa Thunb.

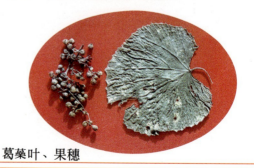
葛藟叶、果穗

50. 忍冬 Honeysuckle スイカヅラ

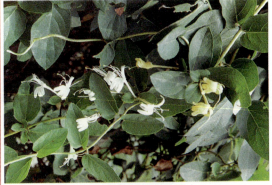

忍冬 Lonicera japonica Thunb.

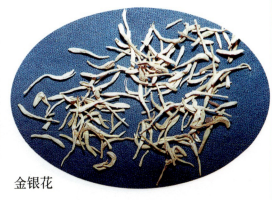

金银花

忍冬藤

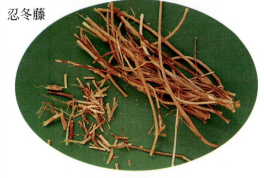

天仙藤(马兜铃茎藤)

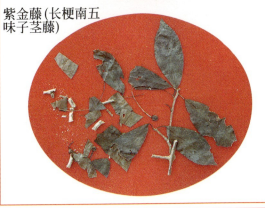

51. 天仙藤 Aristolochia Herb テンセントウ

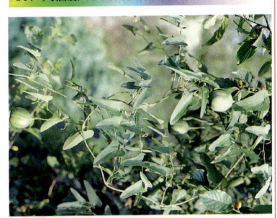

马兜铃 Aristolochia debilis Sieb.et Zucc.

52. 紫金藤 シキントウ

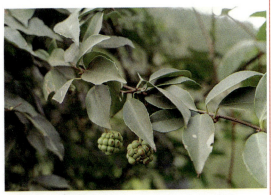

长梗南五味子 Kadsura longipedunculata Finet et Gagn.

紫金藤(长梗南五味子茎藤)

53. 南藤 Piper Wallichii ナントウ

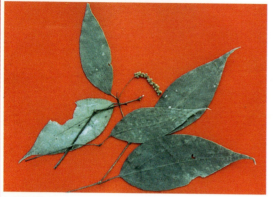
石南藤 Piper wallichii (Miq.) Hand.-Mazz.

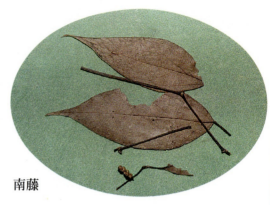
南藤

54. 清风藤 アオカズラ

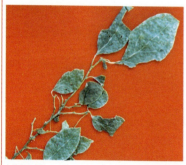
清风藤 Sabia japonica Maxim.

55. 百棱藤

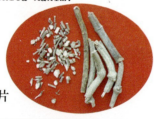
绵毛马兜铃 Aristolochia mollissima Hance

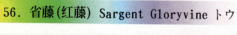
清风藤、清风藤片

百棱藤(寻骨风)

56. 省藤(红藤) Sargent Gloryvine トウ

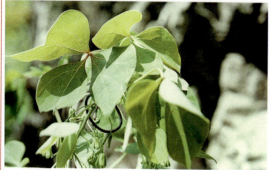
大血藤 Sargentodoxa cuneata (Oliv.) Rehd.et Wils.

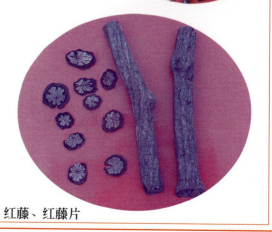
红藤、红藤片

57. 紫藤 Chinese Wisteria フジ

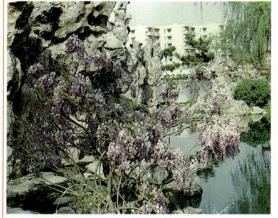

紫藤(花期) Wisteria sinensis Sweet

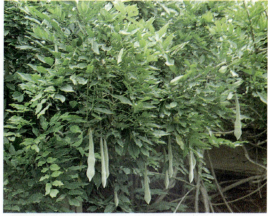

紫藤(果期) Wisteria sinensis Sweet

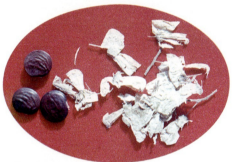

紫藤花、种子

58. 千里及 Climbing Groundsel センリキュウ

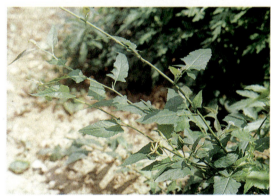

千里光 Senecio scandens Buch.-Ham.

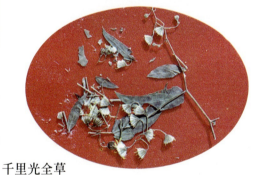

千里光全草

59. 榼藤子

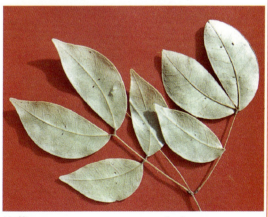

榼藤 Eutada phaseoloides (L.) Merr

以下药物未配彩图：
黄环、狼跋子、赭魁、鹅抱、伏鸡子根、九仙子、剪草、黄藤、赤地利、紫葛、甘藤、含水藤、落雁木、藤黄

本草纲目草部第十八卷 169

本草纲目草部第十九卷

1. 泽泻 Oriental Waterplantain Rhizome
タクシャ

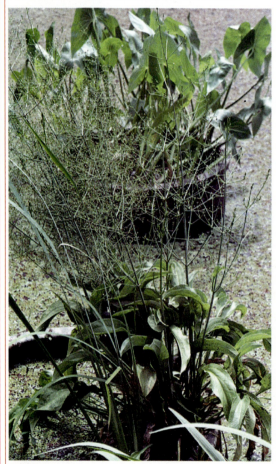

泽泻 Alisma orientalis (Sam.) Juzep.

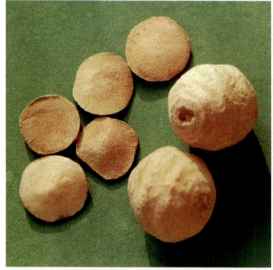

建泽泻、建泽泻片

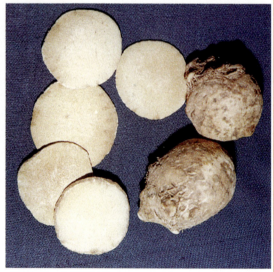

川泽泻、川泽泻片

2. 羊蹄 Japanese Dock Root シブクサ

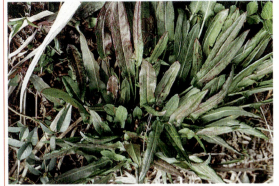

羊蹄 Rumex japonicus Houtt1

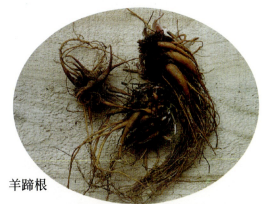

羊蹄根

3. 酸模 Garden Sorrel Root サンボ

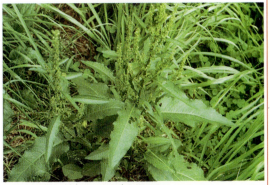

皱叶酸模 Rumex crispus L.

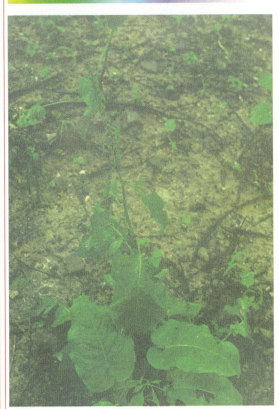

酸模 Rumex acetosa L.

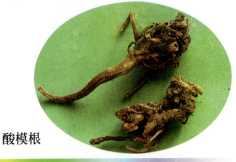

酸模根

4. 菖蒲 Grassleaf Sweetflag Rhizome ショウブ

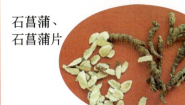

石菖蒲、石菖蒲片

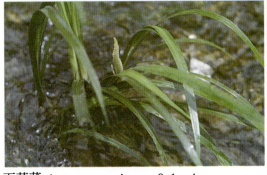

石菖蒲 Acorus gramineus Soland.

本草纲目草部第十九卷 171

5. 白菖 Calami Rhizome

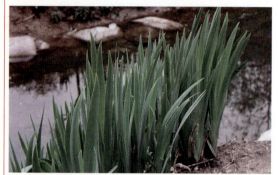

菖蒲 Acorus calamus L.

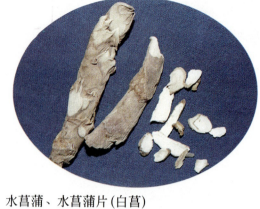

水菖蒲、水菖蒲片(白菖)

6. 香蒲、蒲黄 Cattail Pollen ガマ

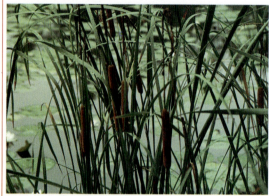

香蒲 Typha angustifolia L.

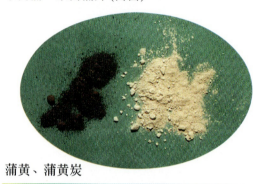

蒲黄、蒲黄炭

7. 菰 Wild Rice

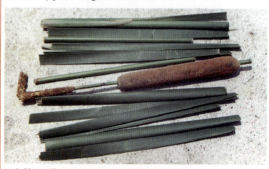

香蒲全草

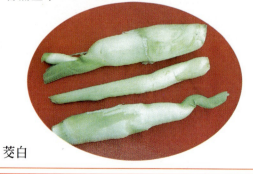

茭白

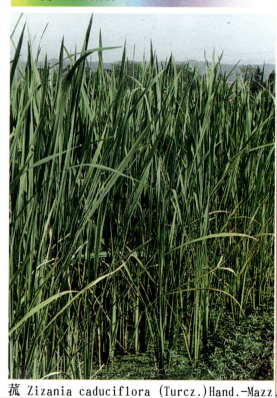

菰 Zizania caduciflora (Turcz.) Hand.-Mazz.

8. 苦草 Tape Grass クソウ

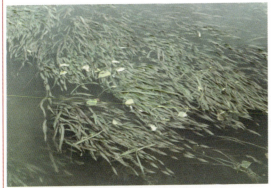

苦草 Vallisneria spiralis L.

苦草全草

9. 水萍 Duckweed Herb ウキソウ

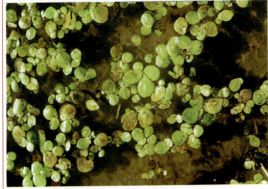

浮萍 Lemna minor L.

浮萍

10. 蘋 Clover Fern デンジソウ

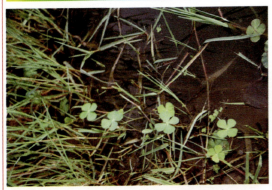

蘋 Marsilea quadrifolia L.

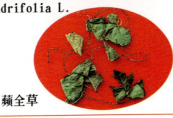

蘋全草

11. 萍蓬草 Spatterdick コウホネ

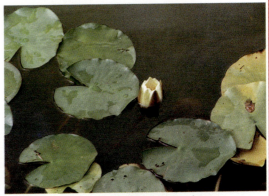

萍蓬草 Nuphar pumilum (Hoffm.) DC.

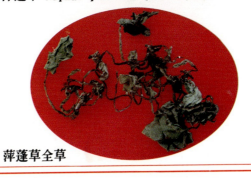

萍蓬草全草

本草纲目草部第十九卷 173

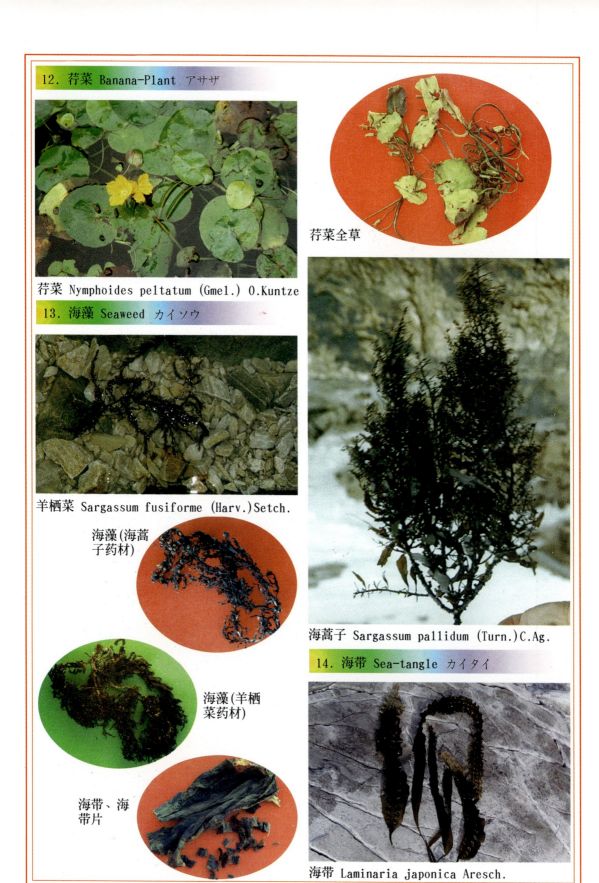

12. 荇菜 Banana-Plant アサザ

荇菜 Nymphoides peltatum (Gmel.) O.Kuntze

荇菜全草

13. 海藻 Seaweed カイソウ

羊栖菜 Sargassum fusiforme (Harv.)Setch.

海藻(海蒿子药材)

海藻(羊栖菜药材)

海带、海带片

海蒿子 Sargassum pallidum (Turn.)C.Ag.

14. 海带 Sea-tangle カイタイ

海带 Laminaria japonica Aresch.

15. 昆布 Sea-tent コンブ

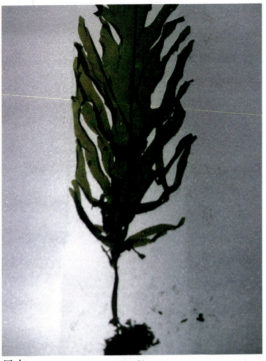

昆布 Ecklonia kurome Okam.

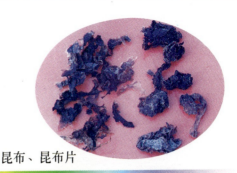

昆布、昆布片

16. 石帆 ウミウチワ

柳珊瑚 Gorgonia flabellum L.

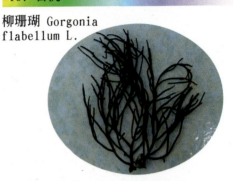

17. 水松 Chinese Cypress ミル

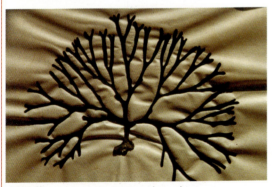

刺松藻 Codium fragile (Sur.) Hariot

18. 莼 ジュンサイ

莼 Brasenia schreberi J.F.Gmel.

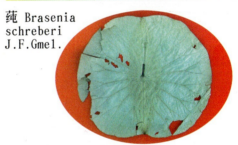

19. 蓣草

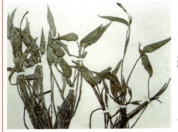

蓣草（少花鸭舌草）Monochoria vaginalis Presl var.pauciflora (Bl.)Merr.

20. 龙舌草 リュウゼツソウ

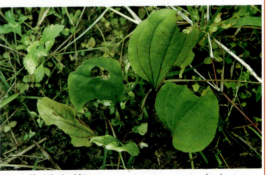

龙舌草(水车前) Ottelia alismoides(L.) Pers.

以下药物未配彩图：
水藻、海蕰、越王余算

本草纲目草部第二十卷

1. 石斛 Dendrobium Stem ヤキコク

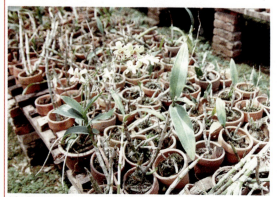

铁皮石斛 Dendrobium officnale Kimura et Migo

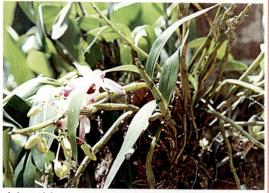

金钗石斛 Dendrobium nobile Lindl.

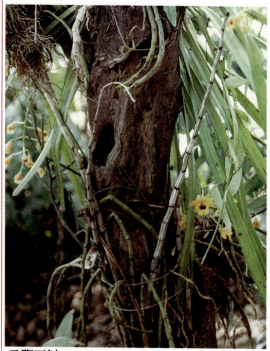

马鞭石斛 Dendrobium fimbriatum Hook.var.oculatum Hook.

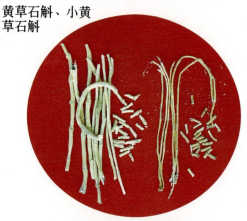

黄草石斛、小黄草石斛

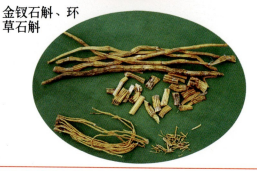

金钗石斛、环草石斛

2. 骨碎补 Fortune's Drynaria Rhizome コツサイホ

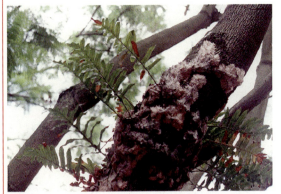
槲蕨 Drynaria fortunei (Kze.) J. Sm.

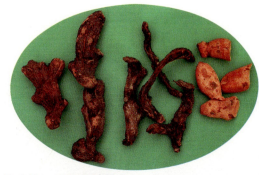
骨碎补、砂烫骨碎补

3. 石韦 Shearer's Felt Fernleaf セキイ

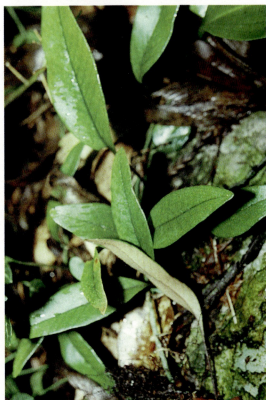
有柄石韦 Pyrrosia petiolosa (Christ) Ching

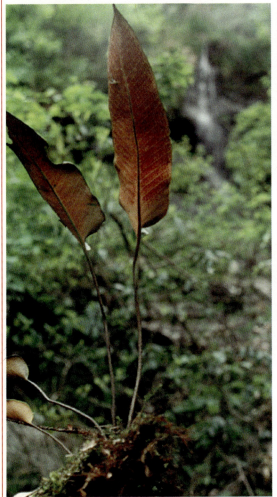
庐山石韦 Pyrrosia sheareri (Bak.) Ching

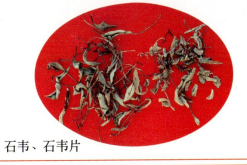
石韦、石韦片

4. 石长生 Phoenix-tail Fern Herb ハコネソウ

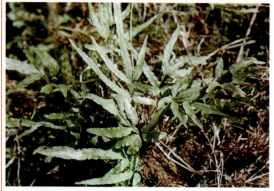

凤尾草 Pteris multifida Poir.

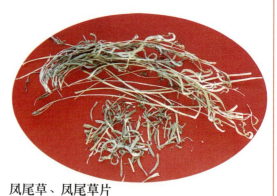

凤尾草、凤尾草片

5. 景天 Red-spotted Stonecrop ベンケイソウ

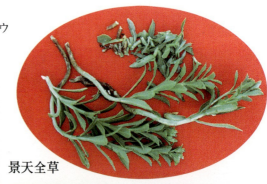

景天全草

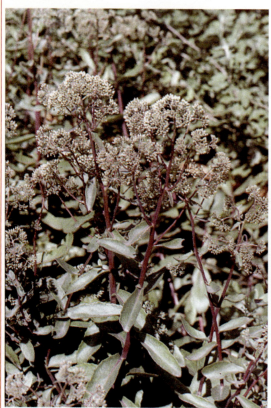

景天 Sedum erythrostictum Miq.

6. 佛甲草 タヌキマメ

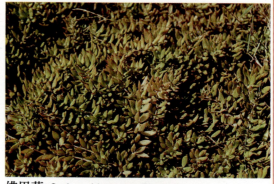

佛甲草 Sedum lineare Thunb.

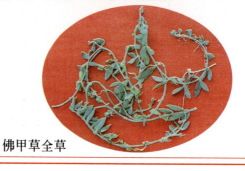

佛甲草全草

7. 虎耳草 Saxifrage コジソウ

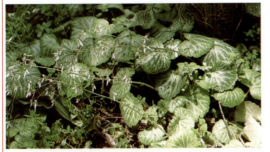

虎耳草 Saxifraga stoloniflera (L.) Meerb.

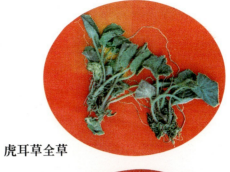

虎耳草全草

8. 石胡荽 ハナヒリグサ

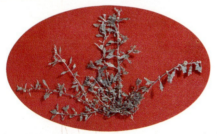

石胡荽(鹅不食草) Centipeda minima (L.) A.Braun et Aschers

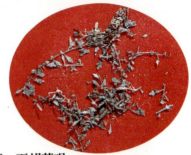

石胡荽、石胡荽咀

9. 螺厣草 Subcordatum

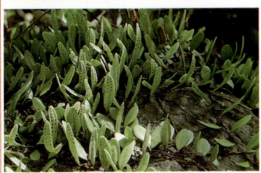

伏石蕨(抱石莲) Lemmaphyllum microphyllum Presl

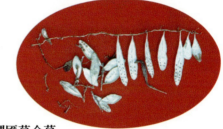

螺厣草全草

10. 酢酱草 Creeping Oxalis カグバミ

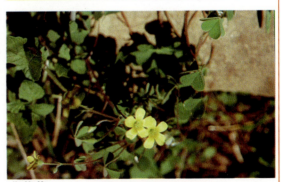

酢酱草 Oxalis corniculata L.

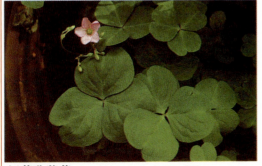

红花酢酱草 Oxalis corymbosa DC.

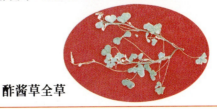

酢酱草全草

本草纲目草部第二十卷 179

11. 地锦 Humid Euphorbia ニシキヅタ

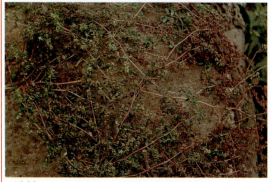

地锦 Euphorbia humifusa Willd.

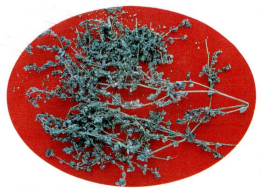

地锦全草

12. 金星草 キンセイソウ

鹅掌金星草
Phymatopsis
hastata (Thunb.)
Kitag.

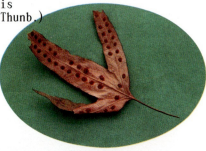

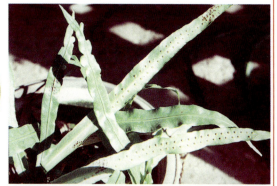

大果假密网蕨 Phymatopsis griffithiana (Hook.) J.Sm.

13. 崖棕

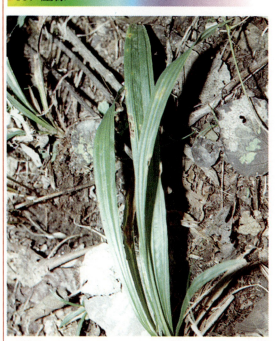

崖棕 Carex siderosticta Hance

以下药物未配彩图：
石苋、离鬲草、仙人草、仙人掌草、紫背金盘草、白龙须

本草纲目草部第二十一卷

1. 陟厘

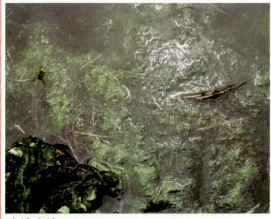

光洁水绵 Spirogyra nitida(Dillw.)Link

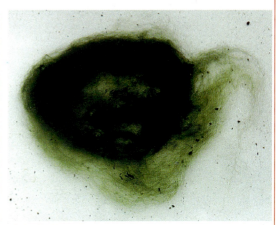

水绵全草

2. 地衣草 Lichen ヒカソグサ

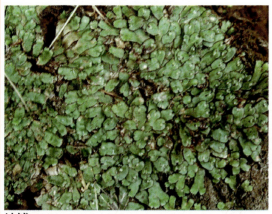

地钱 Marchantia polymarpha L.

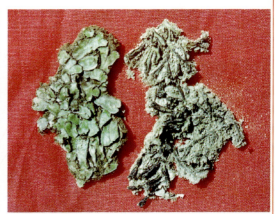

地衣草(地钱)

3. 垣衣　カキノコケ

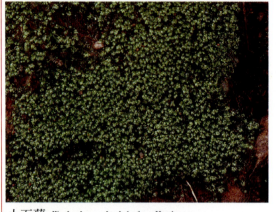
小石藓 Weisia viridula Hedw.

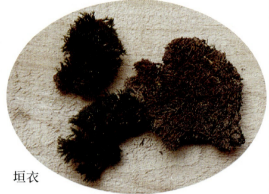
垣衣

4. 屋游　ヤノウエノコケ

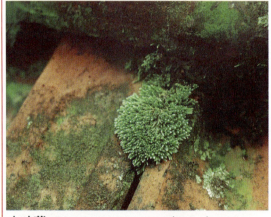
大叶藓 Rhodobryum roseum (Hedw.) Limpr

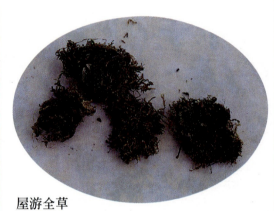
屋游全草

5. 昨叶何草(瓦松) Houseleek　ツメレンゲ

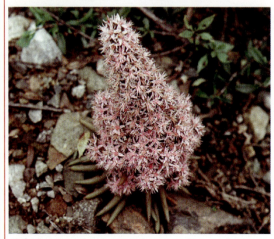
瓦松 Orostachys fimbriatus (Turcz.) Berger

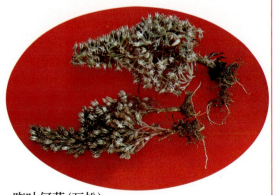
昨叶何草(瓦松)

6. 乌韭 ホラシノブ

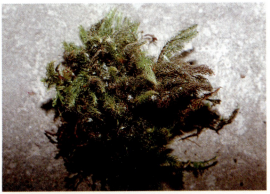
多蕨曲尾藓 Dicronum majus Turn.

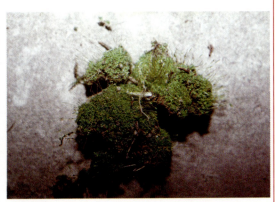
葫芦藓 Funaria hygrometrica Hedw.

7. 卷柏 Selaginella Tamariscina イワヒバ

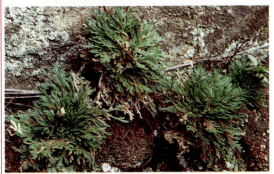
卷柏 Selaginella tamariscina (Beauv.) Spring

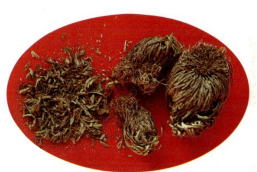
卷柏、卷柏叶

8. 桑花 クワノコチ

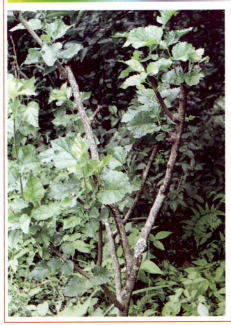
桑(示梅花衣) Morus alba L.

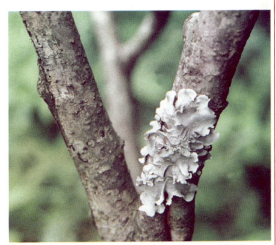
梅花衣 (桑花) Parmelia saxatilis (L.)

本草纲目草部第二十一卷　183

9. 石松 Club-moss ヒカゲノカズラ

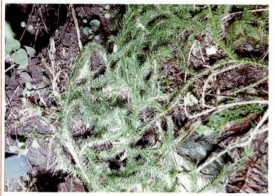
石松 Lycopodium clavatum L.

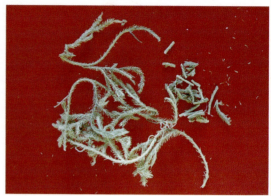
石松、石松咀

10. 马勃 Pull-ball ホコリタケ

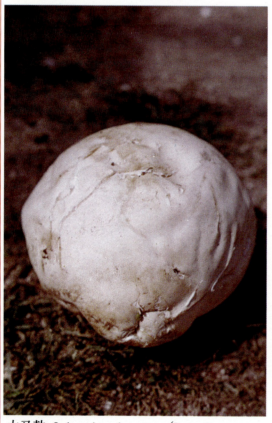
大马勃 Calvatia gigantea (Batsch ex Pers.) Lloyd

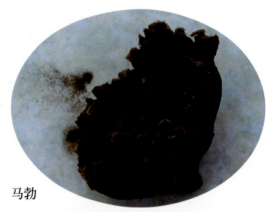
马勃

11. 井中苔及萍蓝

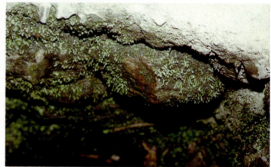
偏叶白齿藓等(井中苔) Leucodon secundus (Harv.)Mitt.

以下药物未配彩图:

本草纲目谷部第二十二卷

1. 胡麻 Flax ウゴマ

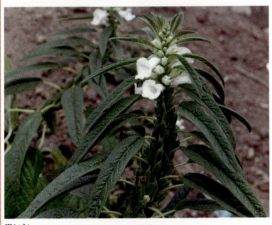

脂麻 Sesamum indicum DC.

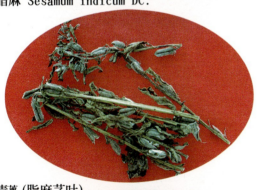

青蘘（脂麻茎叶）

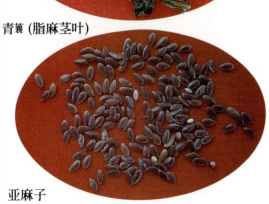

亚麻子

黑脂麻

2. 亚麻 Fiberflax アマ

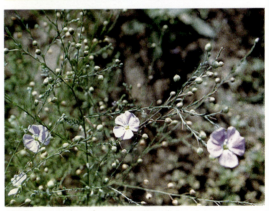

亚麻 Linum usitatissimum L.

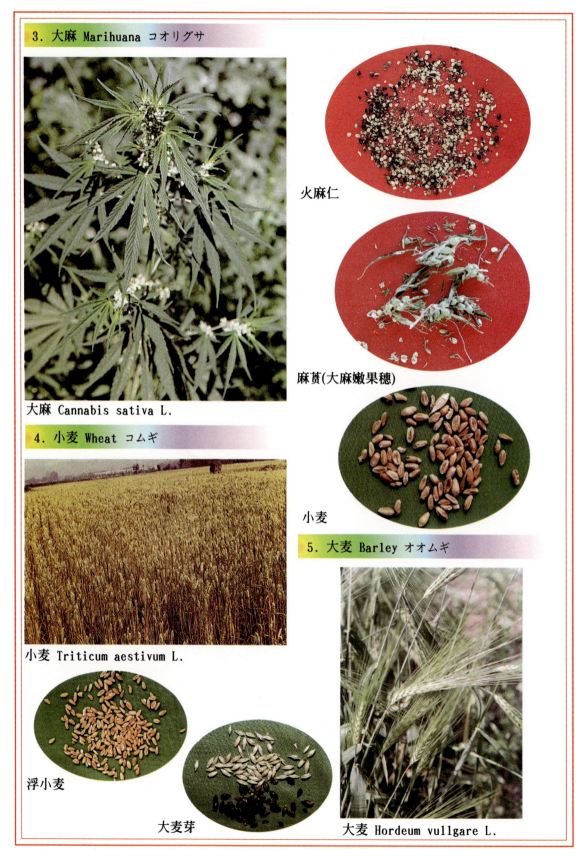

6. 秄麦 Naked Barley カラスムギ

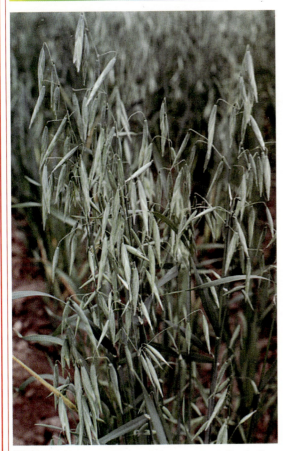

裸麦 Hordeum vulgare l.var.nudum Hook.f.

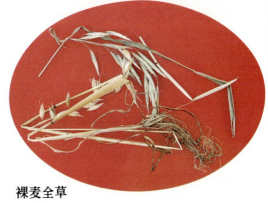

裸麦果

裸麦全草

7. 荞麦 Buckwheat ソバ

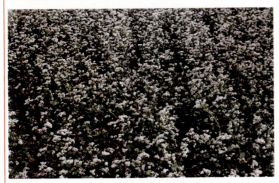

荞麦 Fagopyrum esculentum Moench

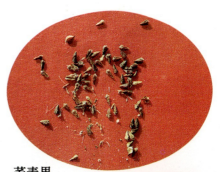

荞麦果

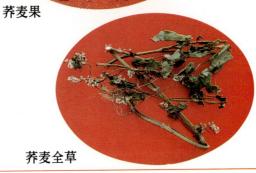

荞麦全草

8. 雀麦 Bromegrass スズメノチャヒキ

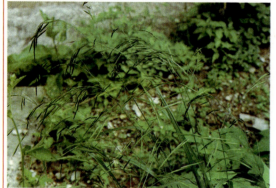

雀麦 Bromus japonicus Thunb.

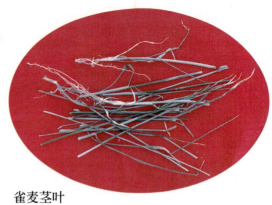

雀麦茎叶

9. 苦荞麦 Hulless Buckwheat ミゾソバ

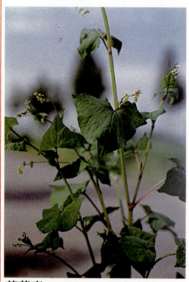

苦荞麦 Fagopyrum tataricum Gaertn.

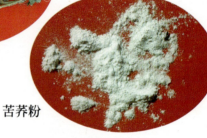

苦荞全草及果实

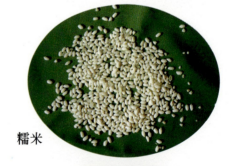

苦荞粉

10. 稻 Paddy イネ

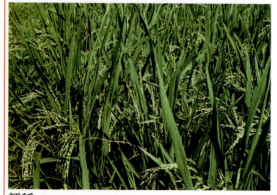

糯稻 Oryza sativa L. var. glutinosa Matsum

糯米

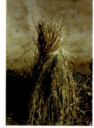

稻穰(稻秆)

11. 粳 Round-grained Nonglutinous Rice ウルシネ

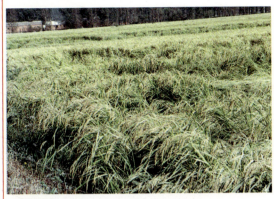

稻(晚稻) Oryza sativa L.　　　粳米

12. 籼 Polished Long-grained Nonglutinous Rice タイトウゴメ

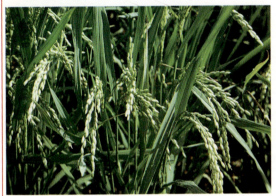

稻(早稻) Oryza sativa L.

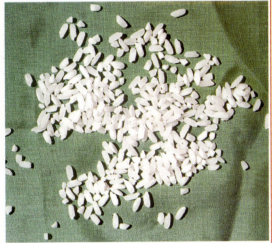

籼米

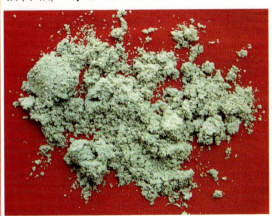

米糠

本草纲目谷部第二十三卷

1. 稷 Millet キビ

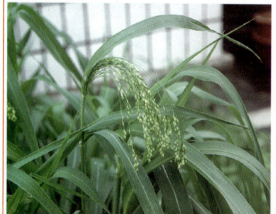

稷 Panicum miliaceum L.

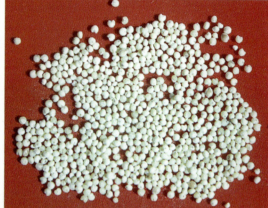

稷米

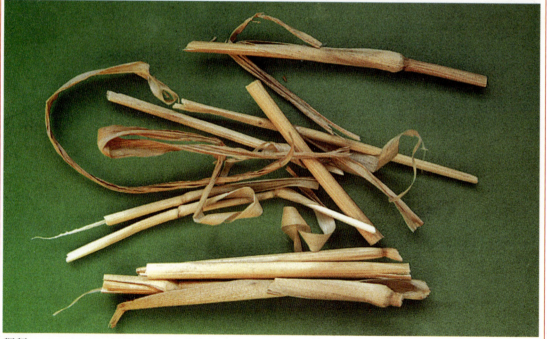

稷秆

2. 黍 Broomcorn Millet コキビ

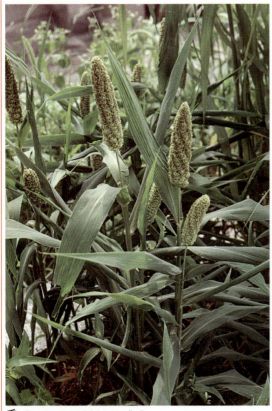

黍 Panicum miliaceum L.

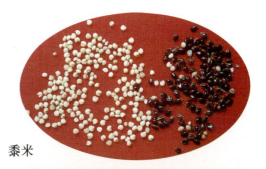

黍米

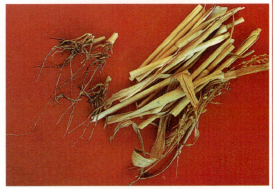

黍根、黍草

3. 蜀黍 Dhurra トウキビ

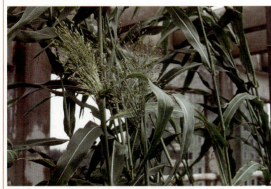

蜀黍 Sorghum vulgare Pers.

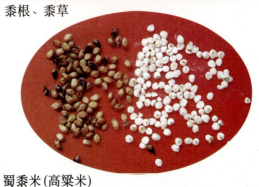

蜀黍米(高粱米)

4. 玉蜀黍 Corn トウモロコシ

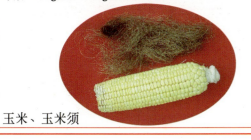

玉米、玉米须

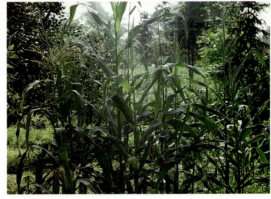

玉蜀黍 Zea mays L.

本草纲目草部第二十三卷

5. 粱 Fine Strain of Millet オオアワ

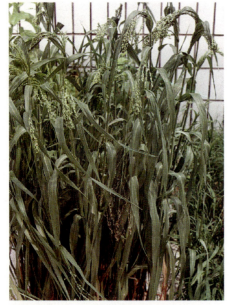

粟 Setaria italica (L.) Beauv

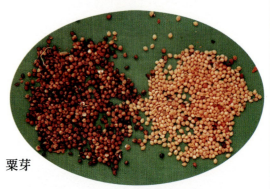

黄粱米

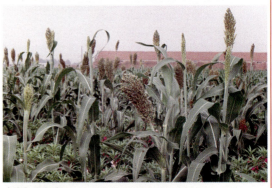

粟芽

6. 粟 Millet アワ

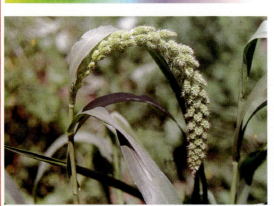

粟 Setaria italica (L.) Beauv.

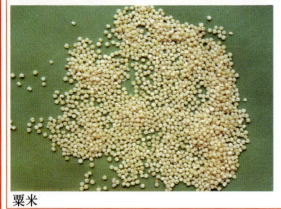

粟米

7. 秫 Kaoliang モチアワ

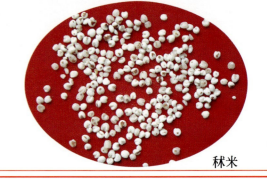

高粱(蜀黍) Sorghum valgare Pers.

秫米

8. 稗 Tares ヒエ

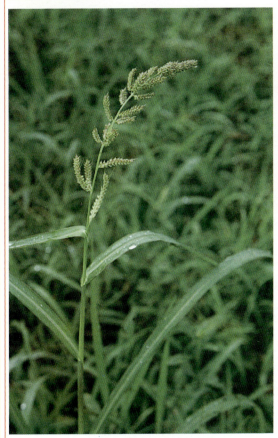

稗 Echinochloa crusgalli (L.) Beauv.

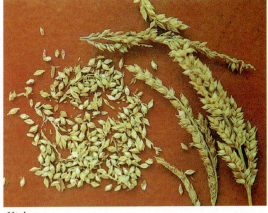

稗米

9. 狼尾草 Chinese Pennisetum チカラグサ

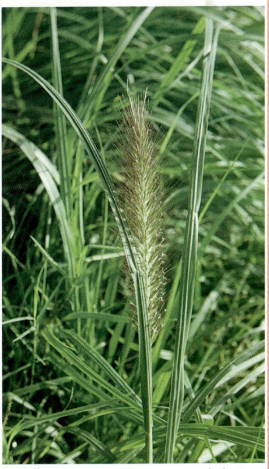

狼尾草 Pennisetum alopecuroides (L.) Spr.

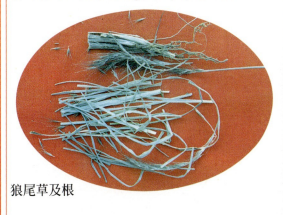

狼尾草及根

10. 东廧

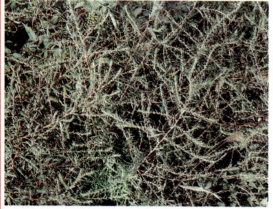
沙蓬 Agriophyllum arenarium Bieb.

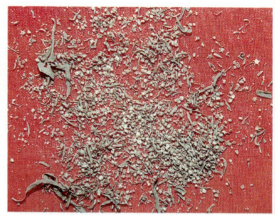
东廧子(沙蓬子)

11. 菰米 Wild Rice マコモノミ

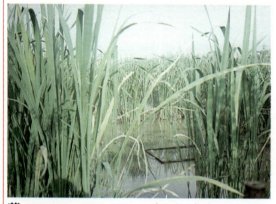
菰 Zizania caduciflora (Turcz.) Hand.-Mazz.

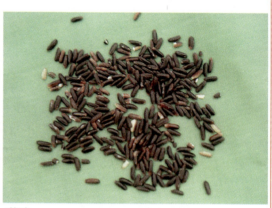
菰米

12. 蒒草 Sedge コウボウムギ

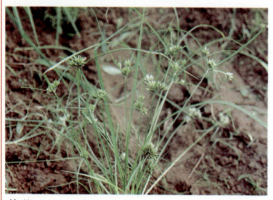
蒒草 Carex Kobomugi Ohwi.

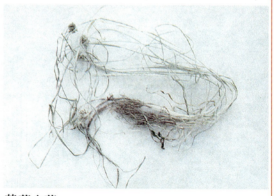
蒒草全草

13. 薏苡 Job's Tears シコクムギ

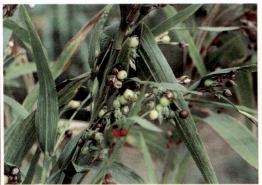

薏苡 Coix lacryma-jobi L.var.ma-yuen (Roman.) Stapf

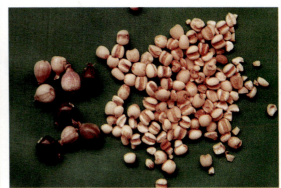

薏苡仁、薏苡果

14. 罂子粟 Papaver ケシ

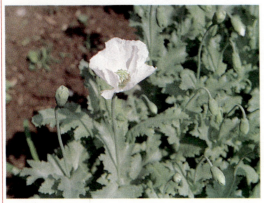

罂粟 Papaver somniferum L.

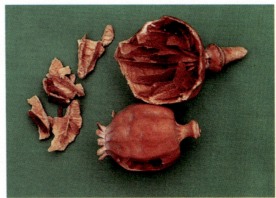

罂粟壳

以下药物未配彩图：
穄子、蓬草子、茵 草、阿芙蓉

本草纲目谷部第二十三卷 195

本草纲目谷部第二十四卷

1. 大豆 Soybean マメ

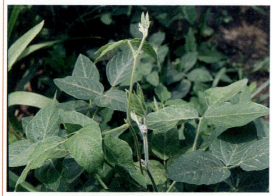

黑大豆 Glycine max(L.)Merr.

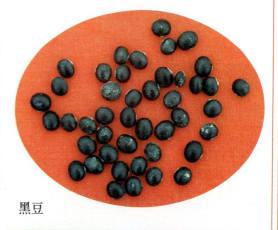

黑豆

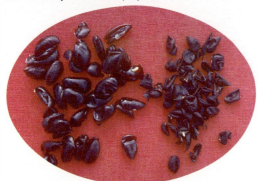

黑豆皮(稆豆皮)

2. 大豆黄卷 Semen Sojae Germinatum クロマメノモヤシ

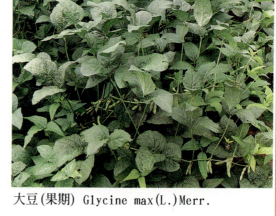

大豆(果期) Glycine max(L.)Merr.

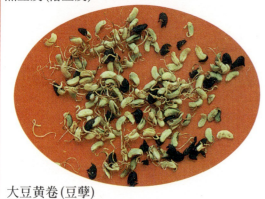

大豆黄卷(豆蘖)

3. 黄大豆 Soybean ダイズ

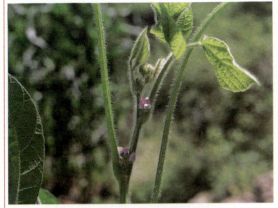

大豆(花期) Glycine max(L.)Merr.

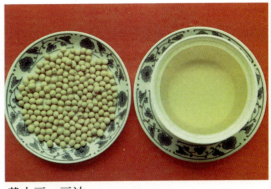

黄大豆、豆油

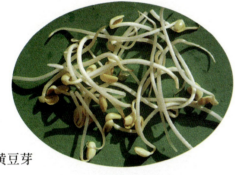

黄豆芽

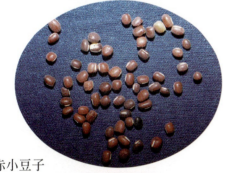

赤小豆子

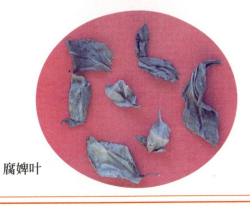

腐婢叶

4. 赤小豆 Phaseolus Calcaratus アズキ

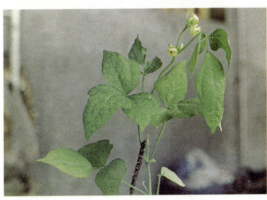

赤小豆 Phaseolus calcaratus Roxb.

5. 腐婢 Japanese Premna Stem or Leaf アズキノハナ

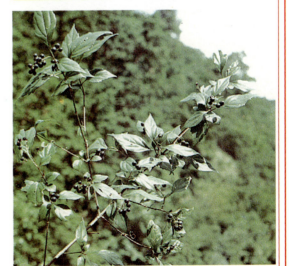

腐婢(豆腐柴) Premna microphylla Turcz.

本草纲目谷部第二十四卷 197

6. 绿豆 Mung Beans ブンドウ

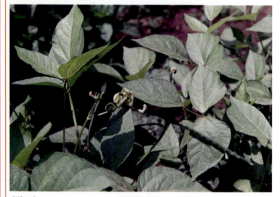

绿豆 Phaseolus radiatus L.

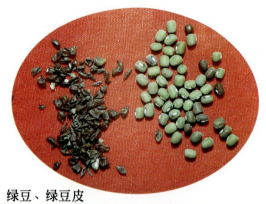

绿豆、绿豆皮

7. 白豆 White Beans シロアズキ

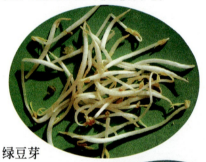

绿豆芽

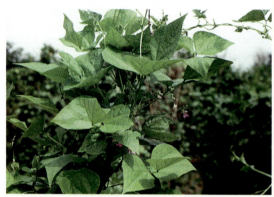

白豆(饭豆) Vigna cylindriea (L.)Skeels

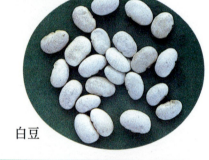

白豆

8. 稆豆 Black Bean タンキリマメ

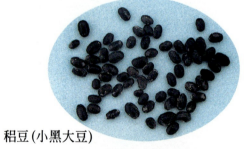

稆豆(小黑大豆)

9. 豌豆 Peas ノラマメ

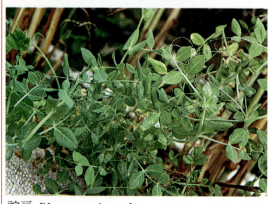

豌豆 Pisum sativum L.

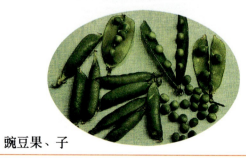

豌豆果、子

10. 蚕豆 Broad Bean ソラマメ

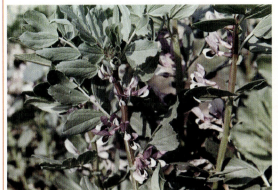
蚕豆 Vicia faba L.

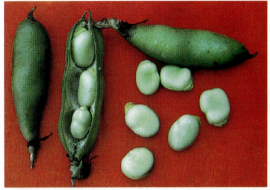
蚕豆果、子

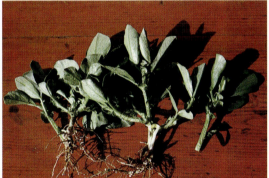
蚕豆苗

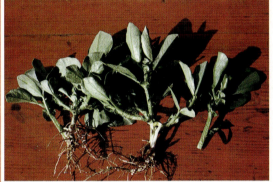
豇豆果

11. 豇豆 Cowpea ササゲ

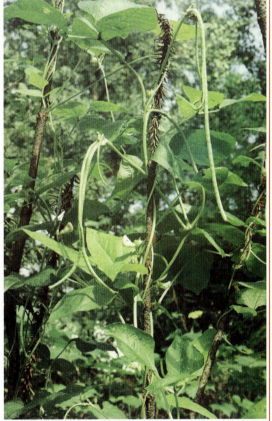
豇豆 Vigna sinensis (L.) Savi

本草纲目谷部第二十四卷 199

12. 藊豆 Hyacinth Bean アジマメ

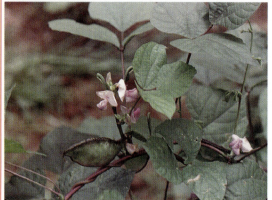

扁豆 Dolichos lablab L.

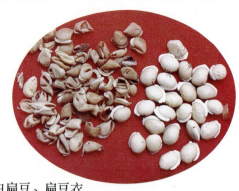

白扁豆、扁豆衣

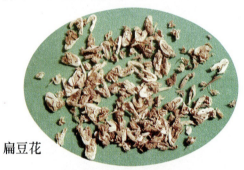

扁豆花

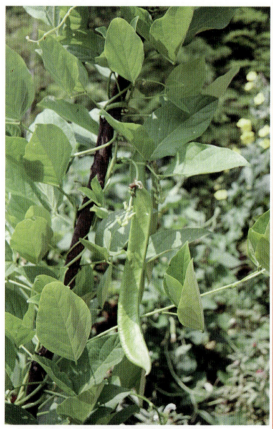

刀豆子

13. 刀豆 Sword Bean ナタマメ

刀豆 Canavalia gladiata (Jacq.)DC.

14. 黎豆 ハッショウマメ

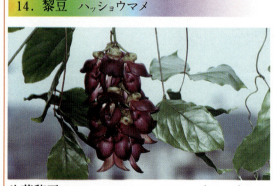

头花黎豆 Stizolobium capitatum(Sweet)O.Ktze.

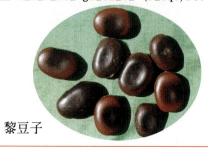

黎豆子

本草纲目谷部第二十五卷

1. 大豆豉 Fermented Soya Beans

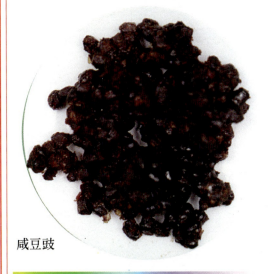

咸豆豉

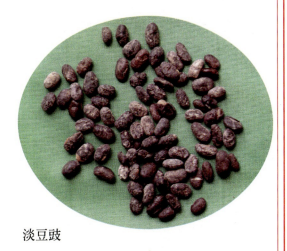

淡豆豉

2. 豆黄 クロマメノコウジ

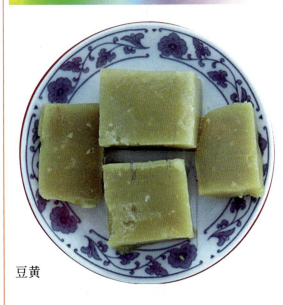

豆黄

3. 豆腐 Tofu トウフ

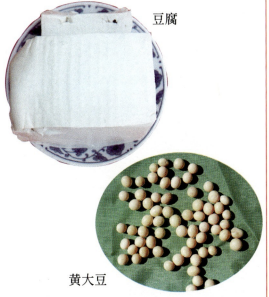

豆腐

黄大豆

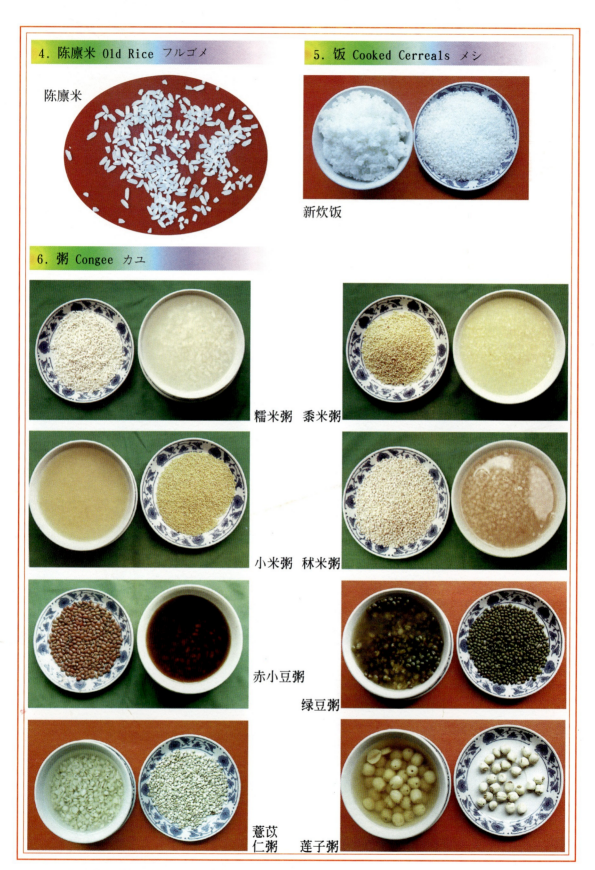

7. 麨 Wheat Bran コガシ

炒米粉

炒面粉

8. 糕 Cake ダンゴ

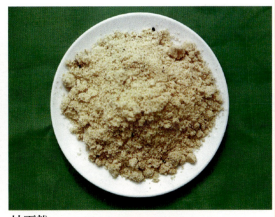

豆糕

黍米蒸糕

9. 粽 Eaten During The Dragon Boat Festival チマキ

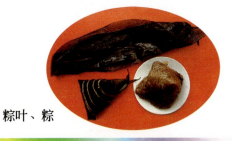

粽叶、粽

10. 寒具 Fried Dough Twist

寒具(馓子)

11. 蒸饼 Steamed Cake パン

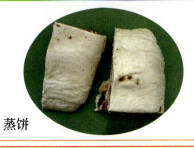

蒸饼

12. 麴 Leaven コウジ

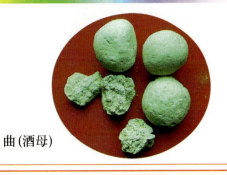

曲(酒母)

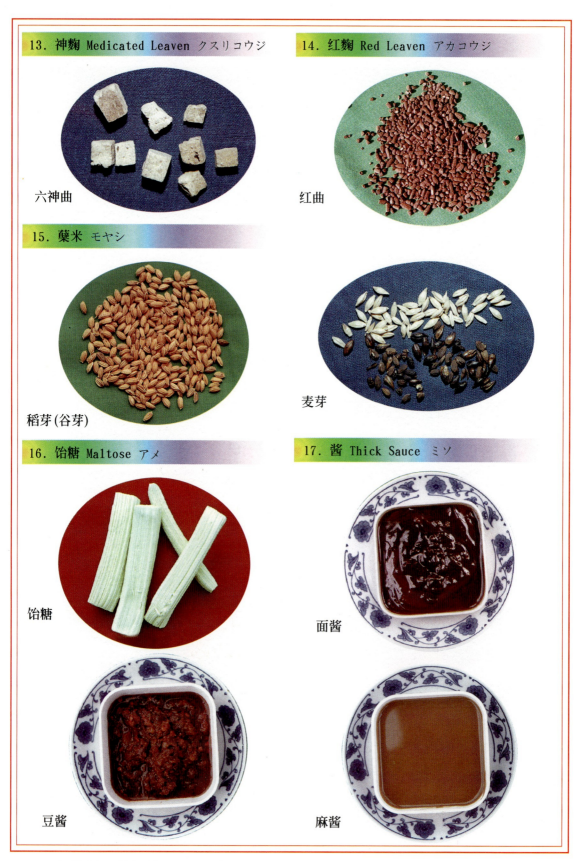

18. 醋 Vinegar ス

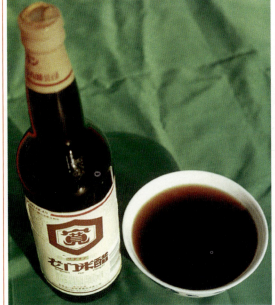
米醋

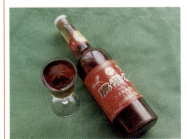
虎骨酒

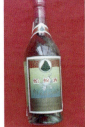
蛤蚧酒

19. 酒 Liquor サケ

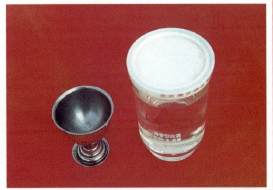
白酒

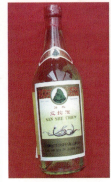
三蛇酒

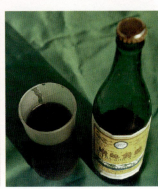
黄酒

20. 烧酒 Samshu ショウチュウ

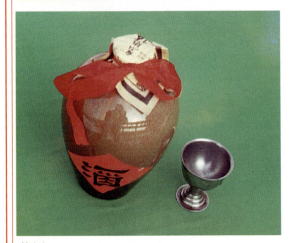
烧酒

21. 葡萄酒 Wine ブドウシュウ

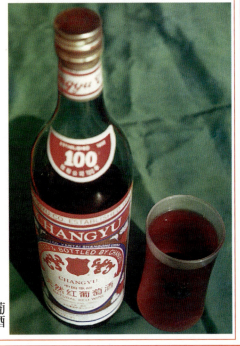
红葡萄酒

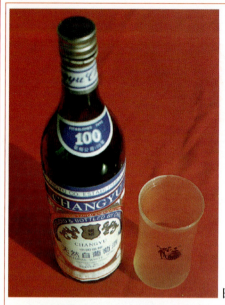

白葡萄酒

22. 糟 Grains カス

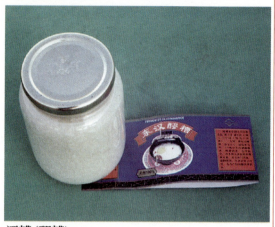

酒糟（醪糟）

23. 米秕 Rice Bran

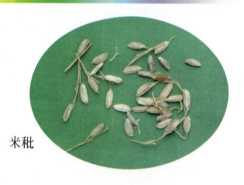

米秕

24. 舂杵头细糠

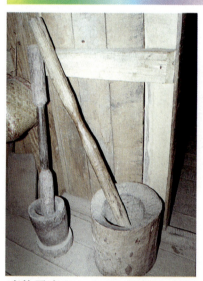

舂杵及舂臼

舂杵头细糠

以下药物未配彩图：
青精乾石饲饭、女麹、黄蒸、
榆仁酱、芜荑酱

本草纲目菜部第二十六卷

1. 韭 Chives ニラ

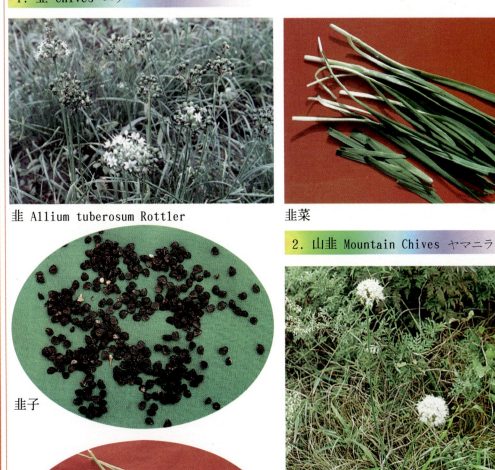

韭 Allium tuberosum Rottler

韭菜

2. 山韭 Mountain Chives ヤマニラ

韭子

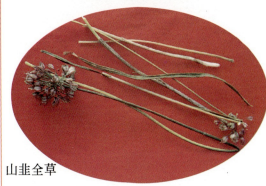

山韭全草

山韭 Allium japonicum Reg.

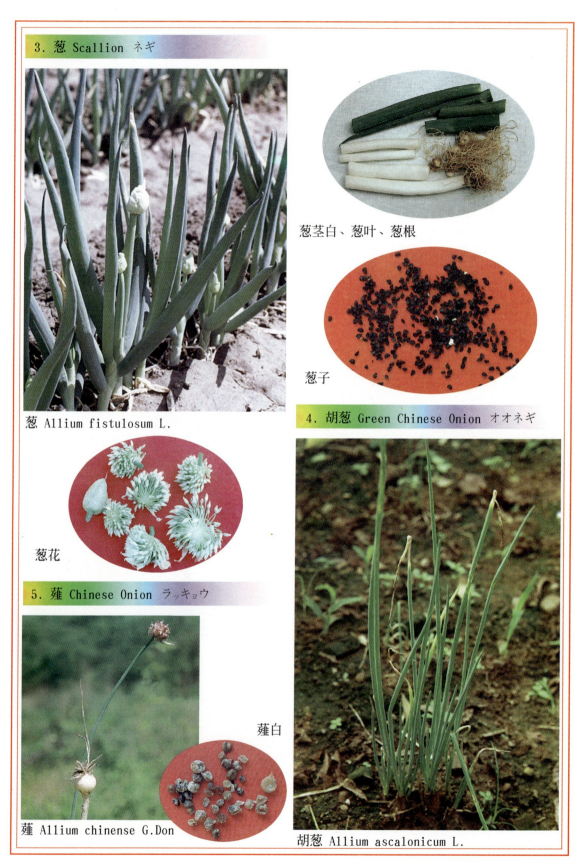

3. 葱 Scallion ネギ

葱茎白、葱叶、葱根

葱子

葱 Allium fistulosum L.

葱花

4. 胡葱 Green Chinese Onion オオネギ

5. 薤 Chinese Onion ラッキョウ

薤白

薤 Allium chinense G.Don

胡葱 Allium ascalonicum L.

6. 蒜 Garlic ヒル

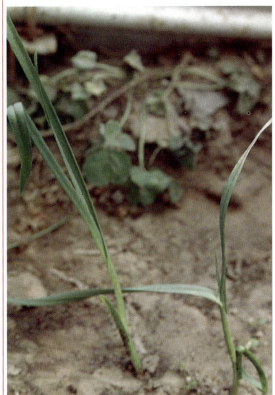

小蒜 Allium scorodoprasum L.

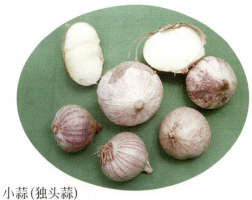

小蒜(独头蒜)

7. 山蒜 Mountain Garlic ノビル

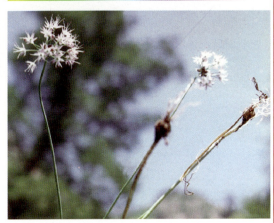

山蒜 Allium nipponicum Fr.Et Sav.

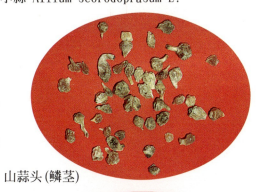

山蒜头(鳞茎)

8. 葫 Garlic オオビル

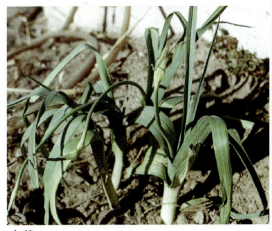

大蒜 Allium sativum L.

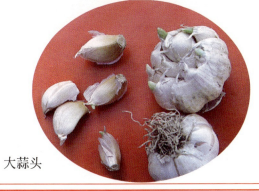

大蒜头

9. 五辛菜

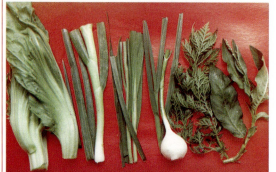

五辛菜(葱、蒜、韭、蓼、蒿、芥)

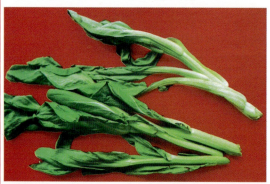

油菜

10. 芸苔 Winter Rape アブラナ

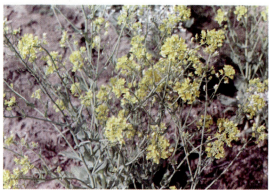

芸苔(油菜) Brassica campestris L.var.oleifera DC.

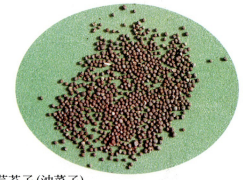

芸苔子(油菜子)

11. 菘 Chinese Cabbage トウナ

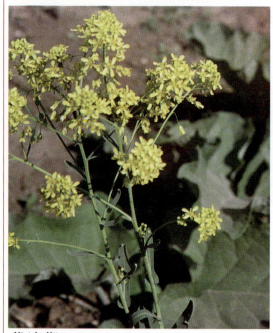

菘(白菜) Brassica chinensis L.

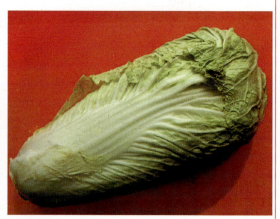

大白菜

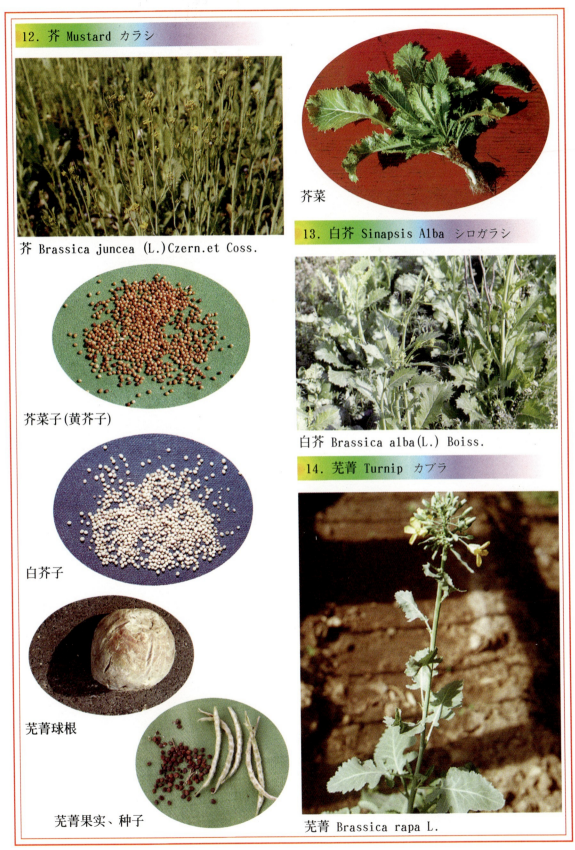

12. 芥 Mustard カラシ

芥菜

芥 Brassica juncea (L.)Czern.et Coss.

13. 白芥 Sinapsis Alba シロガラシ

芥菜子(黄芥子)

白芥 Brassica alba(L.) Boiss.

白芥子

14. 芜菁 Turnip カブラ

芜菁球根

芜菁果实、种子

芜菁 Brassica rapa L.

15. 莱菔 Radish カガミグサ

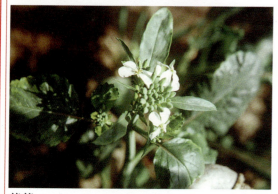
莱菔 Raphanus sativus L.

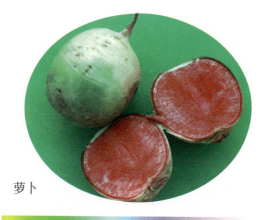
萝卜

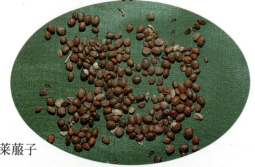
莱菔子

16. 生姜 Ginger クレノハジカミ

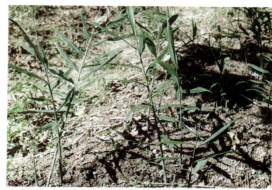
姜 Zingiber officinale Rose.

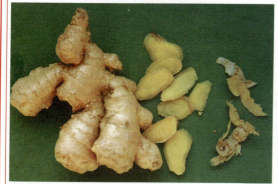
生姜、生姜皮

17. 干姜 Rhizoma Zingiberis ツチハジカミ

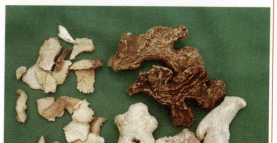
干姜

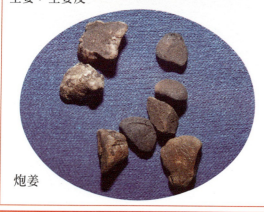
炮姜

18. 茼蒿 シュンキク

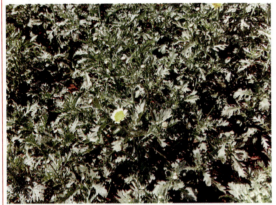

茼蒿 Chrysanthemum coronarium L.var. spatiosum Bailey

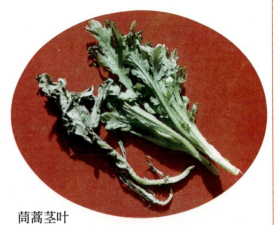

茼蒿茎叶

19. 邪蒿 Seseli Seseloides ヤマニンジン

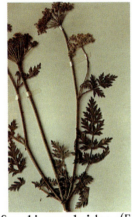

邪蒿 Seseli seseloides (Fisch et Mey.ex Turcz.)Hiroe

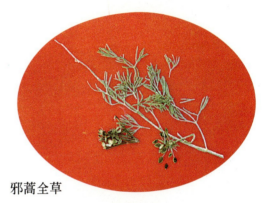

邪蒿全草

20. 胡荽 Coriandrum チュウゴクパセリ

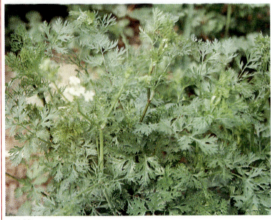

胡荽 Coriandrum sativum L.

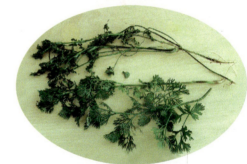

胡荽全草(香菜)

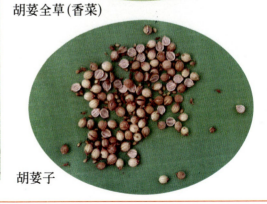

胡荽子

21. 水靳 Water Fennel セリ

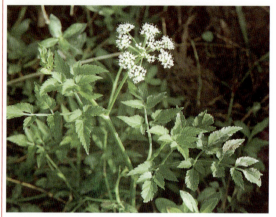

水芹 Oenanthe javanica (BL.) DC.

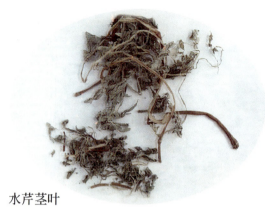

水芹茎叶

22. 堇(旱芹) Violet ハタケゼリ

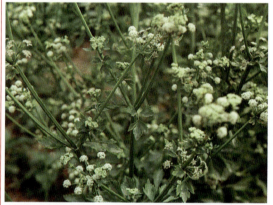

旱芹 Apium graveolens L.var.dulce DC.

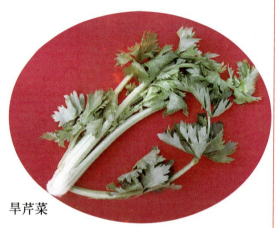

旱芹菜

23. 紫堇 Corydalis;Violet ヤブケマン

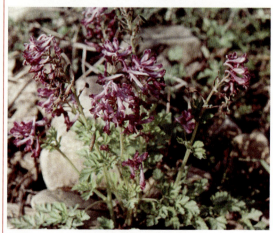

紫堇 Corydalis edulis Maxim.

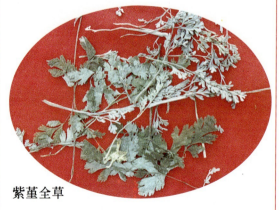

紫堇全草

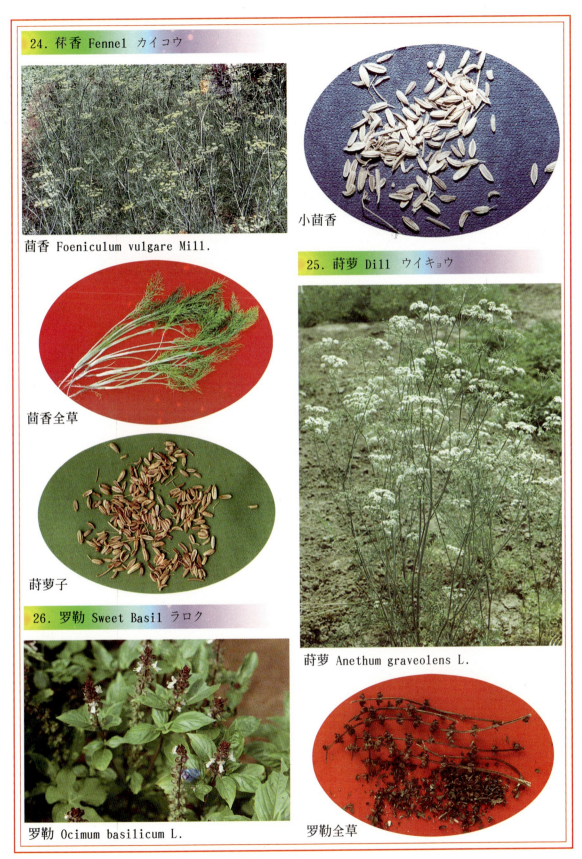

24. 茴香 Fennel カイコウ

小茴香

茴香 Foeniculum vulgare Mill.

25. 莳萝 Dill ウイキョウ

茴香全草

莳萝子

26. 罗勒 Sweet Basil ラロク

莳萝 Anethum graveolens L.

罗勒 Ocimum basilicum L.

罗勒全草

27. 白花菜　ハクサイ

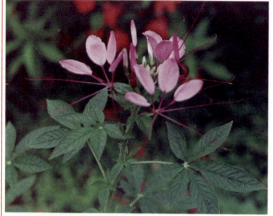

白花菜 Cleome gynandra L.　　白花菜子

28. 葶菜　イヌガラシ

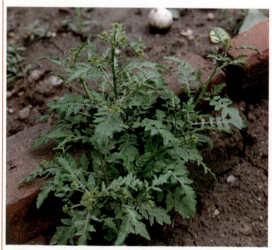
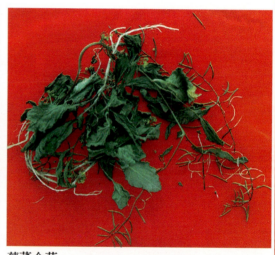

葶菜 Rorippa montana (Wall.) Small　　葶菜全草

29. 茖葱 Allium Victorialis　ギャウジャニンニク

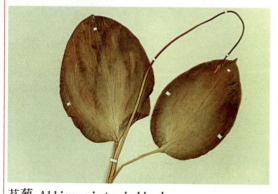
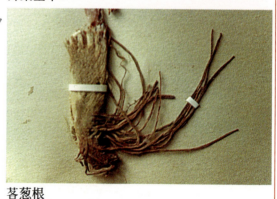

茖葱 Allium victorialis L.

茖葱根

以下药物未配彩图：
马芹、草豉

本草纲目菜部第二十七卷

1. 菠薐 (赤根) Spinach ホウレンソウ

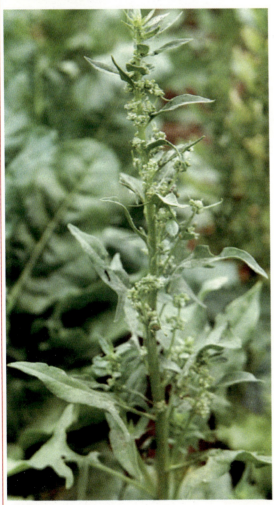

菠菜 Spinacia oleracea L.

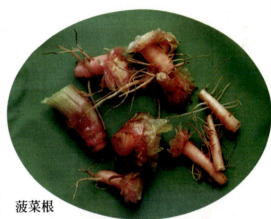

菠菜根

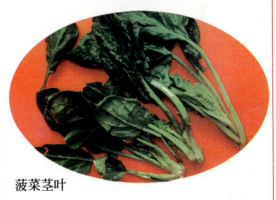

菠菜茎叶

2. 莙荙菜 Beet トウヂシャ

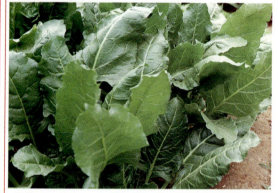
甜菜根

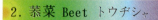
甜菜 Beta vulgaris L.var. cicla L.

3. 东风菜 シラヤマギク

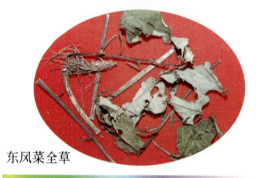
东风菜全草

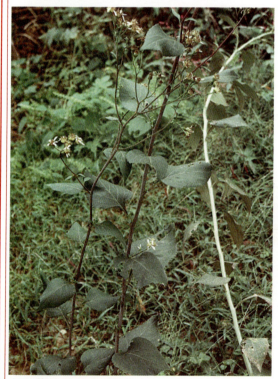
东风菜 Aster scaber Thunb.

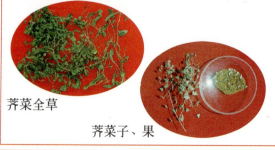
荠菜全草　　荠菜子、果

4. 荠菜 Shepherd's Purse ナヅナ

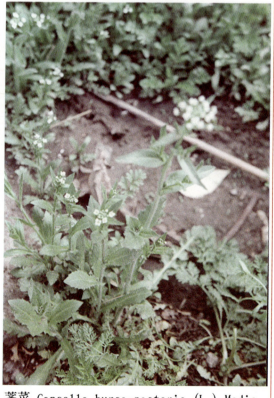
荠菜 Capsella bursa-pastoris (L.) Medic.

5. 菥蓂　Thlaspi Arvense　オオナヅナ

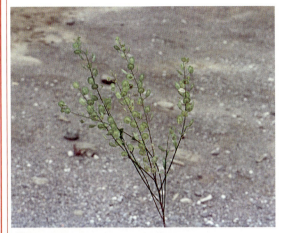

菥蓂 Thlaspi arvense L.

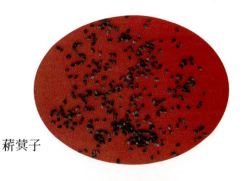

菥蓂子

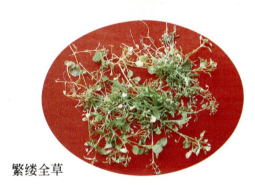

菥蓂全草

6. 繁缕　Chickweed　ハコベラ

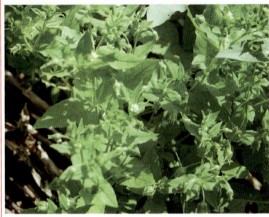

繁缕 Stellaria media (L.) Cyr.

7. 鸡肠草　Trigonotis Peduncularis　カワラケト

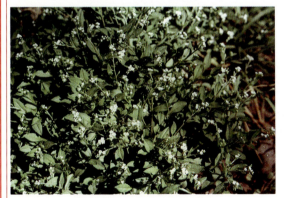

附地菜 Trigonotis peduncularis (Trev.)Benth.

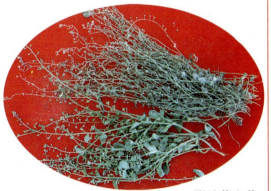

繁缕全草

附地菜全草

本草纲目菜部第二十七卷

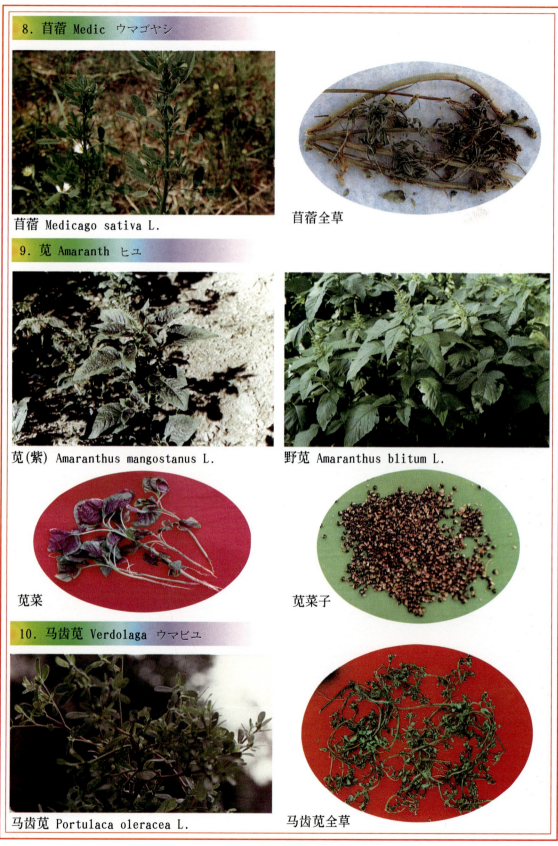

8. 苜蓿 Medic ウマゴヤシ

苜蓿 Medicago sativa L.

苜蓿全草

9. 苋 Amaranth ヒユ

苋(紫) Amaranthus mangostanus L.

野苋 Amaranthus blitum L.

苋菜

苋菜子

10. 马齿苋 Verdolaga ウマビユ

马齿苋 Portulaca oleracea L.

马齿苋全草

11. 苦菜 Hare's Lettuce ケシアザミ

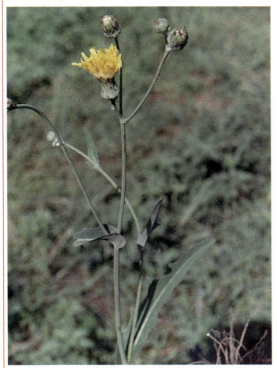

苦苣菜 Sonchus oleraceus L.

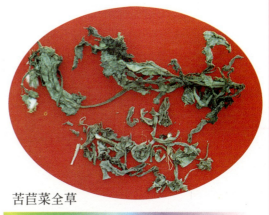

苦苣菜全草

12. 白苣 Cos Lettuce シロヂサ

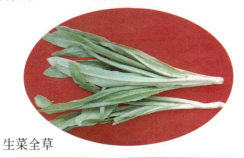

生菜全草

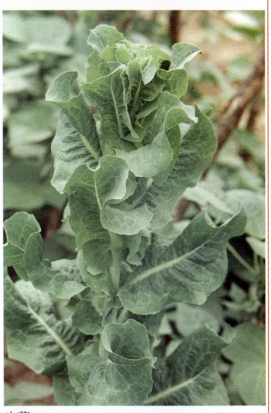

生菜 Lactuca sativa L.var.romana Hort.

13. 莴苣 Lettuce チサ

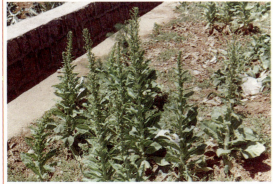

莴苣 Lactuca sativa L.var.angustata Irisch ex Bremer

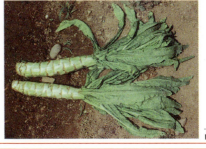

莴苣菜

14. 水苦荬 Water Speedwell カワヂサ

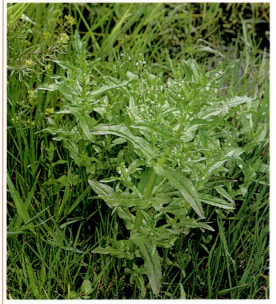

水苦荬 Veronica anagallis-aquatica L.

水苦荬全草

15. 翻白草 Potentilla Discolor ツチナ

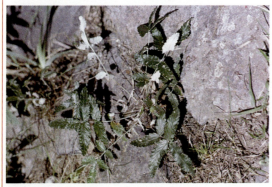

翻白草 Potentilla discolor Bge.

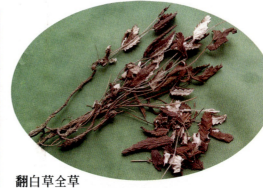

翻白草全草

16. 蒲公英 Dandelion タンポポ

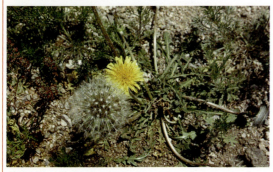

蒲公英 Taraxacum mongolicum Hand.-Mazz.

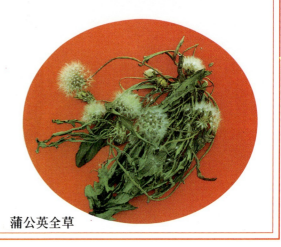

蒲公英全草

17. 落葵　ツルムラサキ

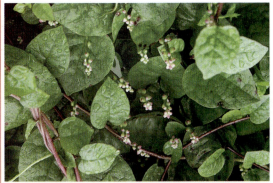

落葵 Basella rubra L.

落葵全草

18. 蕺菜 Cordate Houttuynia　シブキ

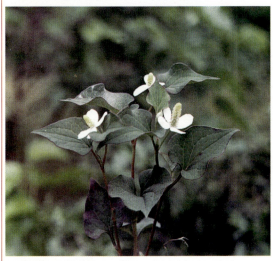

蕺菜 Houttuynia cordata Thunb.

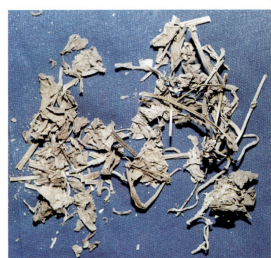

鱼腥草

19. 蕨 Fernbrake　ワラビ

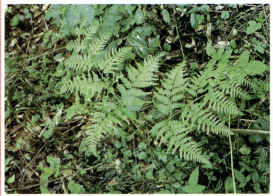

蕨 Pteridium aquilinum (L.) Kuhn var.latiusculum (Desv.)Underw.

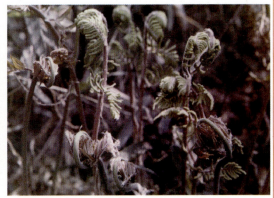

蕨菜

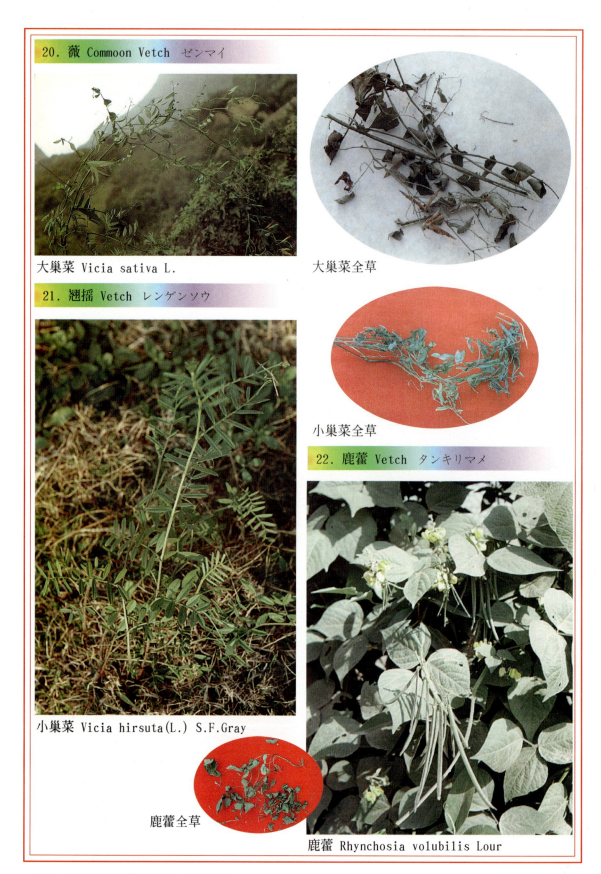

20. 薇 Commoon Vetch ゼンマイ
大巢菜 Vicia sativa L.
大巢菜全草

21. 翹摇 Vetch レンゲンソウ
小巢菜 Vicia hirsuta(L.) S.F.Gray
小巢菜全草

22. 鹿藿 Vetch タンキリマメ
鹿藿全草
鹿藿 Rhynchosia volubilis Lour

23. 灰藋　アオアカザ

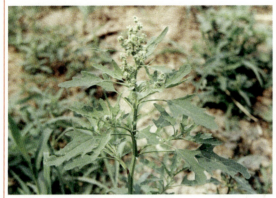
小藜 Chenopodium serotinum L.

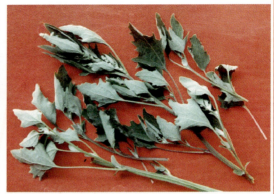
小藜全草

24. 藜 Lamb's-quarters　アカザ

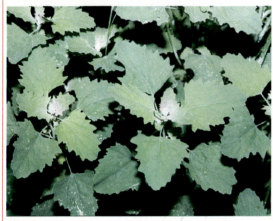
藜 Chenopodium album L.

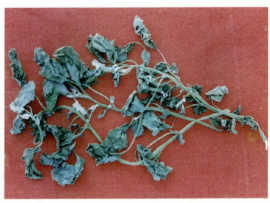
藜全草

25. 芋 Taro　サトイモ

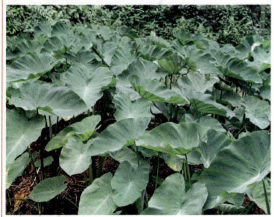
芋 Colocasia esculenta(L.) Schott

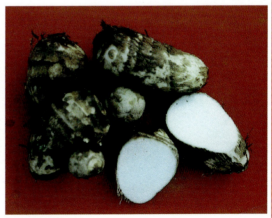
芋子(块茎)

26. 土芋 Air Potato カシュウイモ

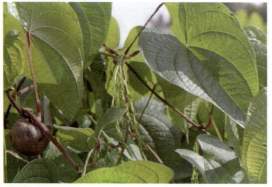

黄独 Dioscorea bulbifera L.

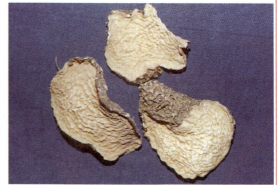

黄独块茎(土芋)

27. 薯蓣 Cinnamonvine;Chinese Yam ヤマノイモ

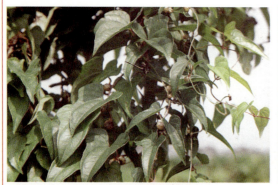

薯蓣 Dioscorea opposita Thunb.

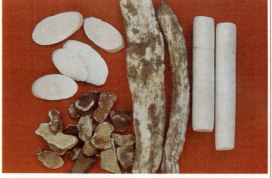

山药(鲜山药、光山药、毛山药、山药片)

28. 零余子 Bulbil ヌカゴ

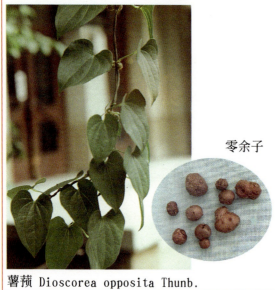

零余子

薯蓣 Dioscorea opposita Thunb.

29. 甘薯 Sweet Potato サツマイモ

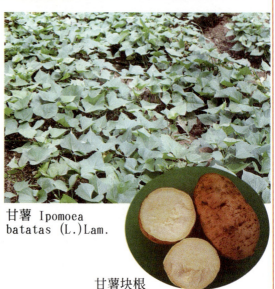

甘薯 Ipomoea batatas (L.)Lam.

甘薯块根

30. 百合 Lily ユリ

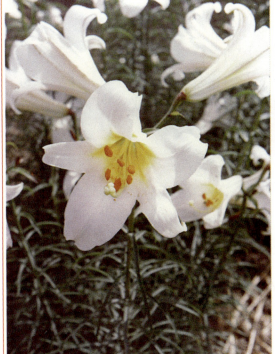
百合 Lilium brownii F.E. Brown var. colchesteri Wils.

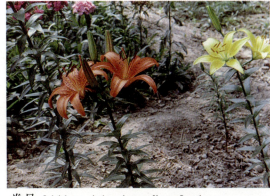
卷丹 Lilium dahuricum Ker-Gawl.

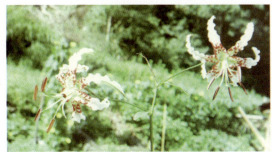
麝香百合 Lilium longiflorm Thunb.

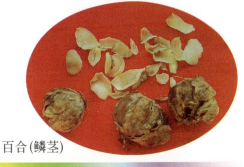
百合(鳞茎)

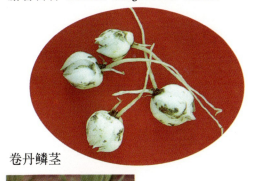
卷丹鳞茎

31. 山丹 Morningstar Lily ヒメユリ

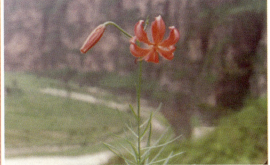
山丹(花期) Lilium concolor Salisb.

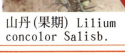
山丹鳞茎

山丹(果期) Lilium concolor Salisb.

本草纲目菜部第二十七卷

32. 草石蚕 Stachys Sieboldii Chinese Artichoke チョロギ

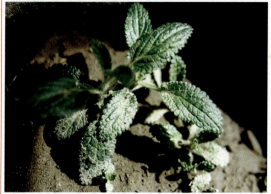
草石蚕 Stachys sieboldii Miq.

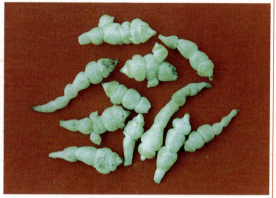
草石蚕块茎(鲜)

33. 竹笋 Bamboo タケノコ

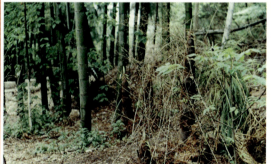
毛竹 Phyllostachys pubescens Mazel ex H.de Lehaie

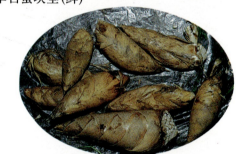
冬笋(毛竹冬笋)

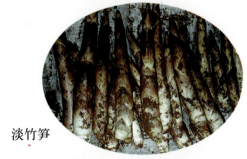
淡竹笋

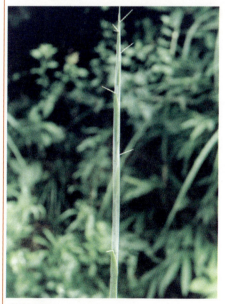
苦竹笋

34. 酸笋

酸笋

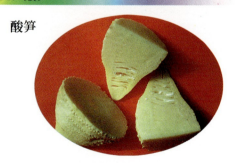

以下药物未配彩图：
仙人杖草、黄瓜菜、生瓜菜、醍醐菜

本草纲目菜部第二十八卷

1. 茄 Eggplant ナスビ

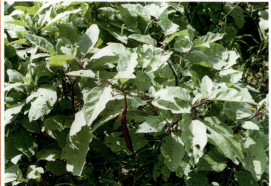

茄 Solanum melongena L.

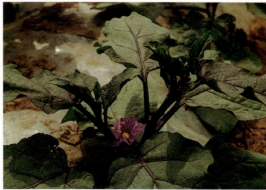

茄(花期) Solanum melogena L.

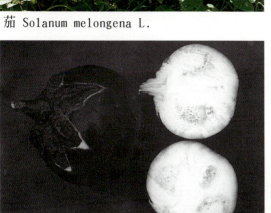

茄果

2. 苦茄 Bittersweet

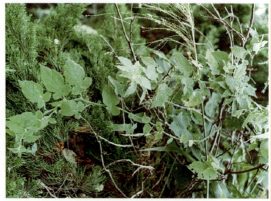

苦茄(千年不烂心) Solanum dulcamara L.

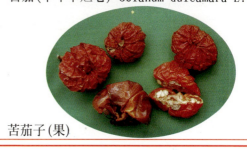

苦茄子(果)

3. 壶卢 Calabash ヒョウタン

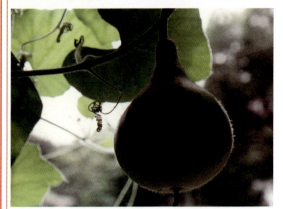

瓢瓜 Lagenaria siceraria (Molina) Standl.var.depressa Ser.

壶卢(葫芦)

瓢瓜子

4. 苦瓢 ニガヒサゴ

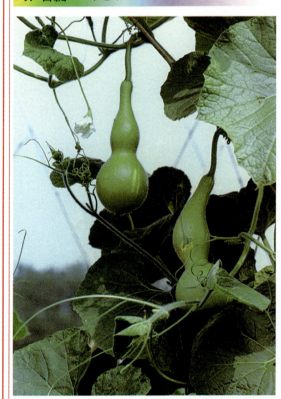

苦葫芦 Lagenaria siceraria (Molina) Standl.var.gourda

苦瓢及子

5. 败瓢 Bottle Gourd

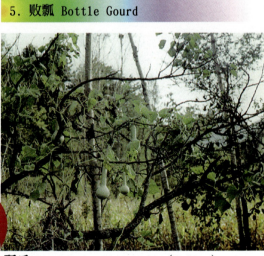

败瓢

瓢瓜 Lagenaria siceraria (Molina) Standl.var.depressa Ser.

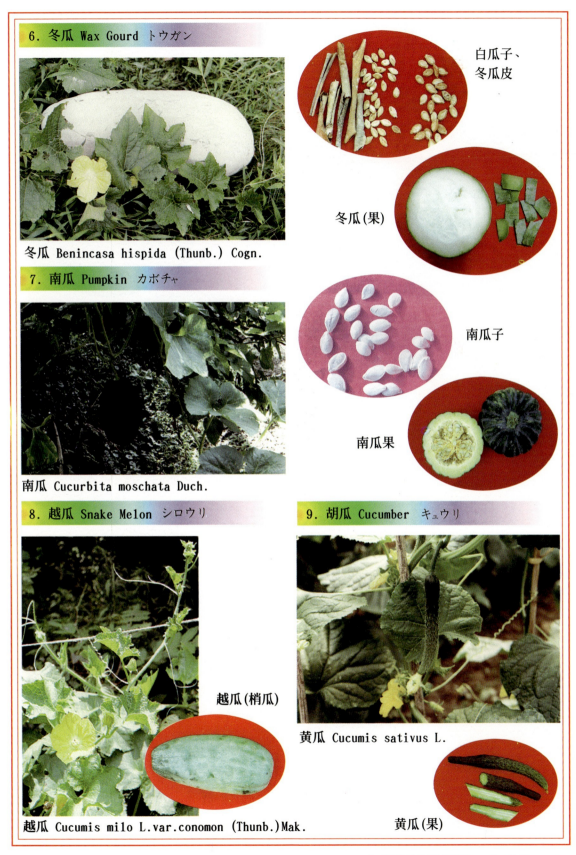

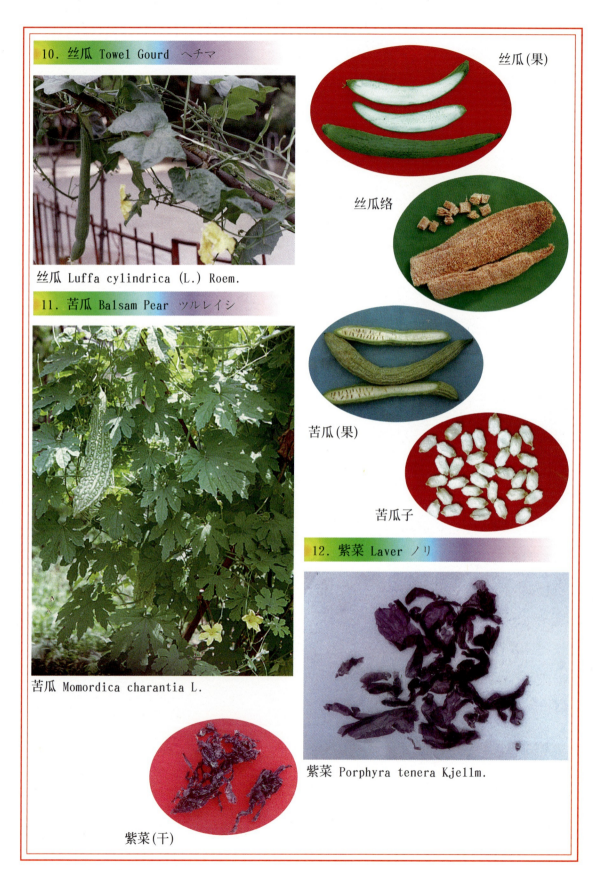

13. 石莼 Sea Lettuce アオサ

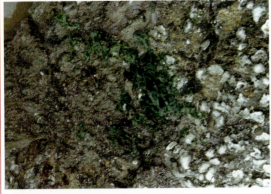
石莼 Ulva latuca L.

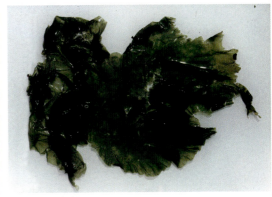
石莼(海白菜)

14. 石花菜 Agar トコロテングサ

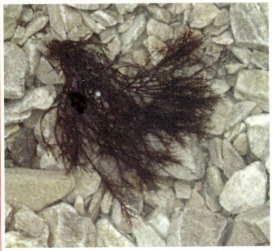
琼枝 Eucheuma gelatinae (Esp.) J.Ag.

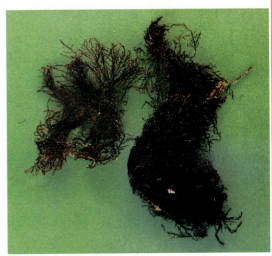
石花菜

15. 鹿角菜 Pelvetia Silquosa フノリ

16. 龙须菜 Asparagus シラモ

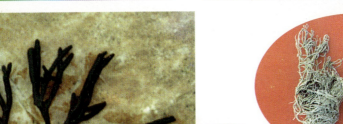

海萝 Gloiopeltis furcata (Post.et Rupr.) J.Ag.

鹿角菜

江蓠(龙须菜) Gracilaria verrucosa (Huds.) Papenf.

本草纲目菜部第二十八卷 233

17. 芝 Glossy Ganoderma レイシ

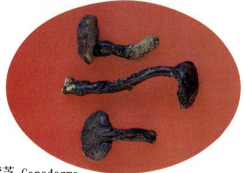

紫芝 Ganoderma japonicum (Fr.) Lloyd

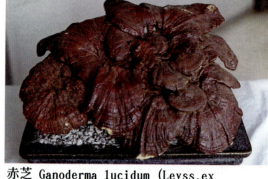

赤芝 Ganoderma lucidum (Leyss.ex Fr.) Karst.

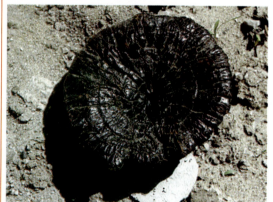

黑芝(黑漆乌芝)Amauroderma roderma (Berk.)Pat.

青芝(乌芝)Amauroderma rude(Berk.)Pat.

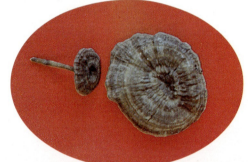

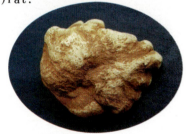

黄芝 Ganoderma lucidum (Leyss.ex Fr.) Karst.

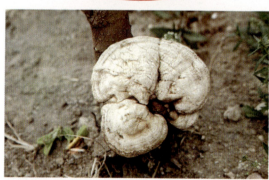

白芝 Ganoderma lucidum (Leyss.ex Fr.) Karst.

18. 木耳 Edible Tree Fungi キクラゲ

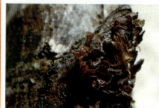

木耳 Auricularia auricula (L.ex Hook.) Underw.

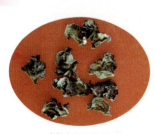

黑木耳(干)

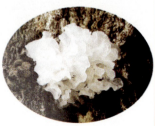

银耳(白木耳) Tremella fuciformis Berk.

19. 杉菌 China Fur スギタケ

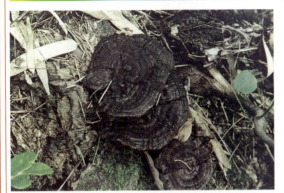

杉菌(乌芝) Amauroderma rude (Bark.) Pat.

20. 香蕈 Champignon シイタケ

香蕈 Lentinus edodes (Berk.) Sing.

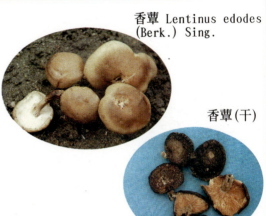

香蕈(干)

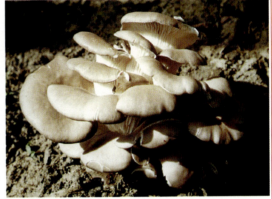

21. 蘑菰蕈 Mushroon ハウクケ

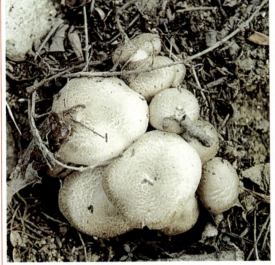

蘑菇 Agaricus campestris L. ex Fr.

凤尾菇 Pleurotus ostreatus (Jacq. Fr.)

22. 鸡㙡

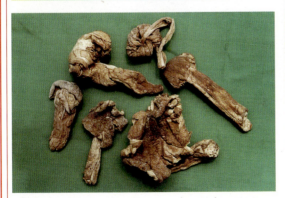

鸡㙡 Collybia albuminosa (Berk.) Petch

23. 土菌

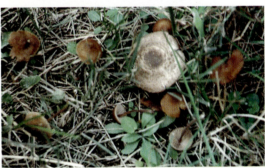

杜蕈 Volvariella volvacea (Bull ex Fr.) Sing.

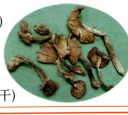

杜蕈(干)

24. 竹蓐 スズメノタマゴ

竹荪(竹蓐干品)

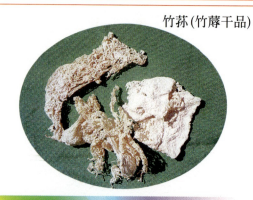

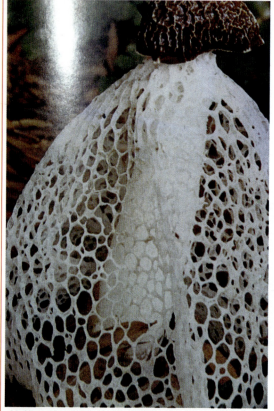

竹荪 Dictyophona indusiata (Vent.et Pers.)Fisch.

25. 地耳

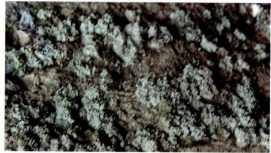

葛仙米(地耳) Nostoe commune Vanch.

27. 睡菜 Buckbean ミズガシワ

26. 石耳 Umbilicaria Esculenta イワタケ

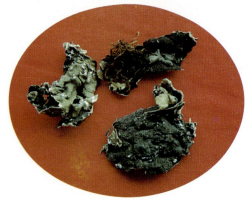

石耳 Umbilicaria esculenta (Miyoshi) Minks

以下药物未配彩图：
皂荚菌、葛花菜、天花蕈、舵菜、蘁菌

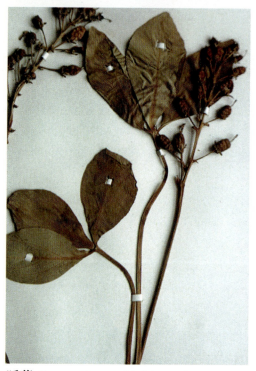

睡菜 Menyanthes trifoliata L.

本草纲目果部第二十九卷

1. 李 Plum スモモ

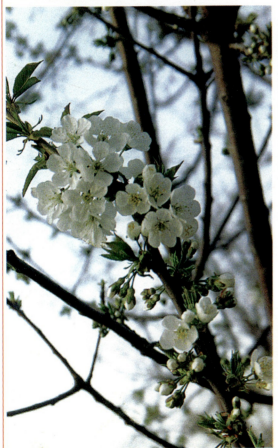

李 Prunus salicina Lindl.

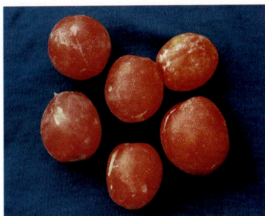

李子(果)

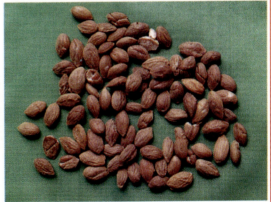

李仁

2. 杏 Apricot アンズ

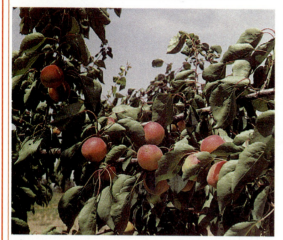
杏 Prunus armeniaca L.

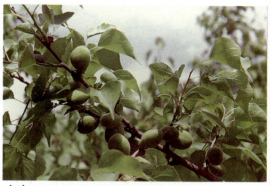
山杏 Prunus armeniaca L.var.ansu Maxim.

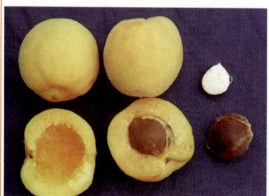
杏果

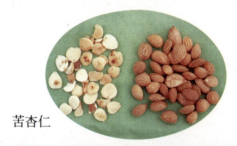
苦杏仁

巴旦杏果

3. 巴旦杏 Almond アメンドー

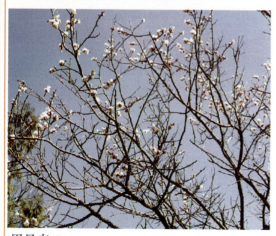
巴旦杏 Prunus amygdalus Batsch

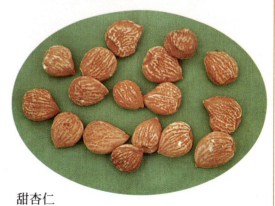
甜杏仁

4. 梅 Plum ウメ

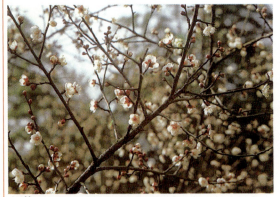

红梅 Prunus mume Sieb.et Zucc.var.alphandii Rehd.

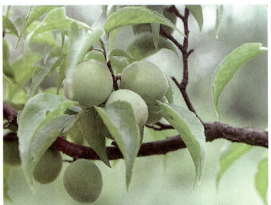

梅（果期） Prunus mume (Sieb.) Sieb.et Zucc.

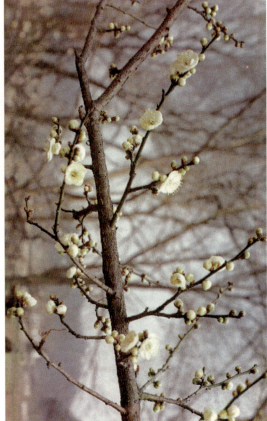

绿梅 Prunus mume Sieb.et Zucc.f.viridicalyx T.V.Chen

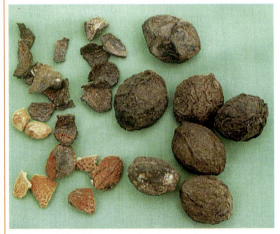

乌梅、乌梅肉

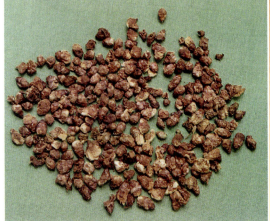

白梅花

本草纲目果部第二十九卷

5. 桃 Peach モモ

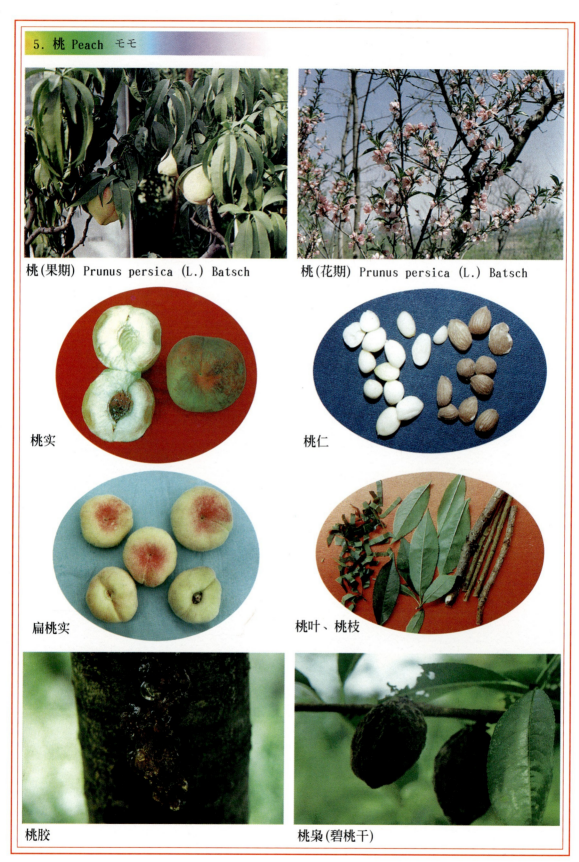

桃(果期) Prunus persica (L.) Batsch　　桃(花期) Prunus persica (L.) Batsch

桃实　　桃仁

扁桃实　　桃叶、桃枝

桃胶　　桃枭(碧桃干)

6. 栗 Chestnut クリ

栗 Castanea mollissima Bl.

栗实

栗壳

栗花(♂)

7. 天师栗 Aesculus Wilsonii トチノミ

天师栗(果期) Aesculus Wilsonii Rehd.

天师栗实

天师栗(花期) Aesculus Wilsonii Rehd.

8. 枣 Jujube ナツメ

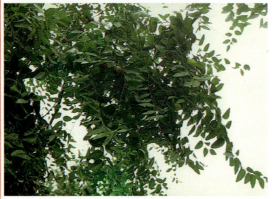

枣 Ziziphus jujuba Mill.var.inermis (Bge.) Rehd.

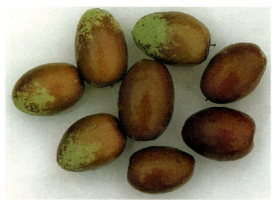

鲜枣

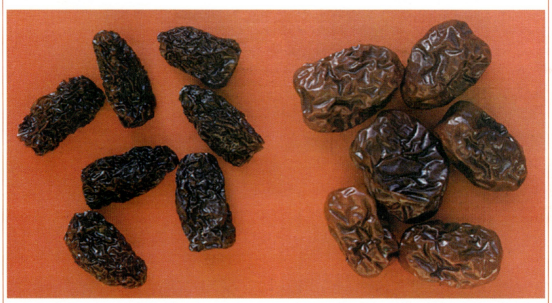

红枣、乌枣

以下药物未配彩图：
椰梅、苦枣

本草纲目果部第三十卷

1. 梨 Pear ナシ

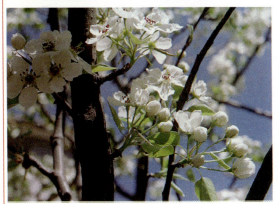
梨(花期) Pyrus bretschneideri Rehd.

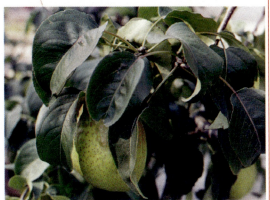
梨(果期) Pyrus bretschneideri Rehd.

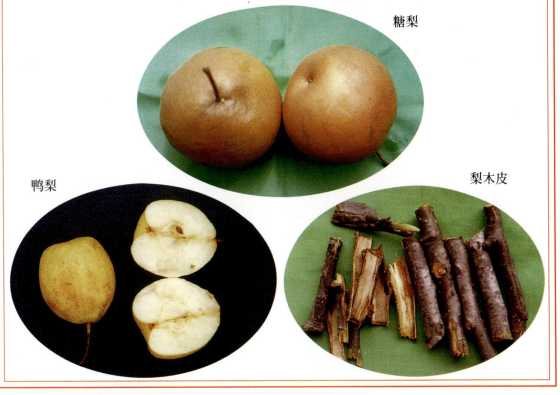
糖梨

鸭梨

梨木皮

2. 鹿梨 Pyrus Calleryana ヤマナシ

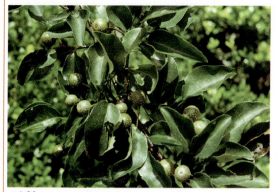
豆梨 Pyrus calleryana Decne.

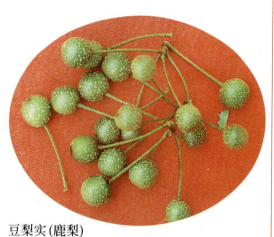
豆梨实(鹿梨)

3. 棠梨 Birchleaf Pear コリンゴ

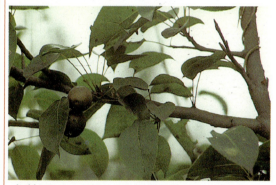
棠梨 Pyrus betulaefolia Bge.

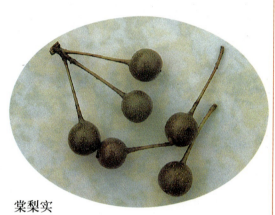
棠梨实

4. 海红 Cherry-apple Tree カイドウ

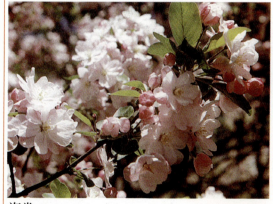
海棠 Malus micromalus Mak.

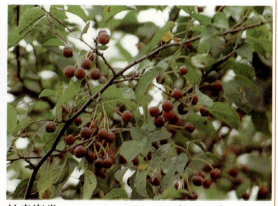
甘肃海棠 Malus Kansuensis (Batal.) Schneid.

海棠实

5. 木瓜 Chinese Flowering Quince ボケ

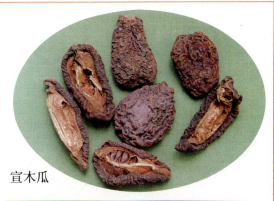

宣木瓜

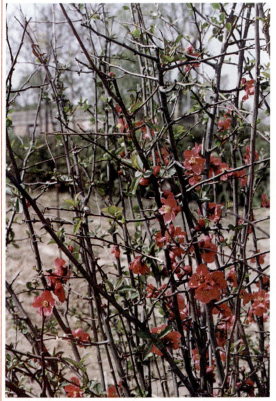

贴梗海棠 Chaenomeles lagenaria (Loisel.) Koidz.

6. 楂子

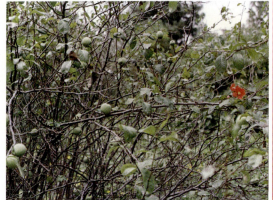

木桃 Chaenomeles lagenaria (Loisel.) Koidz. var.cathayensis (Hemsl.)Rehd.

楂子(果)

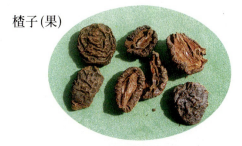

7. 榠楂 クハリン

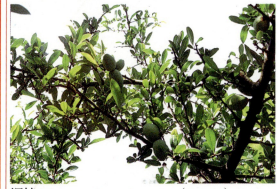

榠楂 Chaenomeles sinensis (Thouin) Koehne

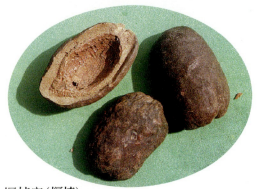

榠楂实(榠楂)

本草纲目果部第三十卷 245

8. 温桲 Quince マルメロ

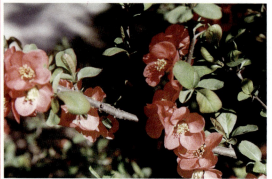
温桲 Cydonia oblonga Mill.

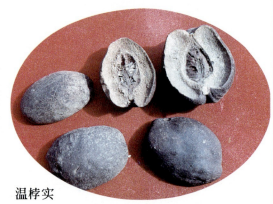
温桲实

9. 山楂 May Bloom サンザシ

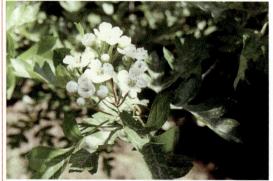
山楂 Crataegus pinnatifida Bge.var.major N.E.Br.

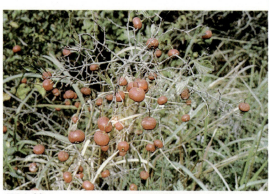
野山楂 Crataegus cuneata Sieb.et Zucc.

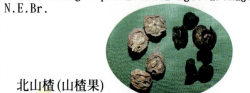
北山楂(山楂果)

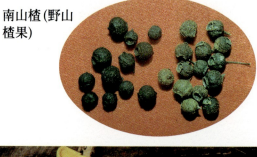
南山楂(野山楂果)

10. 庵罗果 Mango アンラカ

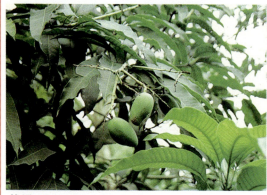
芒果 Mangifera indica L.

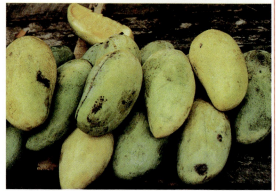
芒果实(庵罗果)

11. 柰 Apple ベニリンゴ

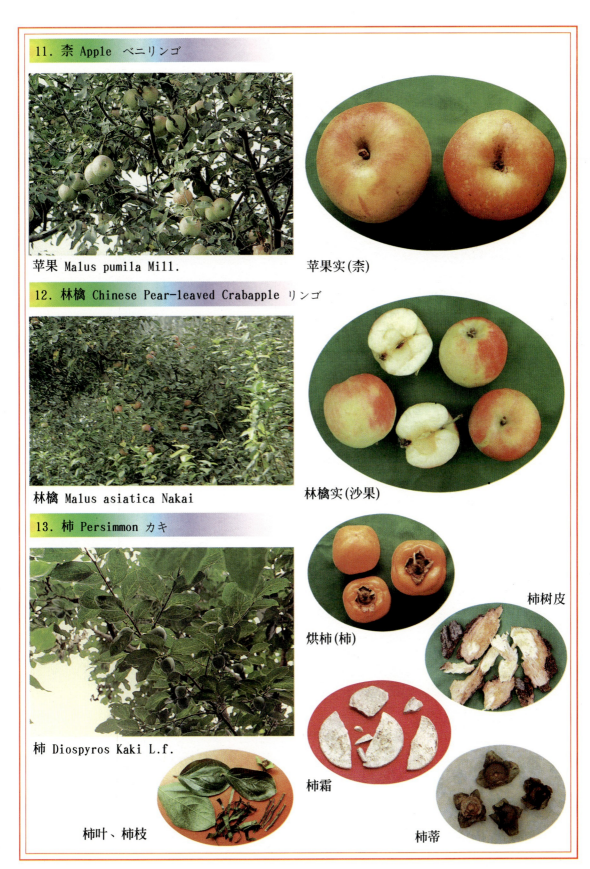

苹果 Malus pumila Mill.

苹果实(柰)

12. 林檎 Chinese Pear-leaved Crabapple リンゴ

林檎 Malus asiatica Nakai

林檎实(沙果)

13. 柿 Persimmon カキ

柿 Diospyros Kaki L.f.

烘柿(柿)

柿树皮

柿霜

柿叶、柿枝

柿蒂

14. 椑柿 The Indigenous Drugs of India シブガキ

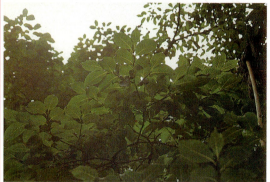

椑柿 Diospyros embryopteris Pers

15. 君迁子 Date Plum Fruit シナノガキ

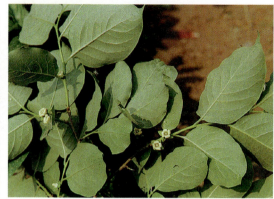

君迁子(花期) Diospyros lotus L.

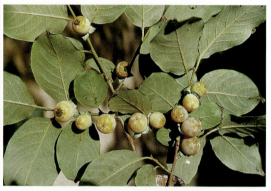

君迁子(果期) Diospyros lotus L.

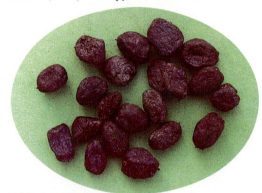

君迁子实(黑枣)

16. 安石榴 Pomegranate ザクロ

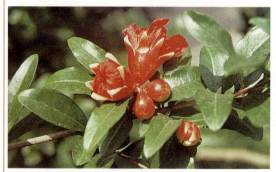

安石榴(花期) Punica granatum L.

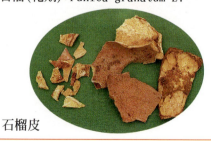

石榴皮

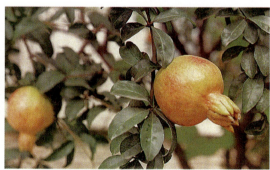

安石榴(果期) Punica granatum L.

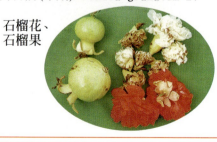

石榴花、石榴果

17. 橘 Tangerine オレンジ

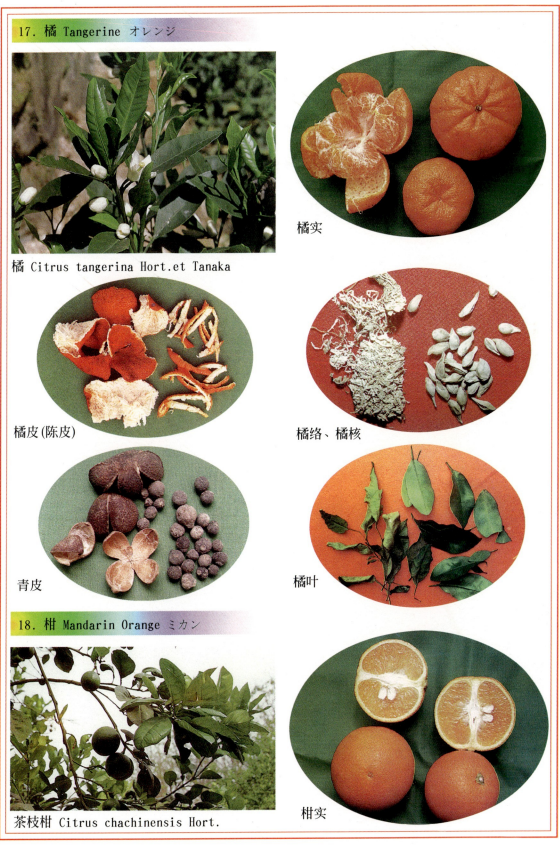

橘 Citrus tangerina Hort. et Tanaka

橘实

橘皮(陈皮)

橘络、橘核

青皮

橘叶

18. 柑 Mandarin Orange ミカン

茶枝柑 Citrus chachinensis Hort.

柑实

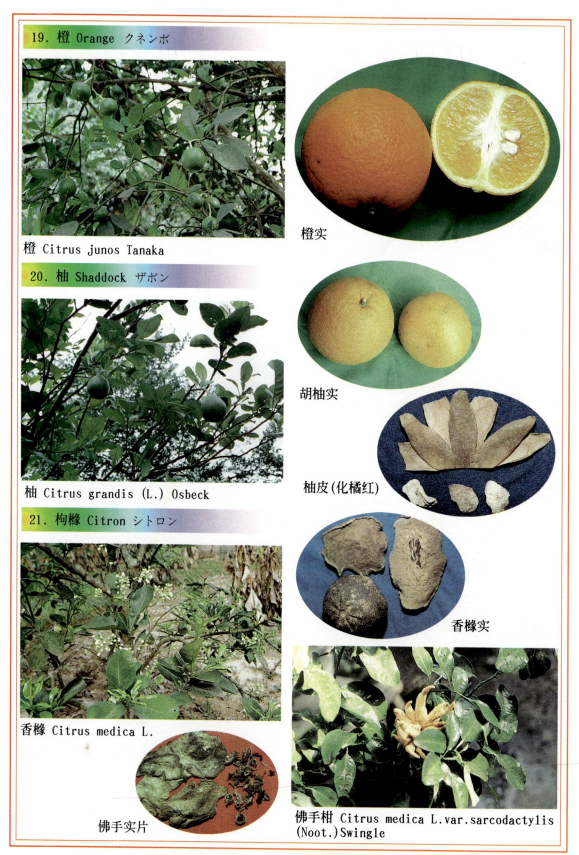

19. 橙 Orange クネンボ
橙 Citrus junos Tanaka
橙实

20. 柚 Shaddock ザボン
柚 Citrus grandis (L.) Osbeck
胡柚实
柚皮(化橘红)

21. 枸橼 Citron シトロン
香橼 Citrus medica L.
香橼实
佛手实片
佛手柑 Citrus medica L.var.sarcodactylis (Noot.)Swingle

22. 金橘 Kumquat キンカン

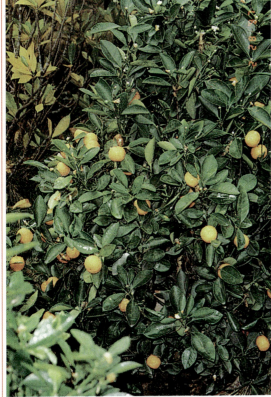
金橘(果期) Fortunella margarita (Lour.) Swingle

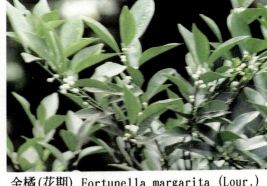
金橘(花期) Fortunella margarita (Lour.) Swingle

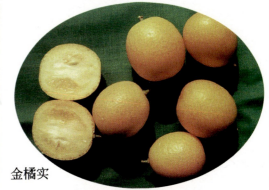
金橘实

23. 枇杷 Loquat ビワ

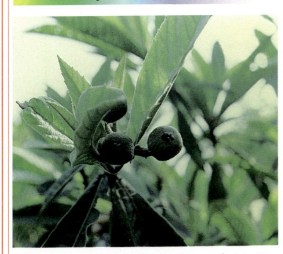
枇杷 Eriobotrya japonica (Thunb.) Lindl.

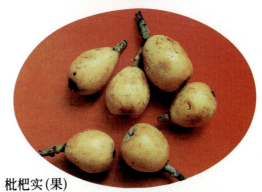
枇杷实(果)

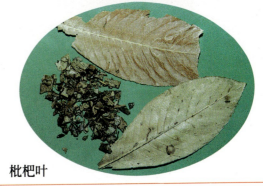
枇杷叶

24. 杨梅 Red Bayberry ヤマモモ

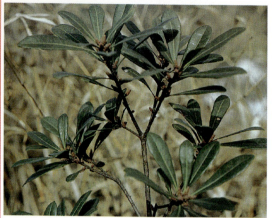

杨梅 Myrica rubra Sieb.et Zucc.

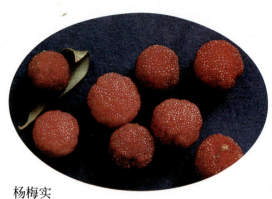

杨梅实

25. 樱桃 Cherry ユスラウメ

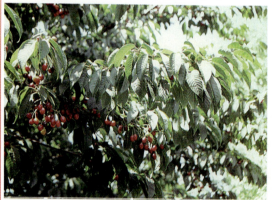

樱桃 Prunus pseudocerasus Lindl.

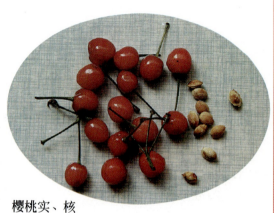

樱桃实、核

26. 山樱桃 Prunus Tomentosa ヤマザクラ

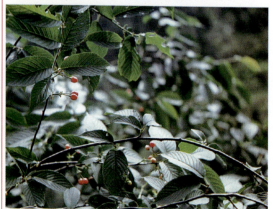

山樱桃 Prunus tomentosa Thunb.

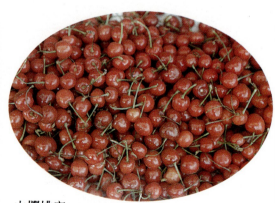

山樱桃实

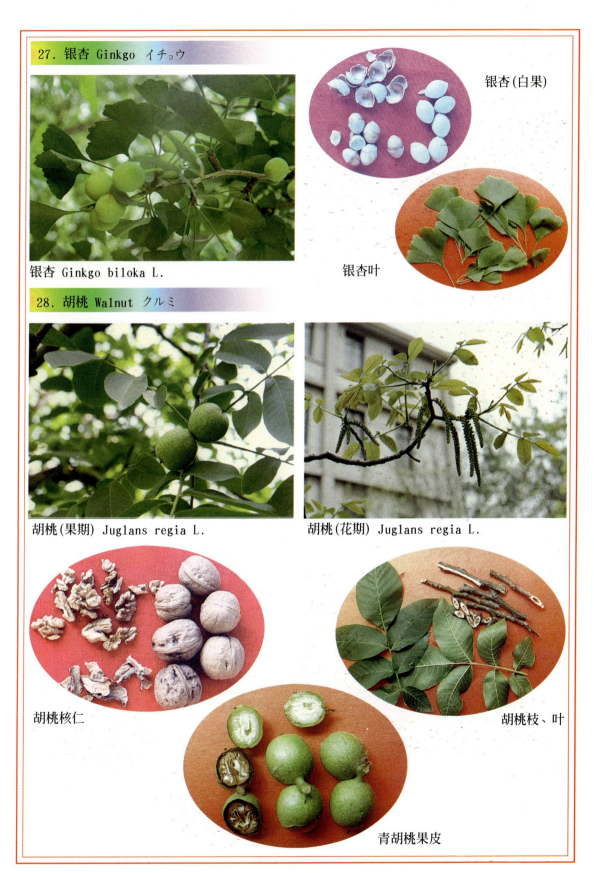

27. 银杏 Ginkgo イチョウ

银杏 Ginkgo biloka L. 银杏(白果) 银杏叶

28. 胡桃 Walnut クルミ

胡桃(果期) Juglans regia L. 胡桃(花期) Juglans regia L.

胡桃核仁 胡桃枝、叶

青胡桃果皮

本草纲目果部第三十卷 253

29. 榛 Hazel ハシバミ

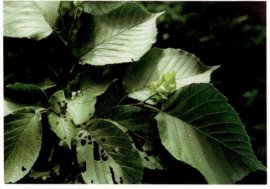

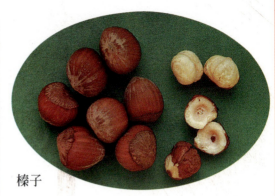
榛子

榛 Corylus heterophylla Fisch. ex Bess.

30. 槠子 Sweet Oak Fruit カシノミ

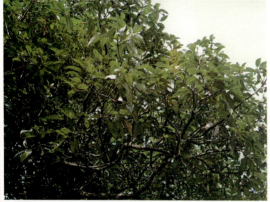

苦槠 Castanopsis sclerophylla (Lindl.) Schottky

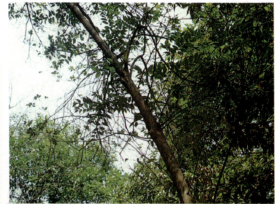

甜槠 Castanopsis eyrei (Champ. ex Benth.) Tutch.

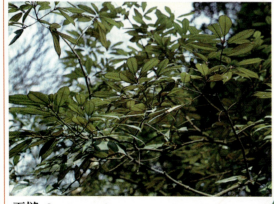

石槠 Castanopsis sp.

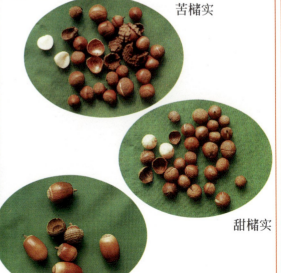

苦槠实

甜槠实

石槠实

31. 钩栗 Castanopsis Tibetana シラカシ

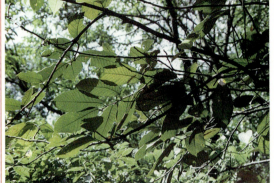

钩栗 Castanopsis tibetana Hance

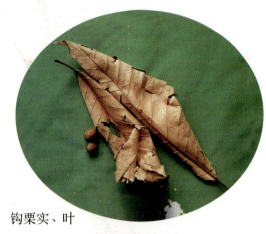

钩栗实、叶

32. 橡实 Acorn ツルバミ

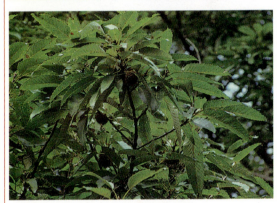

麻栎 Quercus acutissima Carr.

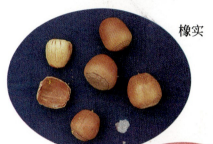

橡实

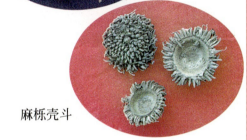

麻栎壳斗

33. 槲实 Acorn ハハソノミ

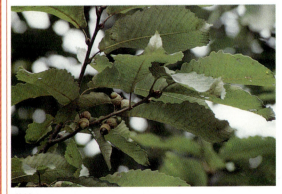

槲树 Quercus dentata Thunb.

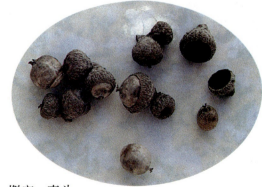

槲实、壳斗

以下药物未配彩图：
阿月浑子

本草纲目果部第三十一卷

1. 荔枝 Leechee レイシ

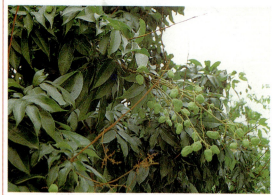

荔枝 Litchi chinensis Sonn.

2. 龙眼 Longan リュウガン

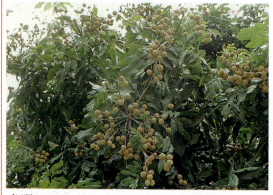

龙眼 Euphoria longan (Lour.)Steud.

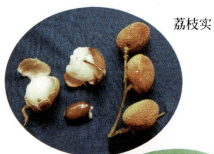

荔枝实

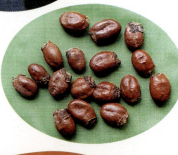

荔枝核

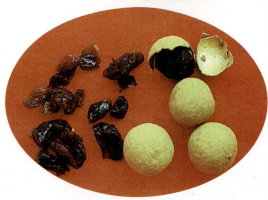

龙眼实、龙眼肉

3. 橄榄 Chinese Olive オリーブ

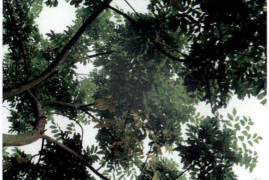
橄榄 Canarium album (Lour.) Raeusch.

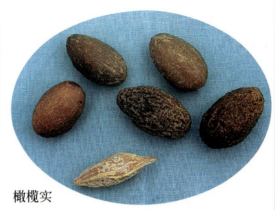
橄榄实

4. 木威子 Chinese Black Olive

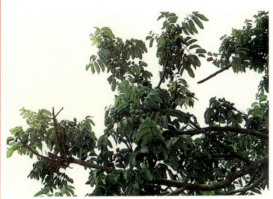
乌榄 Canarium pimela Koenig

5. 五敛子 Carambola Fruit ゴレンシ

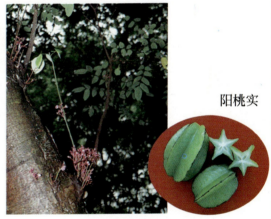
阳桃实

阳桃 Averrhoa carambola L.

6. 榧实 Chinese Torreya Nut カヤ

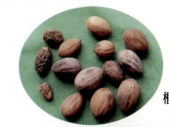
榧实(子)

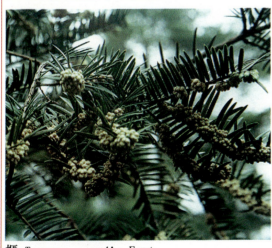
榧 Torreya grandis Fort.

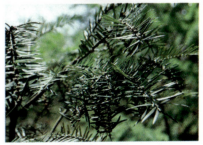
粗榧 Cephalotaxus sinensis (Rehd.et Wils.)Li

7. 海松子 Sea Pine マツノミ

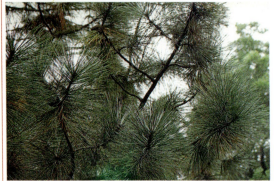
红松 Pinus Koraiensis Sieb.et Zucc.

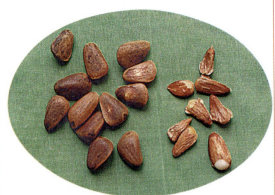
海松子(红松子)

8. 槟榔 Areca ビンロウ

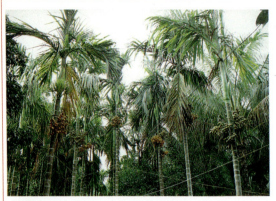
槟榔 Areca catechu L.

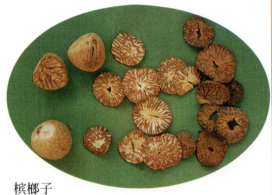
槟榔子

9. 大腹子 Areca Nut ダイフクシ

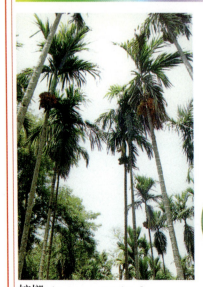
槟榔 Areca catechu L.

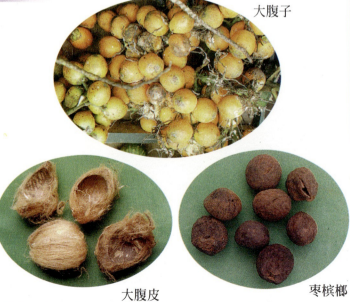
大腹子

大腹皮　　　　枣槟榔

10. 椰子 Coconut ヤシ

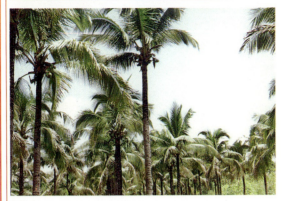

椰子 Cocos nucifera L.

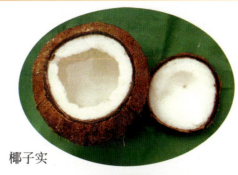

椰子实

椰子皮

11. 无漏子(波斯枣) Date Mussel ナツメヤシ

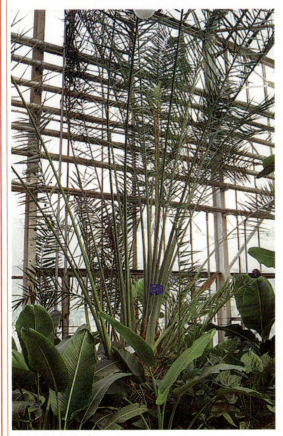

波斯枣树(海枣) Phoenix dactylifera L.

12. 桄椰子 Gomuti Palm ツグ

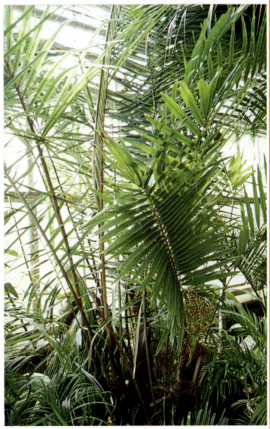

桄榔 Arenga pinnata (Wurmb) Merr.

本草纲目果部第三十一卷

13. 菠罗蜜 Pineapple パイナップル

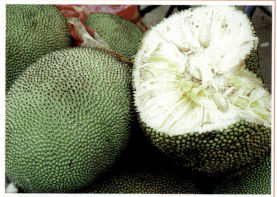
菠罗蜜

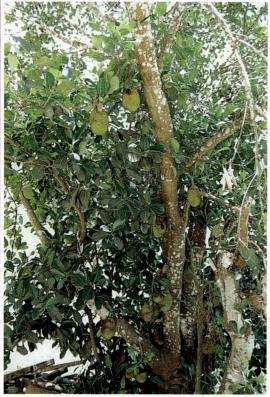
木菠罗 Artocarpus heterophyllus Lam.

14. 无花果 Fig イチジク

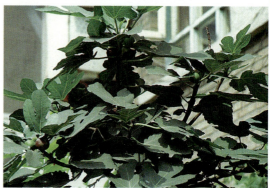
无花果 Ficus carica L.

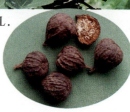
无花果实

15. 马槟榔 Caper Seed

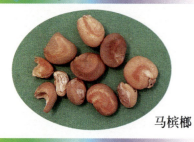
马槟榔

16. 枳椇 Japanese Raisintree ケンポナシ

枳椇实(拐枣)

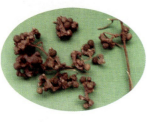

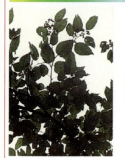
枳椇 Hovenia dulcis Thunb.

17. 韶子 Rambutan

韶子(果) Nephelium lappaceum L.var.topengii (Merr.)How et Ho

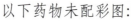

以下药物未配彩图：
龙荔、庵摩勒、毗梨勒、没梨勒、五子实、莎木面、阿勒勃、沙棠果、椰子、麂目、都念子、都桷子、都咸子、摩厨子

本草綱目果部第三十二卷

1. 秦椒 Pepper サンショウ

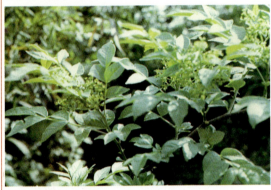

花椒 Zanthoxylum bungeanum Maxim.

2. 蜀椒 Pepper ナルハジカミ

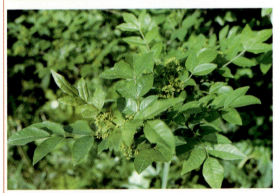

毛叶花椒(蜀椒) Zanthoxylum bungeanum Maxim.var.pubescens Huang

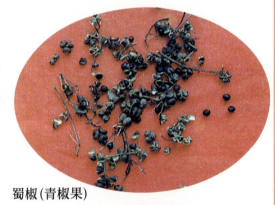

秦椒(花椒)

蜀椒(青椒果)

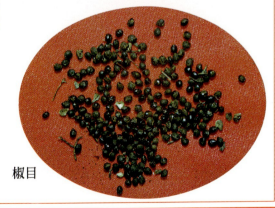

椒目

3. 崖椒 Wild Pepper イヌザンショウ

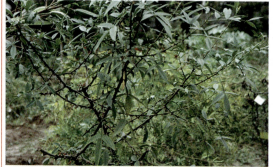

野花椒 Zanthoxyium simulans Hance

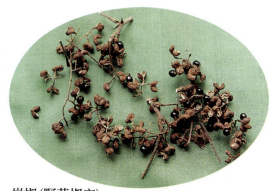

崖椒(野花椒实)

4. 蔓椒 Radix Zanthoxyli イタチハジカミ

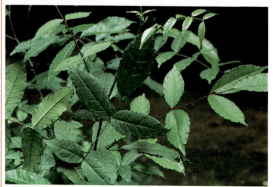

两面针 Zanthoxyium nitidum (Roxb.) DC.

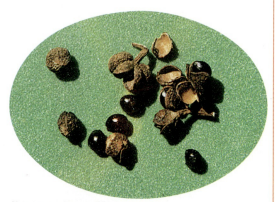

蔓椒(两面针果实)

5. 地椒 Thyme

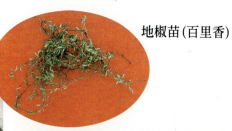

地椒苗(百里香)

百里香 Thymus serpyllum L.

6. 胡椒 Pepper コショウ

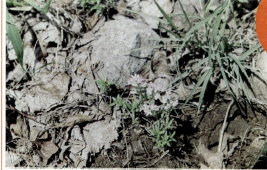

白胡椒

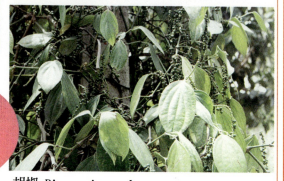

胡椒 Piper nigrum L.

7. 荜澄茄 Piper Cubeba ヒッチョウカ

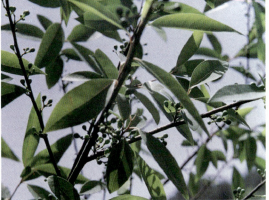

山鸡椒 Litsea cubeba (Lour.) Pers.

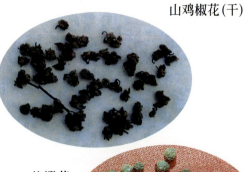

山鸡椒花(干)

荜澄茄

8. 吴茱萸 Evodia Rutaecarpa ゴシュユ

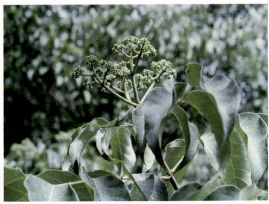

吴茱萸 Evodia rutaecarpa (Juss.) Benth.

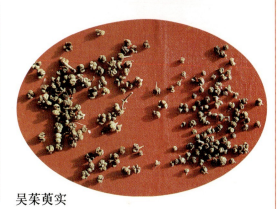

吴茱萸实

9. 食茱萸 Ailanthus Prickly Ash カラスノサンショウ

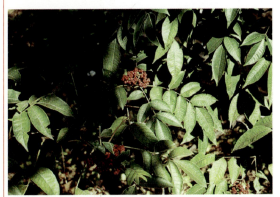

樗叶花椒 Zanthoxylum ailanthoides Sieb.et Zucc.

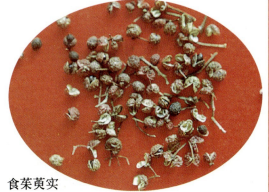

食茱萸实

10. 盐麸子 Chinese Sumac Seed フシノキノミ

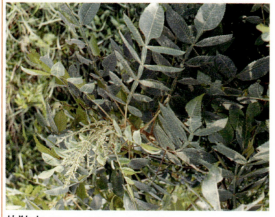

盐肤木 Rhus chinensis Mill.

盐麸子

11. 茗 Tender Tea Leaves メザマシグサ

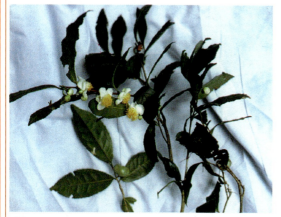

茶 Camellia sinensis O.Ktze.

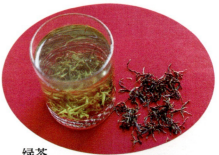

绿茶

红茶

12. 皋芦 トウチャ

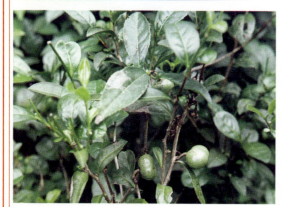

皋芦 Camellia sinensis O.Ktze.Var.macrophylla Sieb.

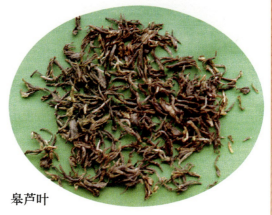

皋芦叶

本草纲目果部第三十三卷

1. 甜瓜 Muskmelon マクワウリ

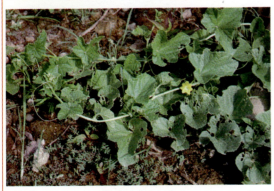

甜瓜 Cucumis melo L.

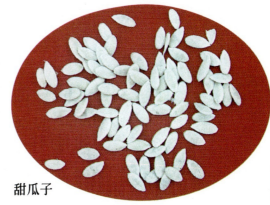

甜瓜子

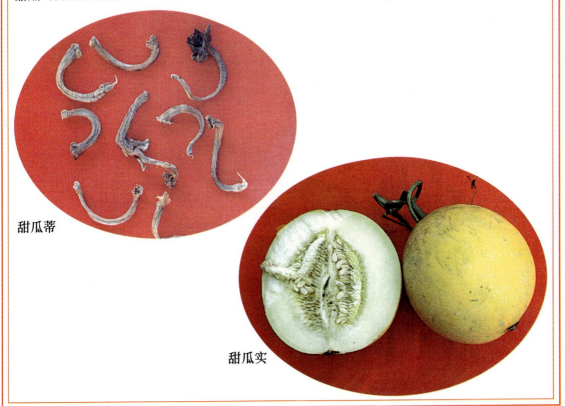

甜瓜蒂

甜瓜实

2. 西瓜 Watermelon スイカ

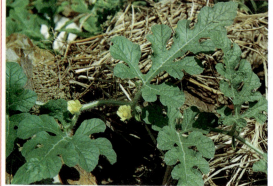
西瓜(花期) Citrullus vulgaris Schrad.

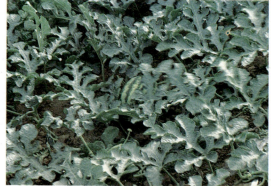
西瓜(果期) Citrullus vulgaris Schrad.

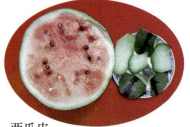
西瓜果、西瓜皮

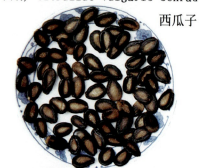
西瓜子

3. 葡萄 Grape ブドウ

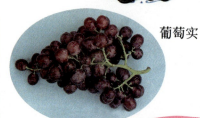
葡萄实

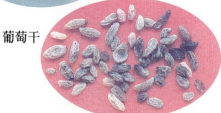
葡萄干

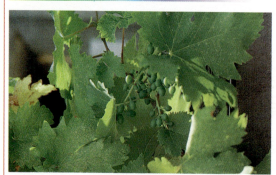
葡萄 Vitis vinifera L.

4. 蘡薁 Astrictive Grape ヤブドウ

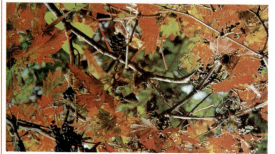
蘡薁 Vitis thunbergii Sieb. et Zucc.

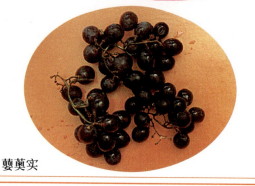
蘡薁实

5. 猕猴桃 Yangtao シラクチ

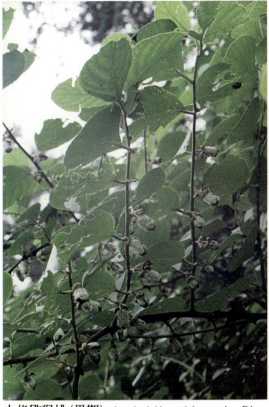

中华猕猴桃(果期) Actinidia chinensis Planch.

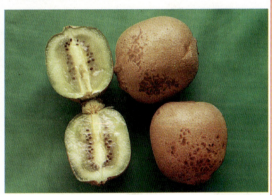

刺毛猕猴桃(花期) Actinidia chinensis Planch.var.sitosa L.

猕猴桃实

6. 甘蔗 Sugarcane サトウキビ

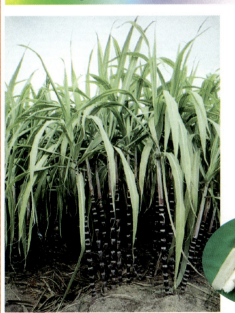

甘蔗 Saccharum sinensis Roxb.

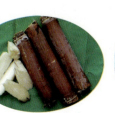

甘蔗(茎)

7. 沙糖 Granulated Sugar ザラメ

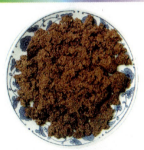

红沙糖

8. 石蜜 Honey コオリザトウ

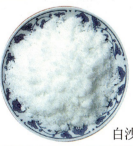

白沙糖(石蜜)

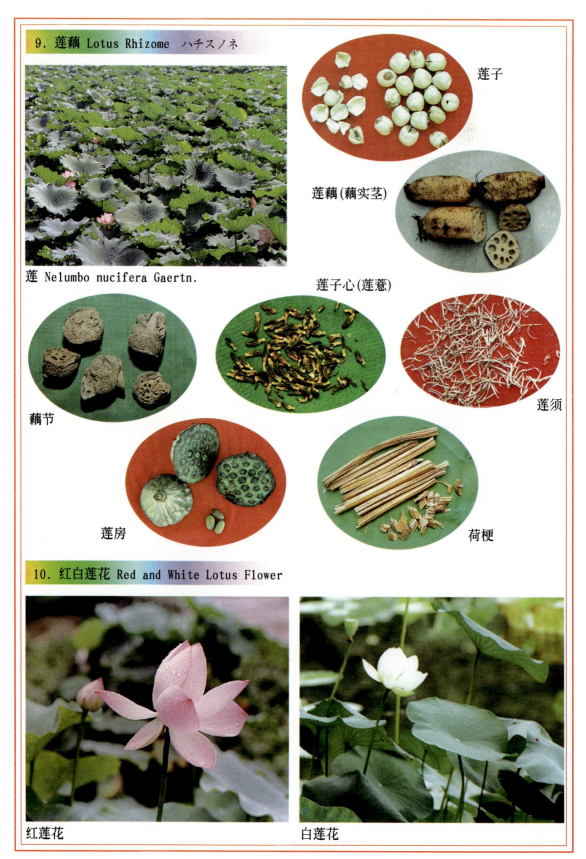

11. 芰实 Ling ヒシノミ

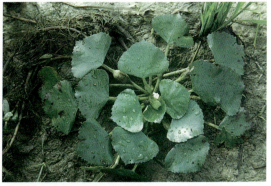

菱 Trapa bispinosa Roxb.

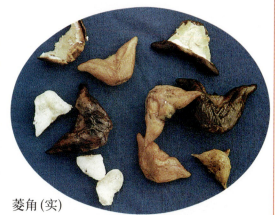

菱角(实)

12. 芡实 Gorgon Fruit ミズブキノシ

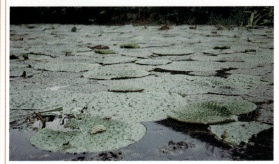

芡 Euryale ferox Salisb.

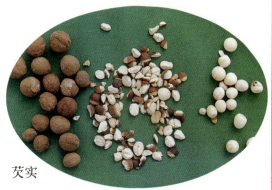

芡实

13. 乌芋 Water Chestnut クロクワイ

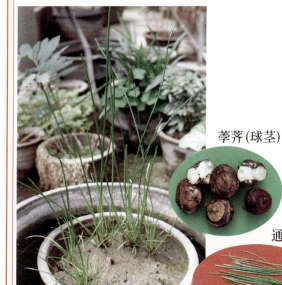

荸荠(球茎)

荸荠 Heleocharis dulcis (Burm.f.)Trin.Ex Henschel

通天草(茎)

14. 慈姑 Arrowhead クワイ

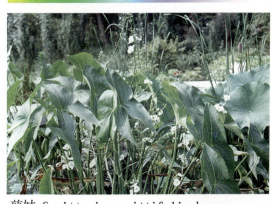

慈姑 Sagittaria sagittifolia L.

慈姑(块茎)

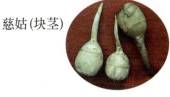

以下药物未配彩图：刺蜜

本草纲目木部第三十四卷

1. 柏 Cedar コノテガシワ

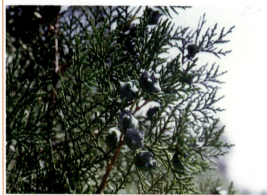

侧柏 Biota orientalis (L.)Endl.

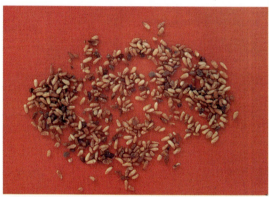

柏实(柏子仁)

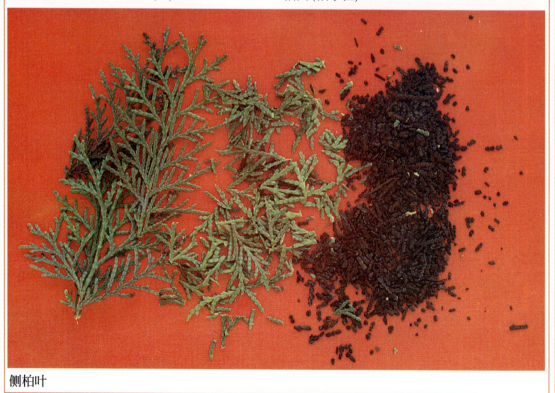

侧柏叶

2. 松 Pine マツ

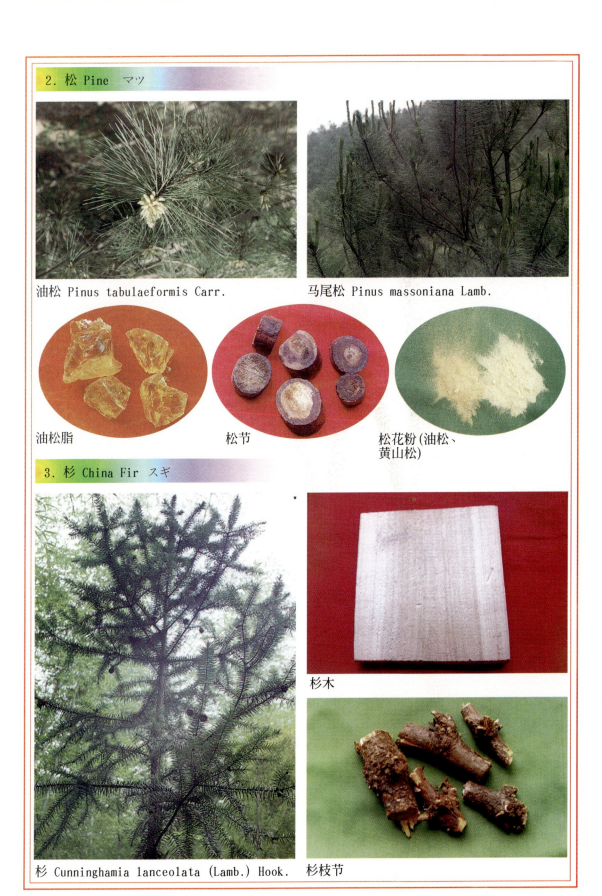

油松 Pinus tabulaeformis Carr.　　马尾松 Pinus massoniana Lamb.

油松脂　　松节　　松花粉(油松、黄山松)

3. 杉 China Fir スギ

杉 Cunninghamia lanceolata (Lamb.) Hook.　　杉木　　杉枝节

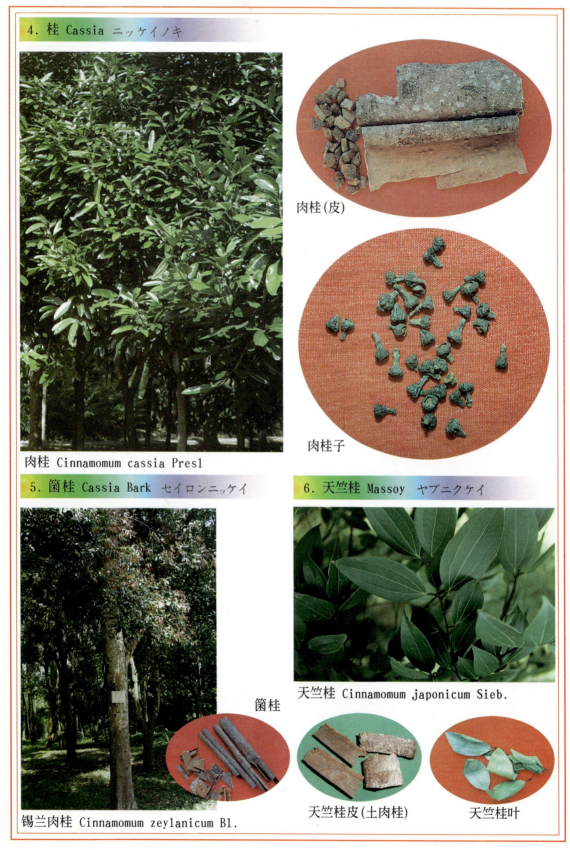

4. 桂 Cassia ニッケイノキ

肉桂(皮)

肉桂子

肉桂 Cinnamomum cassia Presl

5. 箘桂 Cassia Bark セイロンニッケイ

6. 天竺桂 Massoy ヤブニッケイ

天竺桂 Cinnamomum japonicum Sieb.

箘桂

锡兰肉桂 Cinnamomum zeylanicum Bl.

天竺桂皮(土肉桂)　天竺桂叶

7. 月桂 Laurel ヤブニッケイ

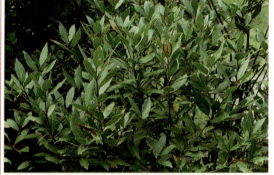
月桂 Laurus nobilis L.

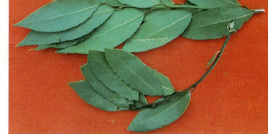
月桂叶

8. 木兰 Lily Magnolia モクレン

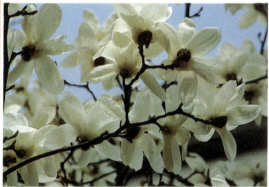
玉兰 Magnolia denudata Desr.

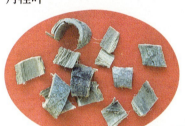
木兰皮

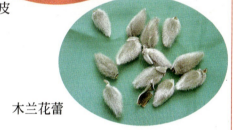
木兰花蕾

9. 辛荑 Magnolia Flower ヤマアララギ

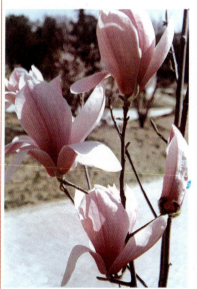
辛荑 Magnolia liliflora Desr.　望春花 Magnolia biondii Pamp.

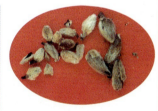
辛荑(花蕾)

本草纲目木部第三十四卷　273

10. 沉香 Agalloch Eaglewood ジンコウ

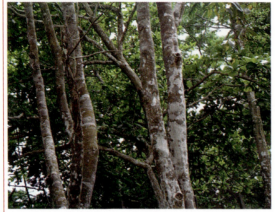

白木香 Aquilaria sinensis (Lour.)Gilg

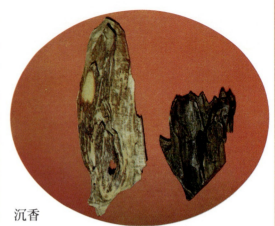

沉香

11. 丁香 Clove チョウジ

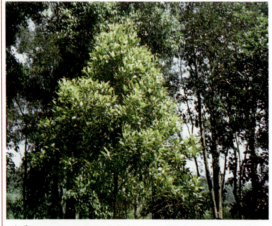

丁香 Syzygium aromaticum (L.) Merr.et Perry

鸡舌香、丁香

12. 檀香 Sanders ビャクダン

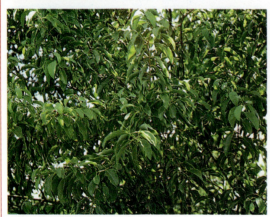

檀香 Santalum album L.

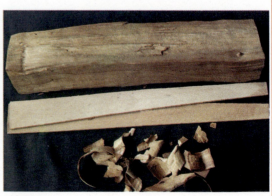

檀香木

13. 降真香 Tanarius Major

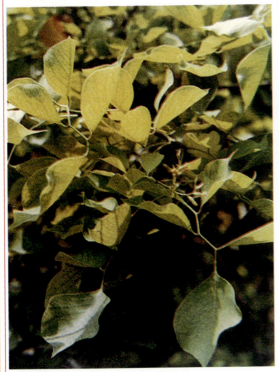

降香檀 Dalbergia odorifera T.Chen

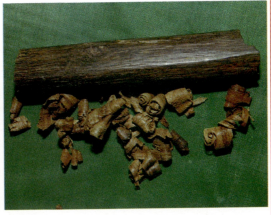

降香

14. 楠 Nanmu ナンボク

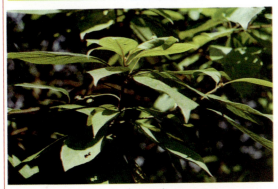

楠木 Phoebe nanmu (Oliv.) Gamble

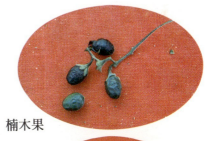

楠木果

楠木叶

15. 樟 Camphor Tree クスノキ

樟果

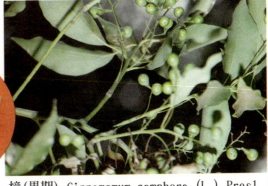

樟(果期) Cinnamomum camphora (L.) Presl

16. 钓樟 Litsea Cubeba クロモジ

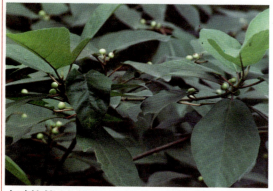
大叶钓樟(木姜子) Lindera umbellata Thunb.

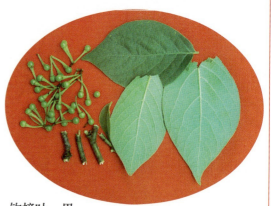
钓樟叶、果

17. 乌药 Three-nerved Spicebush Root ウヤク

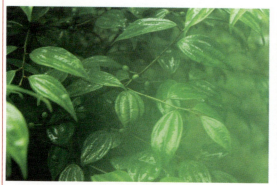
乌药 Lindera strychnifolia (Sieb.et Zucc.) Villar

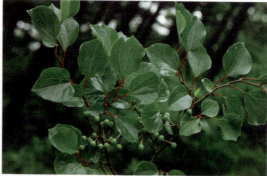
三桠乌药 Lindera obtusiloba Bl.

乌药根

18. 枫香脂 Resina Liquidamberis カエデノヤニ

枫香脂(白胶香)

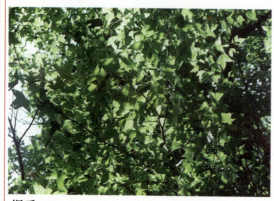
枫香 Linquidambar taiwaniana Hance

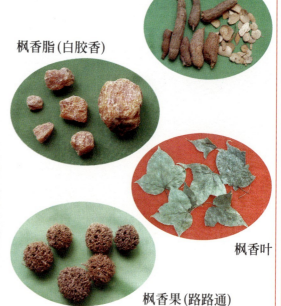
枫香叶

枫香果(路路通)

276　本草纲目木部第三十四卷

19. 熏陆香(乳香) Mastic Gum ニュウコウ

乳香　　　　　　　　　　　　　　　制乳香

20. 没药 Myrrh モツヤク

没药　　　　　　　　　　　　　　　制没药

21. 麒麟竭 Dragon's Blood カンボクノヤニ

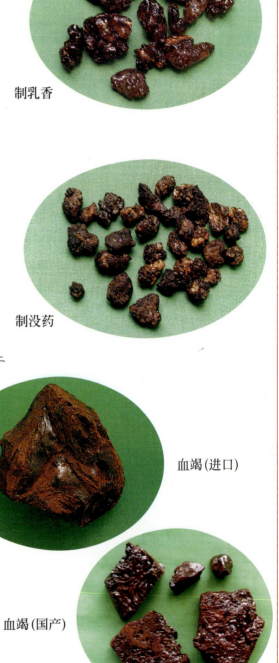

血竭(进口)

血竭(国产)

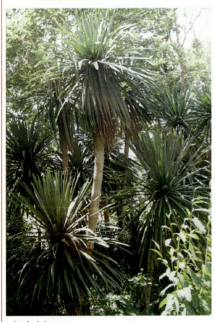

龙血树 Dracaena ombet Kolschy

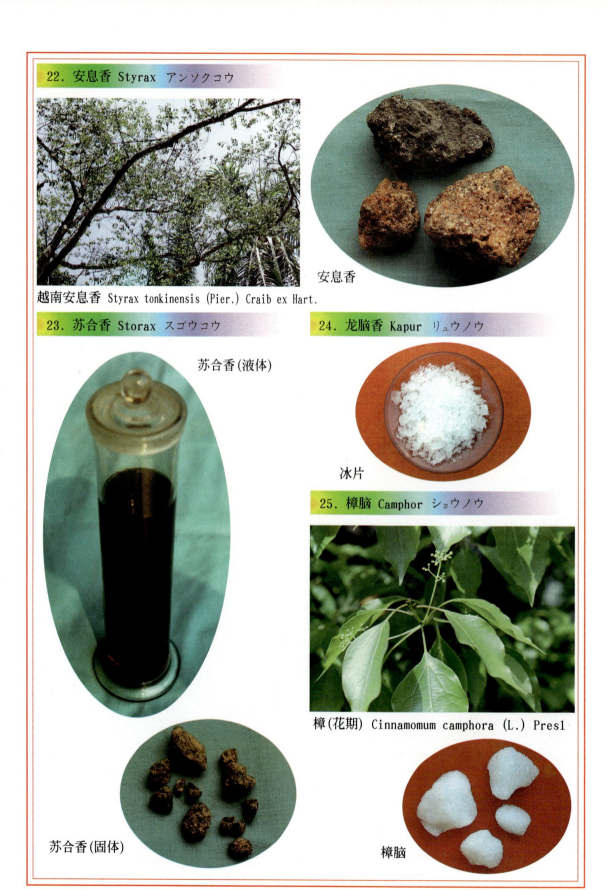

26. 阿魏 Asafoetide

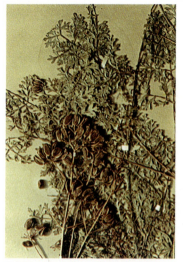
阿魏 Ferula assafoetida L.

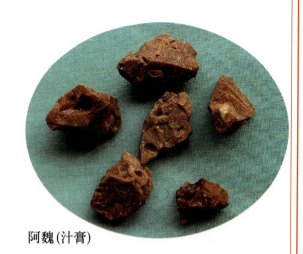
阿魏(汁膏)

27. 芦荟 Barbados Aloe アロエ

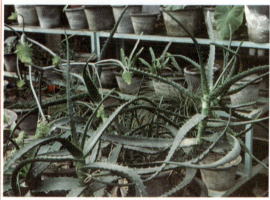
库拉索芦荟 Aloe vera L.

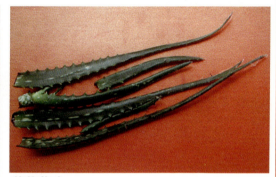
芦荟茎叶

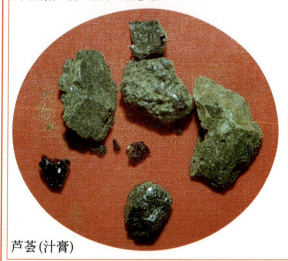
芦荟(汁膏)

以下药物未配彩图：
密香、櫰香、必栗香、质汗、檐糖香、笃耨香、返魂香

本草纲目木部第三十四卷 279

本草纲目木部第三十五卷

1. 檗木 Cork Tree キハダ

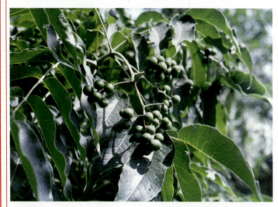

黄檗 Phellodendron amurense Rupr.

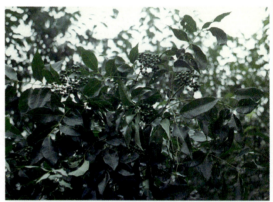

黄皮树 Phellodendron chinense Schneid.

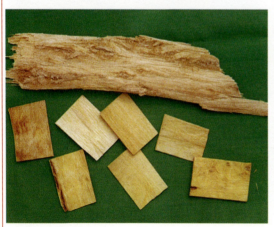

关黄柏(黄檗树皮)

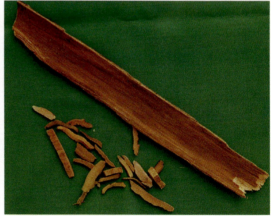

川黄柏(黄皮树皮)

2. 小檗 Barberry メギ

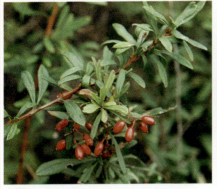

小檗 Berberis amurensis Rupr.

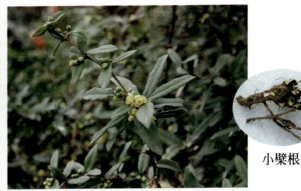

多花小檗(花期) Berberis polyantha Hemsl.

小檗根

3. 黄栌 Smoke Tree ハゼノキ

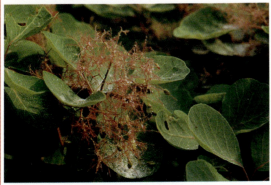

黄栌 Cotinus coggygria Scop.

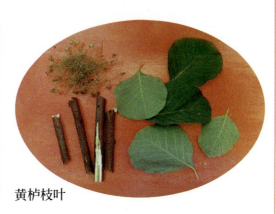

黄栌枝叶

4. 厚朴 Magnolia Bark コウボク

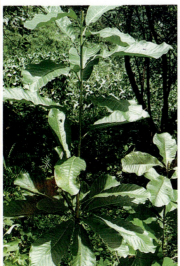

厚朴 Magnolia officinalis Rehd.et Wils.

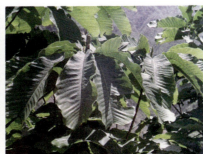

凹叶厚朴 Magnolia biloba (Rehd.et Wils.)Cheng

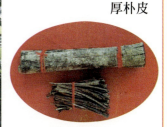

厚朴皮

厚朴花

本草纲目木部第三十五卷 281

5. 杜仲 Tu-chung トチュウ

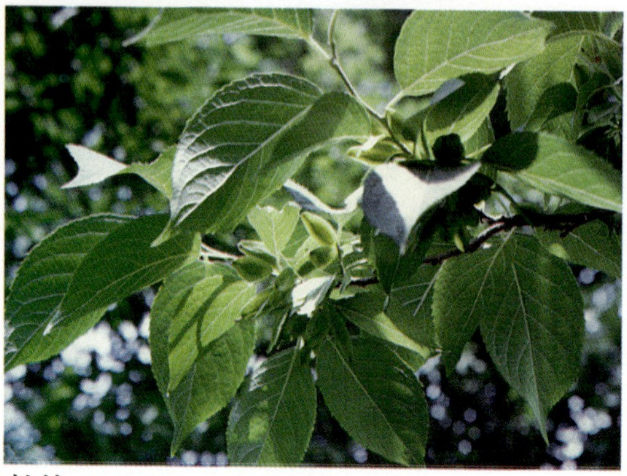

杜仲 Eucommia ulmoides Oliv.

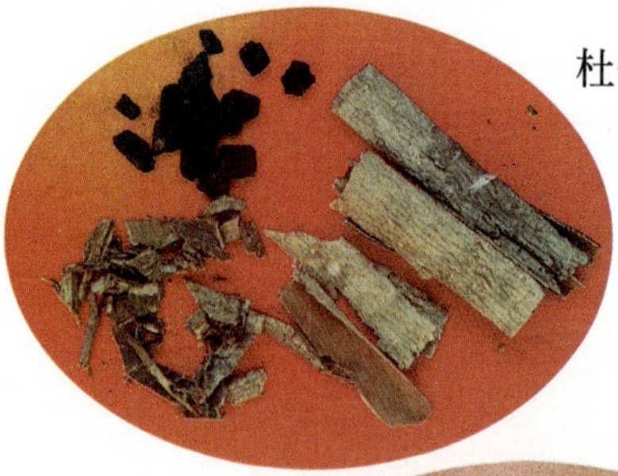

杜仲皮

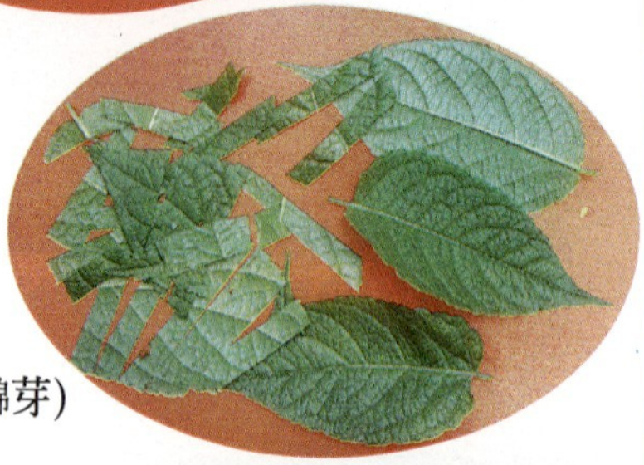

嫩杜仲叶(棉芽)

6. 椿樗 Heaven Tree タマツバキ

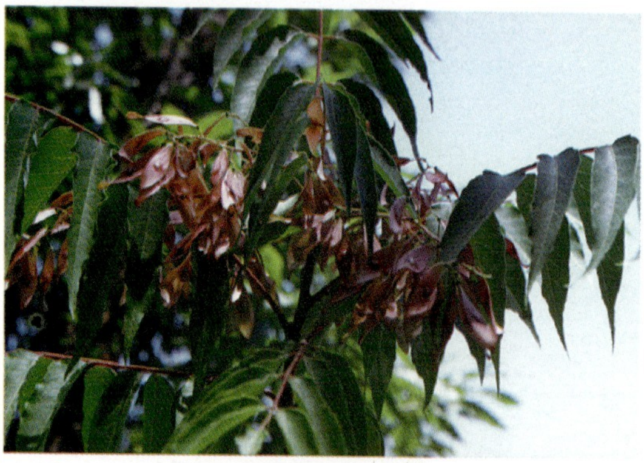

臭椿 Ailanthus altissima (Mill.) Swingle

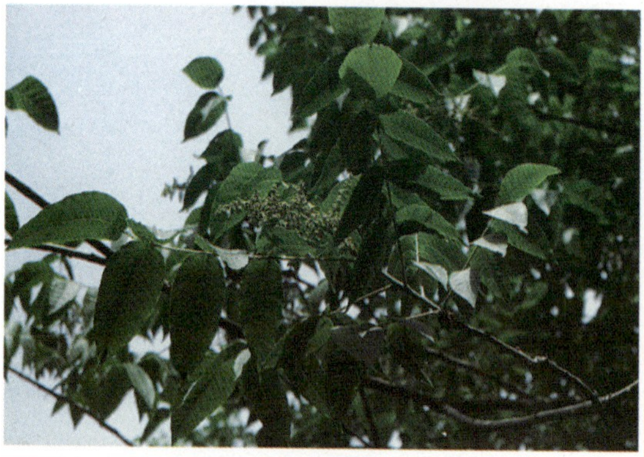

香椿 Toona sinensis (A.Juss.) Roem.

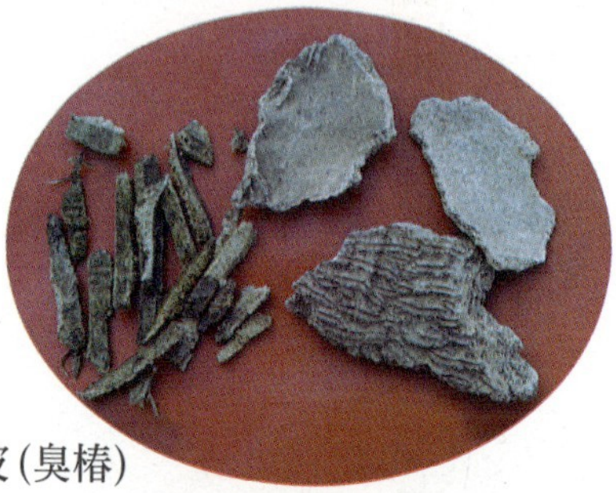

椿根皮(臭椿)

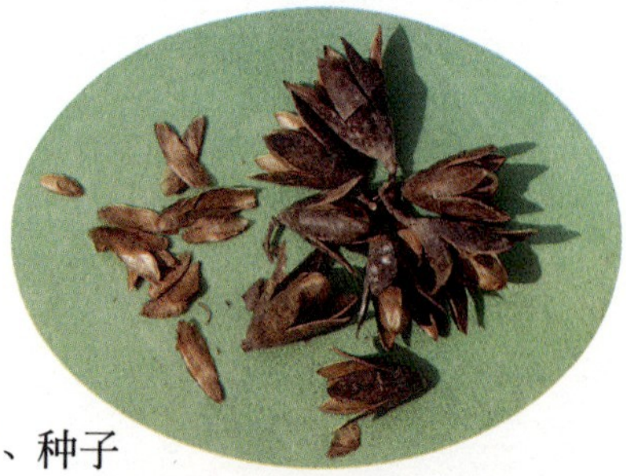

香椿果、种子

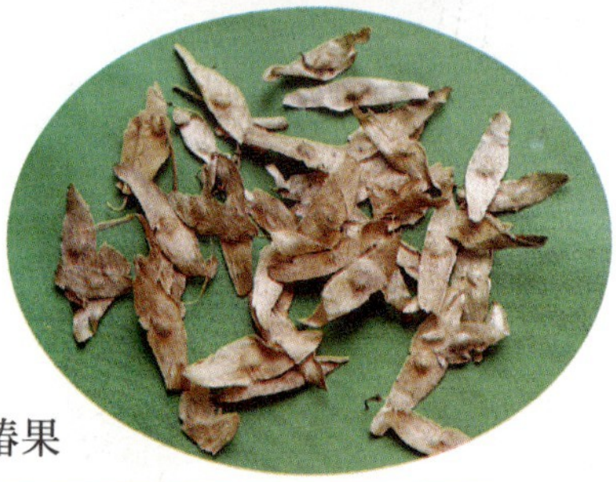

臭椿果

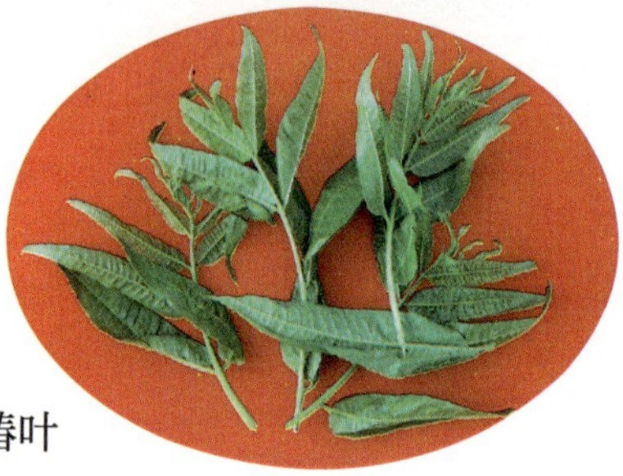

香椿叶

7. 漆 Lacquer Tree ウルシ

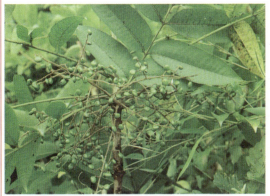
漆树 Rhus verniciflua Stokes

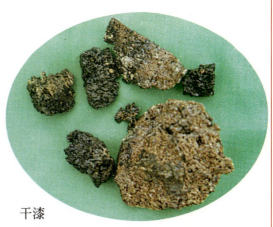
干漆

8. 梓 Chinese Catalpa アズサ

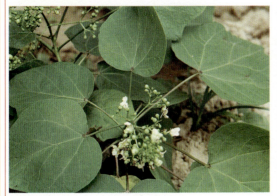
梓树(花期) Catalpa ovata G.Don

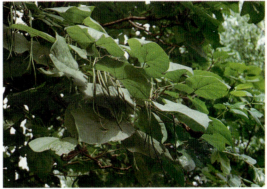
梓树(果期) Catalpa ovata G.Don

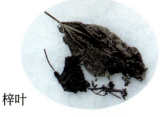
梓叶

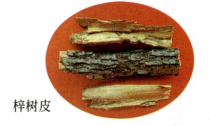
梓树皮

9. 楸 Chinese Catalpa ヒサギ

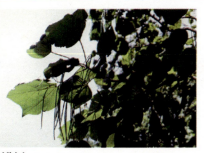
楸树 Catalpa bungei C.A.Mey.

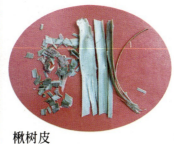
楸树皮

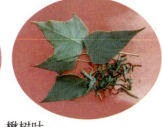
楸树叶

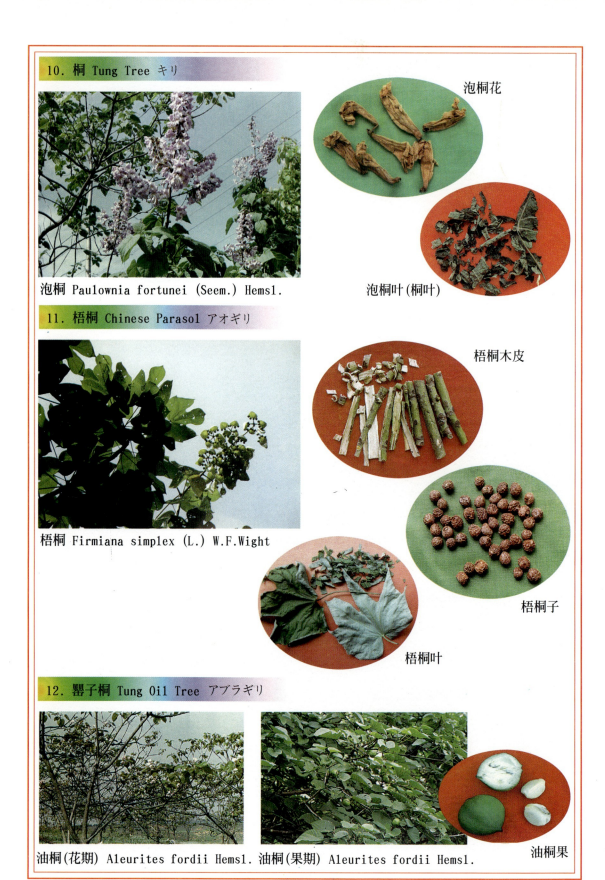

13. 海桐 Pittosporum Tobira トベラ

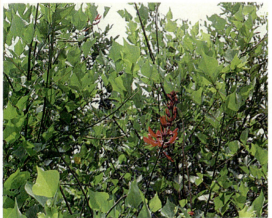
刺桐 Erythrina variegata L.var.orientalis (L.)Merr.

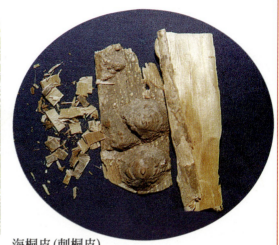
海桐皮(刺桐皮)

14. 楝 Chinaberry センダン

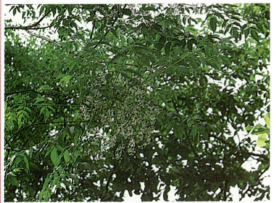
川楝 Melia toosendan Sieb.et Zucc.

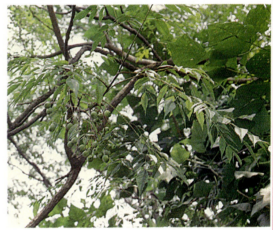
苦楝 Melia azedarach L.

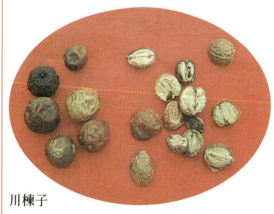
川楝子

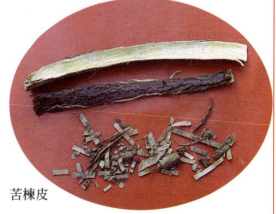
苦楝皮

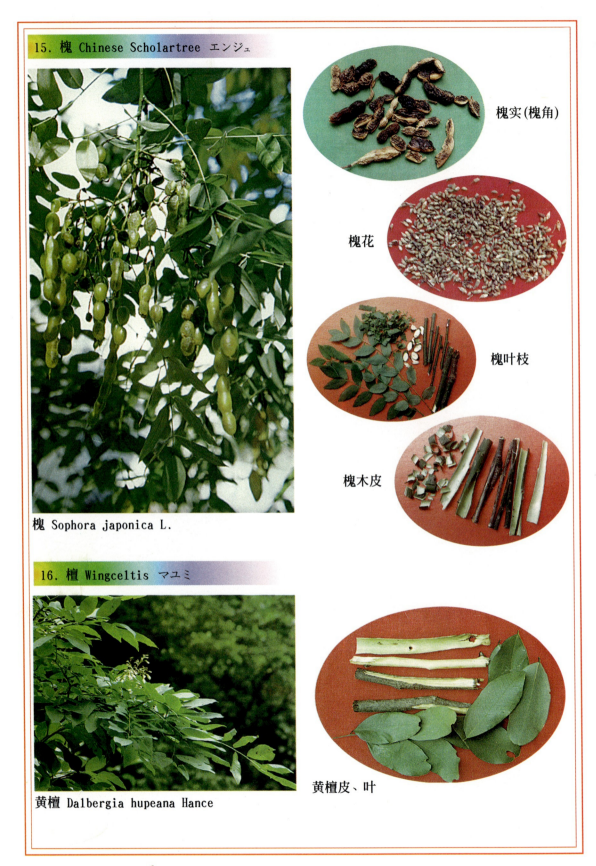

17. 荚蒾 ガマズミ

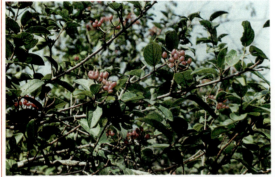
荚蒾 Viburnum dilatatum Thunb.

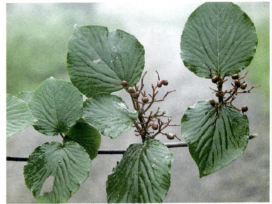
阔叶荚蒾 Viburnum lobophyllum Graebn.

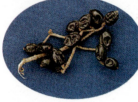
荚蒾果

18. 秦皮 Ash Bark トネリコ

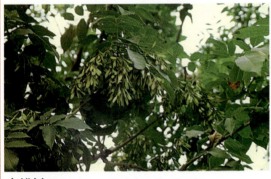
白蜡树 Fraxinus Chinensis Roxb.

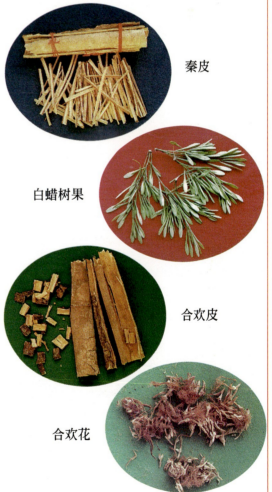

秦皮

白蜡树果

合欢皮

合欢花

19. 合欢 Silk Tree ネムノキ

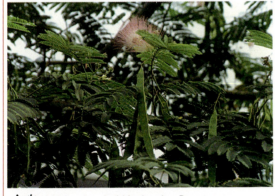
合欢 Albizzia julibrissin Durazz.

20. 皂荚 Chinese Honey Locust サイカチ

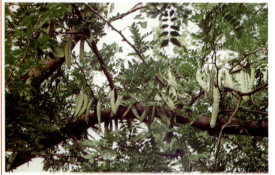

皂荚 Gleditsia sinensis Lam.

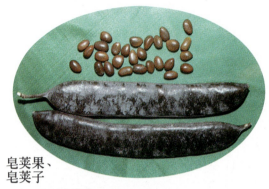

皂荚果、皂荚子

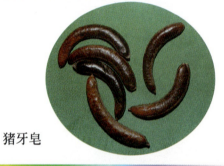

猪牙皂

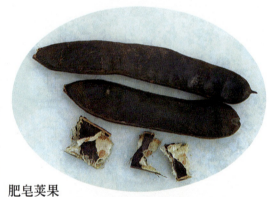

皂荚刺

21. 肥皂荚 Chinese Gymnocladus

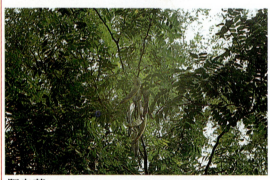

肥皂荚 Gymnocladus chinensis Baill.

肥皂荚果

22. 无患子 Soapberry ムクロジ

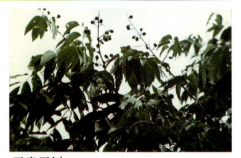

无患子树 Sapindus mukorossi Gaertn.

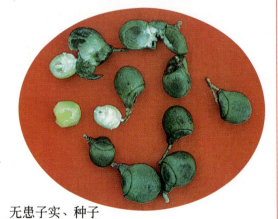

无患子实、种子

23. 栾华 Goldenrain Tree Flower モクゲンジ

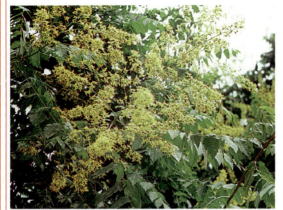

栾树 Koelreuteria paniculata Laxm.

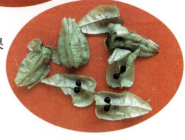

栾树花(栾华)

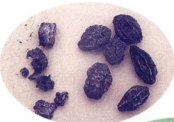

栾树果

24. 诃黎勒 Myrobalan カリロク

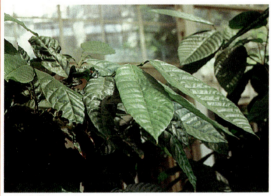

诃子树 Terminalia chebula Retz.

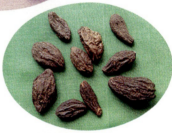

诃黎勒(诃子、诃子肉)

藏青果

25. 榉 Beech ケヤキ

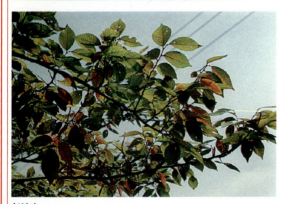

榉树 Zelkova schneideriana Hand.-Mazz.

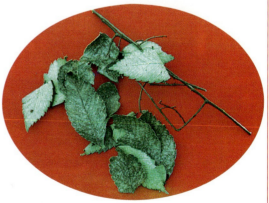

榉树叶、榉树枝

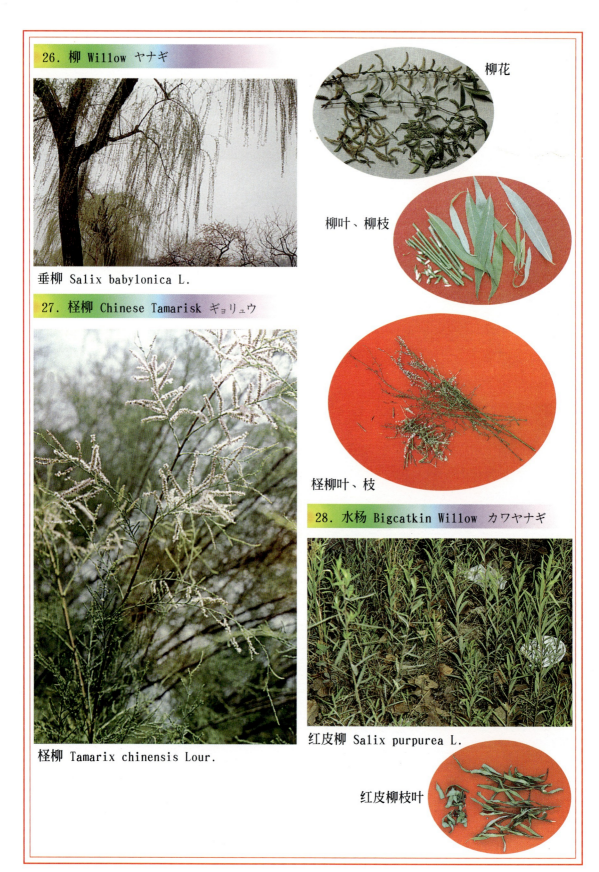

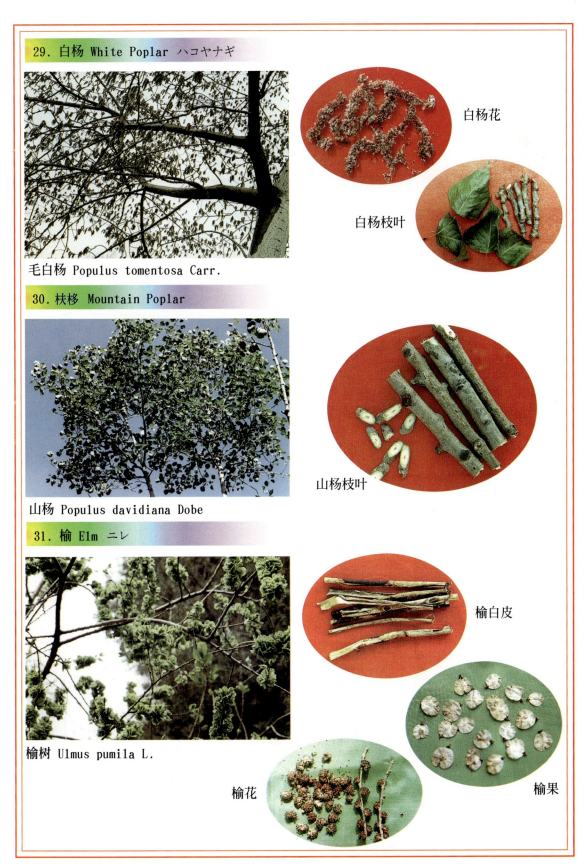

29. 白杨 White Poplar ハコヤナギ

毛白杨 Populus tomentosa Carr.

白杨花

白杨枝叶

30. 枳椇 Mountain Poplar

山杨 Populus davidiana Dobe

山杨枝叶

31. 榆 Elm ニレ

榆树 Ulmus pumila L.

榆白皮

榆花　榆果

32. 朗榆 Ulmus Parvifolia アキニレ

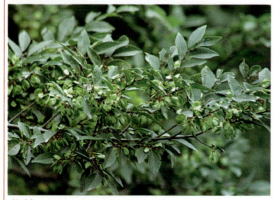

榔榆 Ulmus parvifollia Jacq.

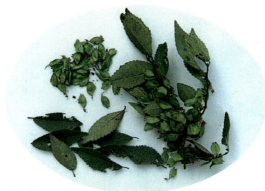

榔榆果、叶

33. 芜荑 Fructus Ulmi ヒキザクラ

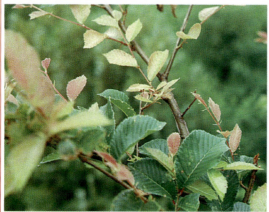

大果榆 Ulmus macrocarpa Hance

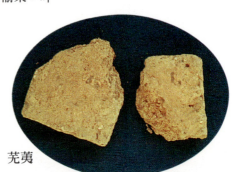

芜荑

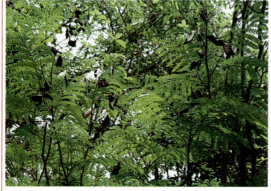

大果榆枝叶

34. 苏方木 Lignum Sappan スホウ

苏木 Caesalpinia sappan L.

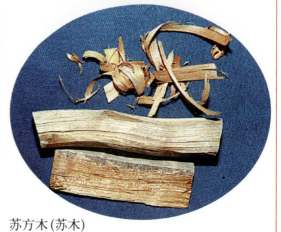

苏方木(苏木)

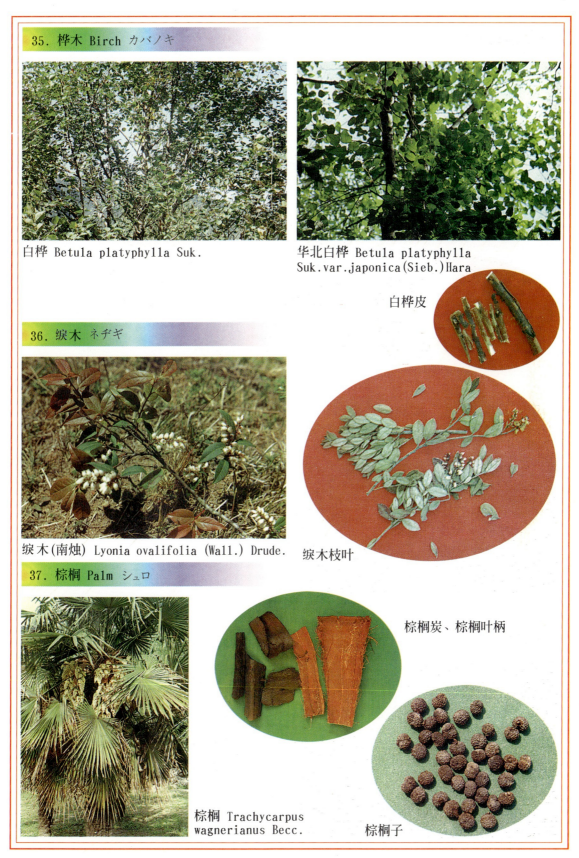

35. 桦木 Birch カバノキ

白桦 Betula platyphylla Suk.

华北白桦 Betula platyphylla Suk.var.japonica(Sieb.)Hara

白桦皮

36. 㭴木 ネヂギ

㭴木(南烛) Lyonia ovalifolia (Wall.) Drude.

㭴木枝叶

37. 棕榈 Palm シュロ

棕榈炭、棕榈叶柄

棕榈 Trachycarpus wagnerianus Becc.

棕榈子

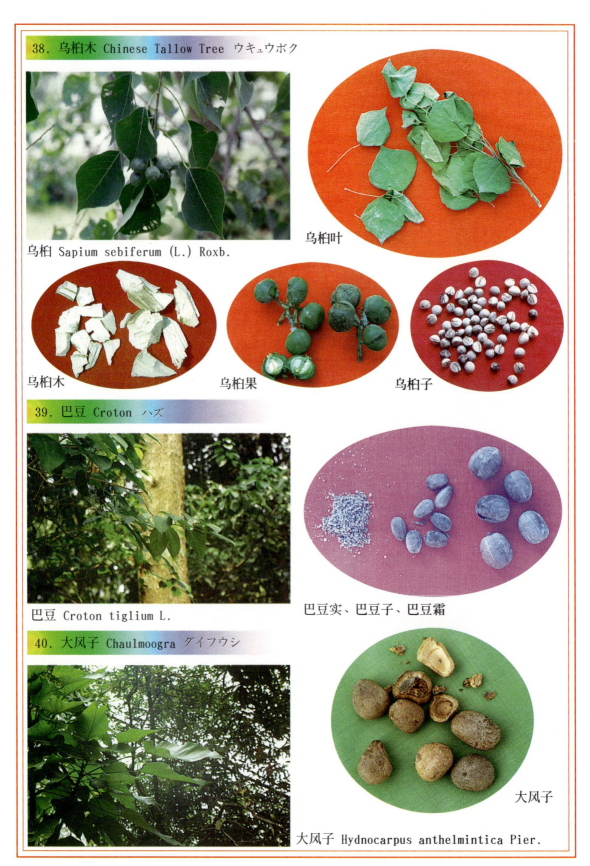

38. 乌桕木 Chinese Tallow Tree ウキュウボク

乌桕 Sapium sebiferum (L.) Roxb.

乌桕叶

乌桕木　　乌桕果　　乌桕子

39. 巴豆 Croton ハズ

巴豆 Croton tiglium L.

巴豆实、巴豆子、巴豆霜

40. 大风子 Chaulmoogra ダイフウシ

大风子

大风子 Hydnocarpus anthelmintica Pier.

41. 海红豆 Circassian Bean トウジンマメ

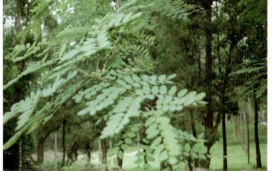

海红豆 Adenanthera pavonina L.

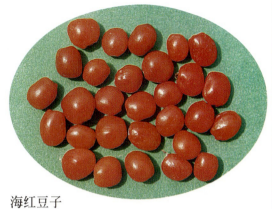

海红豆子

42. 相思子 Love Pea トウアズキ

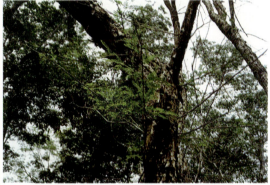

相思子树 Abrus prccatorius L.

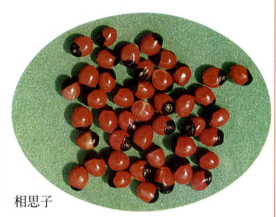

相思子

43. 石瓜 Papaya パパイア

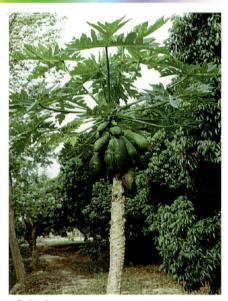

番木瓜 Carica papaya L.

44. 无食子 Nutgall

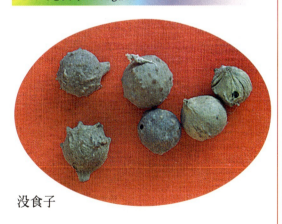

没食子

以下药物未配彩图：
婆罗得、松杨、乌木、桐木、榛木、柯树、猪腰子

本草纲目木部第三十六卷

1. 桑 Mulberry クワ

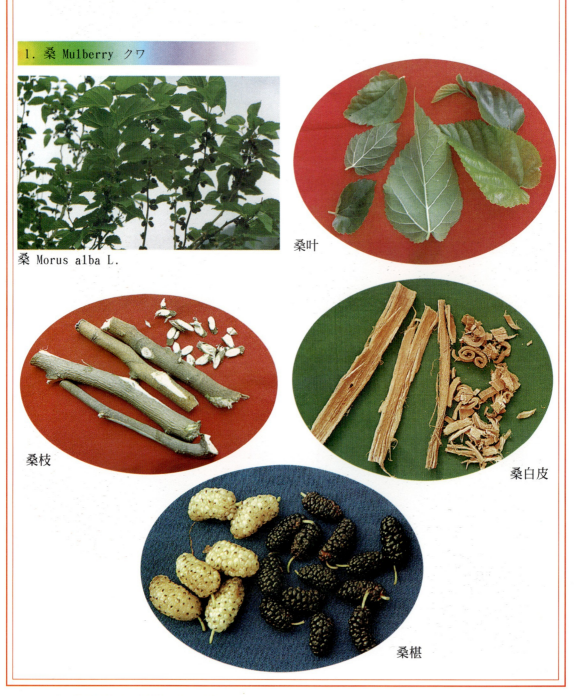

桑 Morus alba L.

桑叶

桑枝

桑白皮

桑椹

2. 柘 Three-bristle Cudrania ツミ

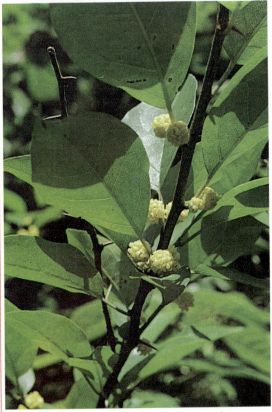

柘树 Cudrania tricuspidata (Carr.) Bur.

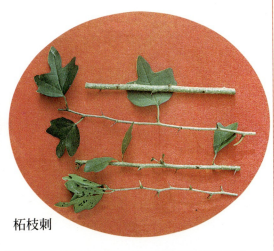

柘枝刺

3. 奴柘 Cudrania Cochinchinensis

柘棘 Cudrania cochinchinensis (Lour.)Kudo et Masam.

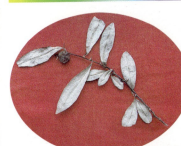

柘棘果、叶

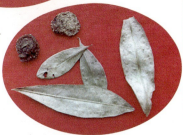

4. 楮 Paper Mulberry コウゾ

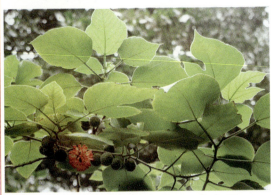

楮树 Broussonetia papyrifera (L.) Vent.

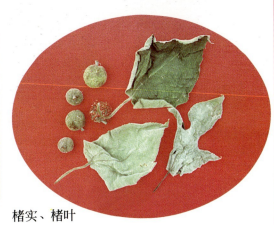

楮实、楮叶

本草纲目木部第三十六卷 297

5. 枳 Trifoliate Orange カラタチ

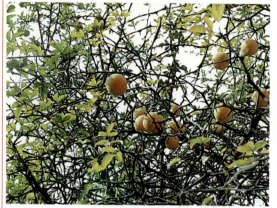
枸橘 Poncirus trifoliata (L.) Raf.

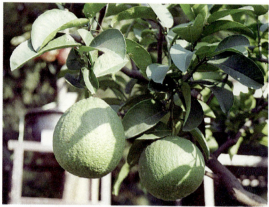
酸橙 Cetrus aurantium L.

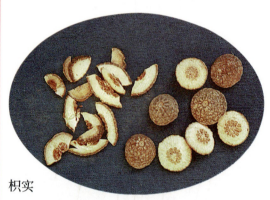
枳实

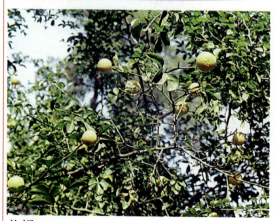
枳壳

6. 枸橘 Trifoliate Poncirus カラタチ

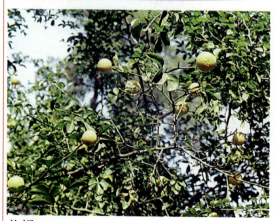
枸橘 Poncirus trifoliata (L.) Raf.

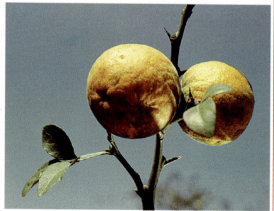
枸橘果

7. 厄子 Cape Jasmine クチナシ

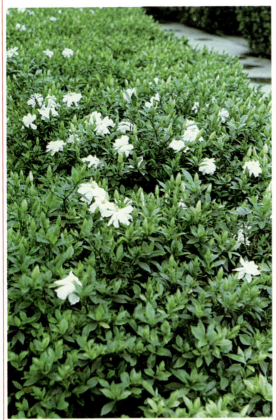

栀子（花期）Gardenia jasminoides Ellis

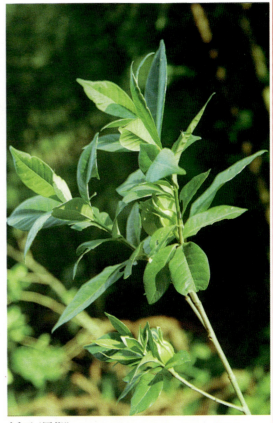

栀子（果期）Gardenia jasminoides Ellis

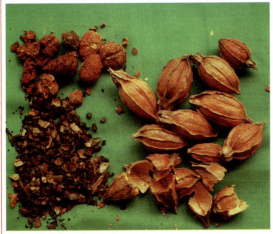

栀子果、栀子仁

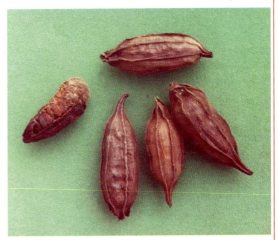

水栀子果

8. 酸枣 Wild Jujube サネブトナツメ

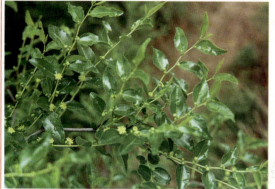

酸枣(花期) Ziziphus jujuba Mill.var.spinosa (Bunge)Hu ex H.F.Chou

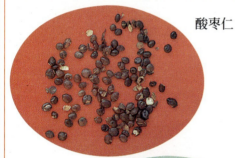

酸枣仁

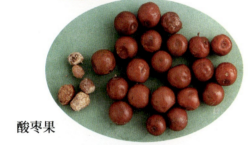

酸枣果

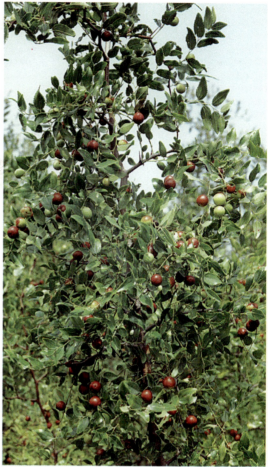

酸枣(果期) Ziziphus jujuba Mill.var.spinosa (Bunge)Hu ex H.F.Chou

9. 白棘 Sour Jujube ハクキョク

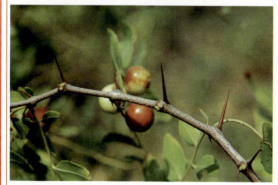

白棘枝(酸枣枝) Ziziphus jujuba Mill.var.spinosa(Bunge)Hu ex H.F.Chou

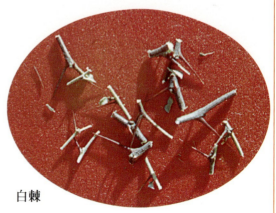

白棘

10. 蕤核 Nux prinsepiae

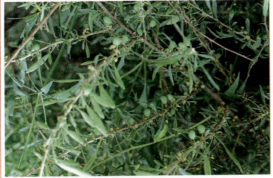

单花扁核木 Prinsepia uniflora Batal.

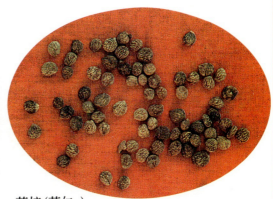

蕤核（蕤仁）

11. 山茱萸 Cornel サンシュユ

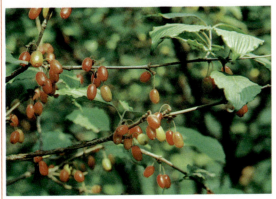

山茱萸 Cornus officinalis Sieb.et Zucc.

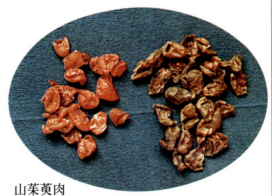

山茱萸肉

12. 胡颓子 Thorny Elaeagnus グミ

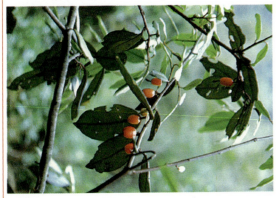

胡颓子 Elaeagnus pungens Thunb.

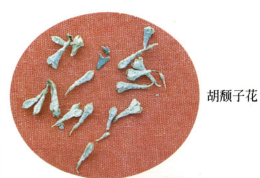

胡颓子花

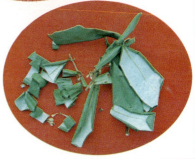

胡颓子叶

本草纲目木部第三十六卷 301

13. 金樱子 Cherokee Rose Fruit ナニワイバラ

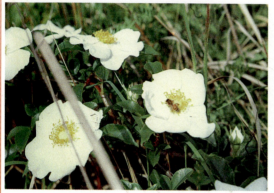
金樱子(花期) Rosa laevigata Michx.

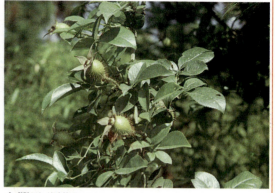
金樱子(果期) Rosa laevigata Michx.

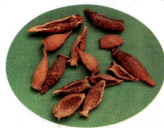
金樱子

14. 郁李 Brush Cherry ニワウメ

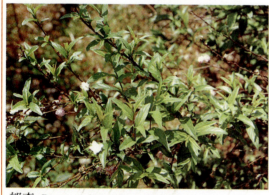
郁李 Prunus japonica Thunb.

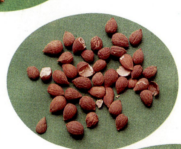
大郁李仁

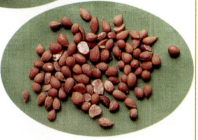
小郁李仁

15. 鼠李 Sandalwood クロウメモドキ

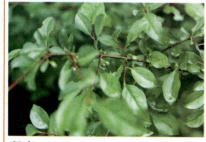
鼠李 Rhamnus davurica Pall.

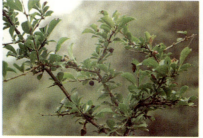
小叶鼠李 Rhamnus parvifolia Bge.

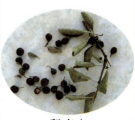
鼠李实

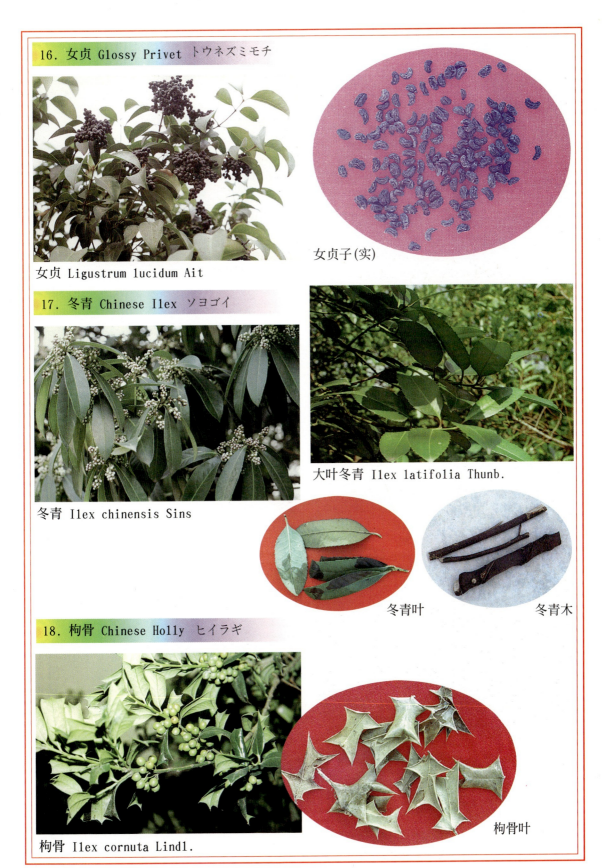

16. 女贞 Glossy Privet トウネズミモチ

女贞 Ligustrum lucidum Ait

女贞子(实)

17. 冬青 Chinese Ilex ソヨゴイ

冬青 Ilex chinensis Sins

大叶冬青 Ilex latifolia Thunb.

冬青叶　　　冬青木

18. 枸骨 Chinese Holly ヒイラギ

枸骨 Ilex cornuta Lindl.

枸骨叶

19. 卫矛 Winged Spindle Tree ニシキギ

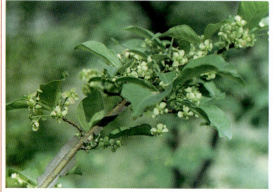

卫矛 Euonymus alatus (Thunb.)Sieb.

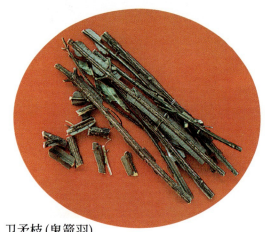

卫矛枝(鬼箭羽)

20. 山矾 Symplocos Caudata

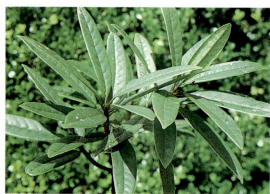

光叶山矾 Symplocos lancifolia Sieb.et Zucc.

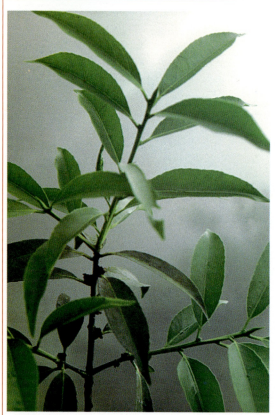

山矾 Symplocos caudata Wall.

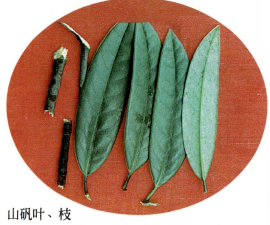

山矾叶、枝

21. 楤木 アシミ

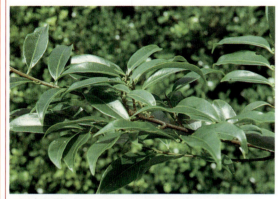

四川山矾 Symplocos setchuensis Brand

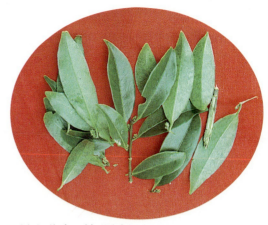

四川山矾叶、枝(楤木)

22. 南烛 Mao Bamboo ナンテン

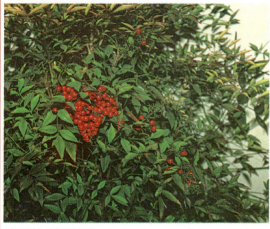

南天竹(南天烛) Nandina domestica Thunb.

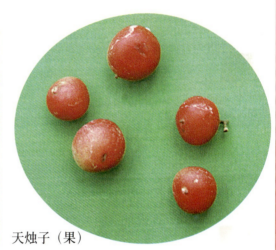

天烛子（果）

23. 五加 Slender Acanthopanax ウコギ

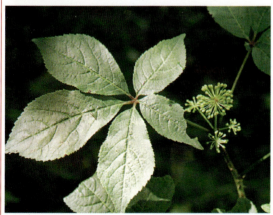

细柱五加 Acanthopanax gracilistylus W.W.Smith

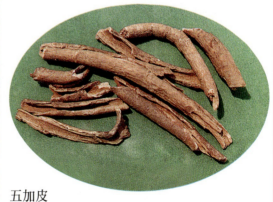

五加皮

24. 枸杞 地骨皮 Matrimony Vine クコ クコノコンピ

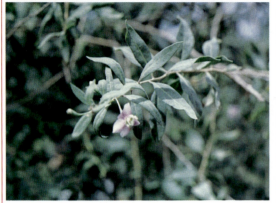
枸杞 Lycium chinense Mill.

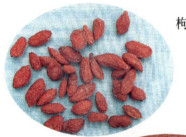
枸杞果

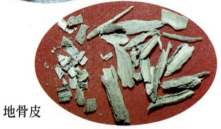
地骨皮

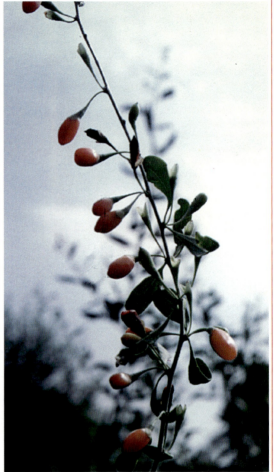
宁夏枸杞 Lycium barbarum L.

25. 溲疏 Deutzia Scabra

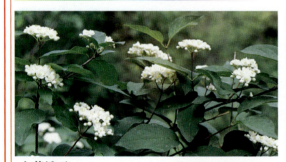
小花溲疏 Deutzia scabra Thunb.

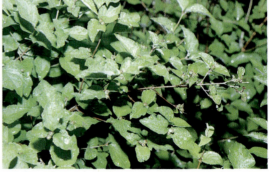
大花溲疏 Deutzia grandiflora Bge.

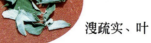
溲疏实、叶

26. 石南 Moor Besom シャクナゲ

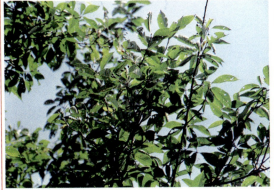
石南 Photinia serrulata Lindl.

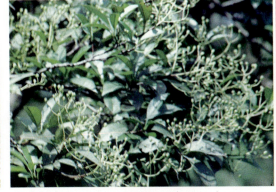
光叶石南 Photinia glabra (Thunb.) Maxim.

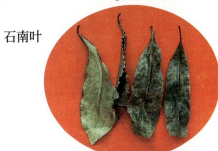
石南叶

27. 牡荆 Vitex ニンジンボク

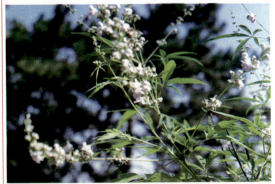
牡荆 Vitex negundo L.var.cannabifolia (Sieb.et Zucc.)Hand-Mazz.

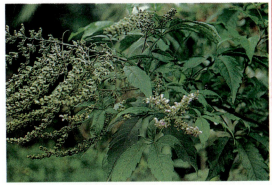
黄荆 Vitex negundo L.

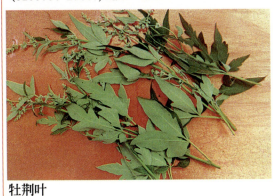
牡荆叶

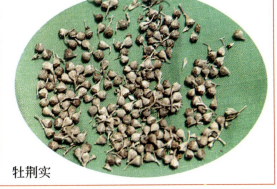
牡荆实

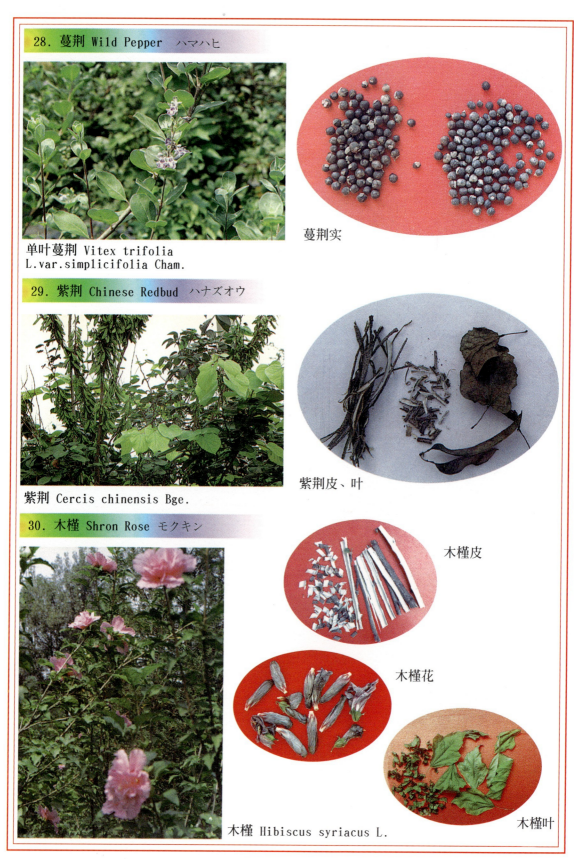

28. 蔓荆 Wild Pepper ハマハヒ

单叶蔓荆 Vitex trifolia L.var.simplicifolia Cham.

蔓荆实

29. 紫荆 Chinese Redbud ハナズオウ

紫荆 Cercis chinensis Bge.

紫荆皮、叶

30. 木槿 Shron Rose モクキン

木槿皮

木槿花

木槿叶

木槿 Hibiscus syriacus L.

31. 扶桑 Large Mulberry フソウ

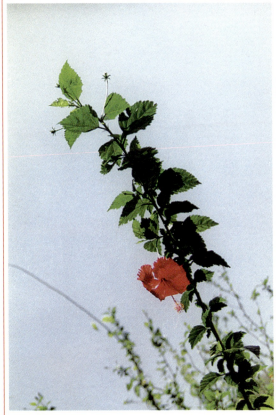

扶桑 Hibiscus rosa-sinensis L.

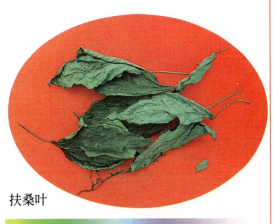

扶桑叶

32. 木芙蓉 Cotton Rose フヨウ

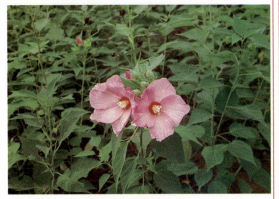

木芙蓉 Hibiscus mutabilis L.

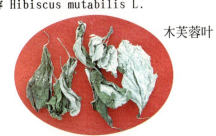

木芙蓉叶

33. 山茶 Camellia ツバキ

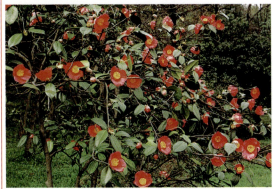

山茶 Camellia japonica L.

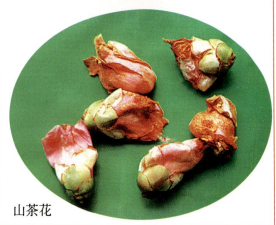

山茶花

本草纲目木部第三十六卷　309

34. 蜡梅 Winter Sweet ナンキンウメ

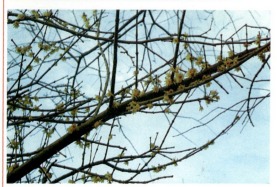
蜡梅 Chimonanthus praecox(L.) Link

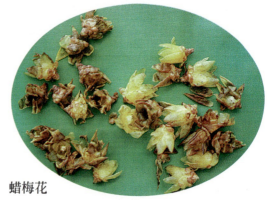
蜡梅花

35. 伏牛花 Damnacanthus Indicus アリドオシ

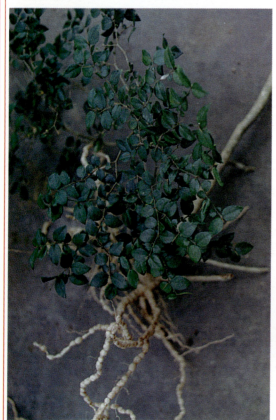
虎刺 Damnacanthus indicus Gaertn.f.

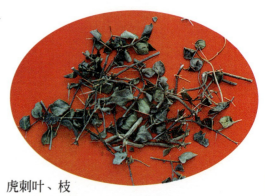
虎刺叶、枝

36. 密蒙花 Butterflybush Flower ミツモウカ

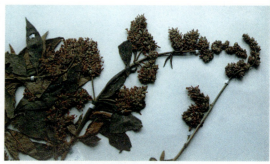
密蒙花 Buddleja officinalis Maxim.

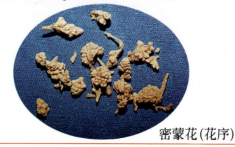
密蒙花(花序)

37. 木棉 Silk Cotton パンヤ

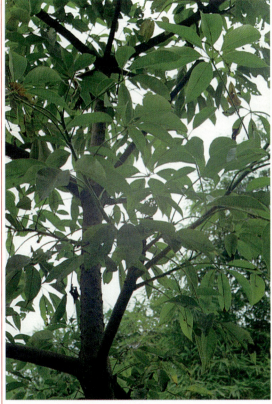
木棉 Gossampinus malabarica (DC.) Merr.

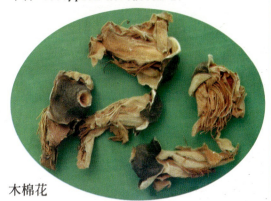
草棉 Gossypium herbaceum L.

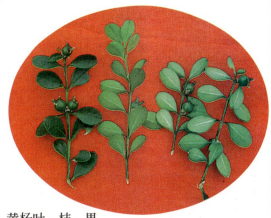
木棉花

38. 黄杨木 Chinese Littleleaf Box ヒメツゲ

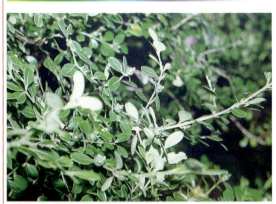
黄杨 Buxus microphylla Sieb.et Zucc.var.sinica Rehd.et Wils.

黄杨叶、枝、果

39. 木天蓼 Silvinine マタタビ

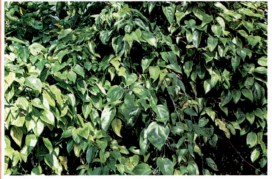

木天蓼 Actinidia polygama (Sieb.et Zucc.) Miq.

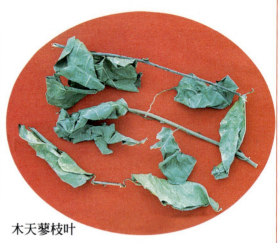

木天蓼枝叶

40. 接骨木 Bloodwort ニワトコ

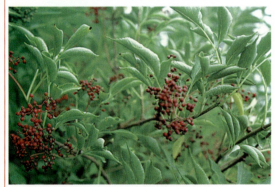

接骨木 Sambucus wolliamsii Hance

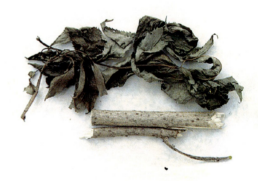

接骨木叶、枝

41. 楤木 Chinese Aralis タラノキ

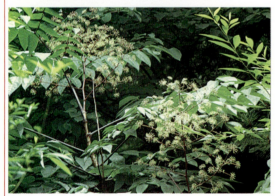

楤木 Aralia chinensis L.

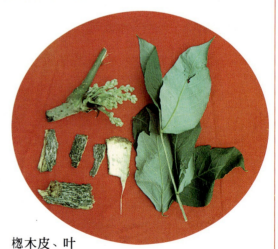

楤木皮、叶

以下药物未配彩图：
　　杨栌、栾荆、石荆、柞木、不凋木、卖子木、放杖木、灵寿木、木麻、太空

本草纲目木部第三十七卷

1. 茯苓 Fuling マツホド

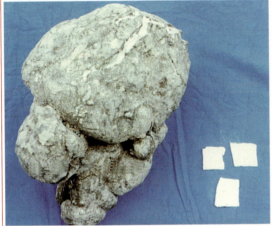

茯苓 Poria cocos (Schw.)Wolf

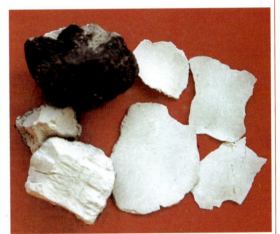

白茯苓

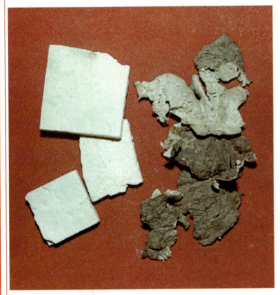

茯苓皮、赤茯苓

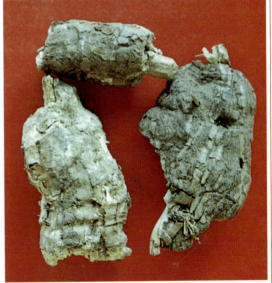

茯神

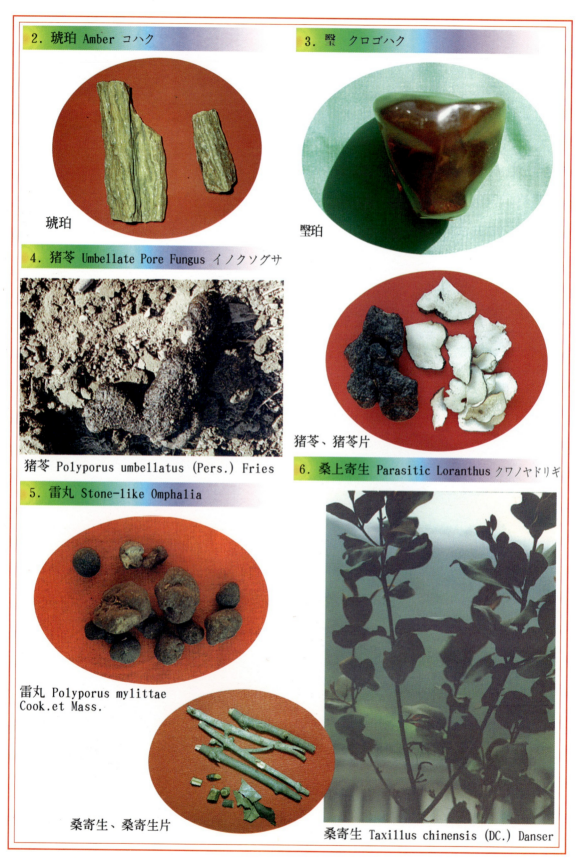

7. 松萝 Sunglo マツノコケ

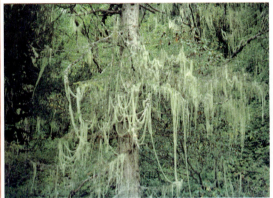
长松萝 Usnea longissima Ach.

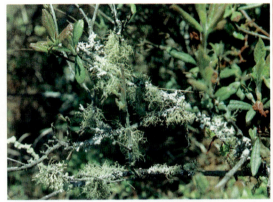
破茎松萝 Usnea diffracta Vain.

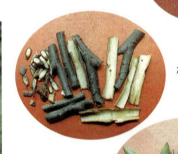
松萝

8. 枫柳 Chinese Ash フウジュノヤドリギ

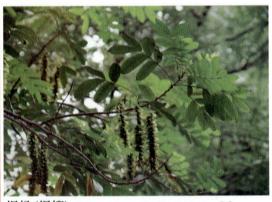
枫杨(枫柳) Pterocarya stenoptera DC.

枫杨木皮

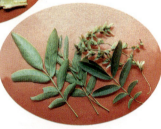
枫杨叶、果实

9. 柳寄生 Mistletoe ヤナギノヤドリギ

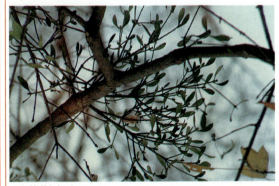
绿茎槲寄生 Viscum nudum Danser

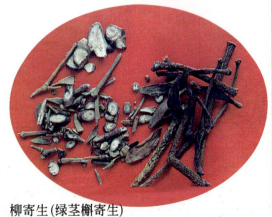
柳寄生(绿茎槲寄生)

10. 竹 Bamboo タケ

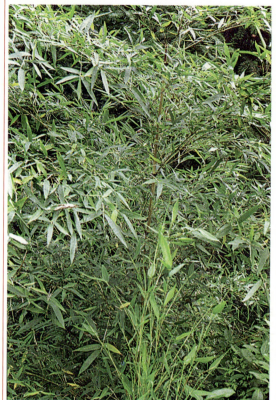

粉绿竹(筠竹) Phyllostachys glauca Mcclure

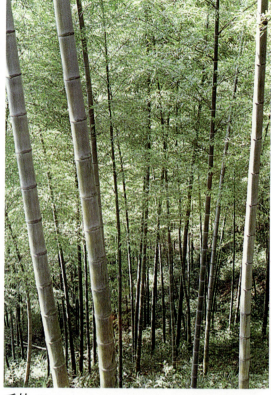

毛竹 Phyllostachys pubescens Mazel ex H.de Lehaie

苦竹 Pleioblastus amarus (Keng) Keng f.

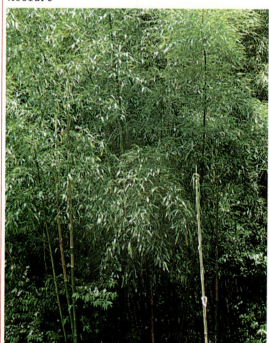

淡竹 Phyllostachys nigra (Lodd.) Munro var. henonis (Mitf.) Stapf ex Rendle

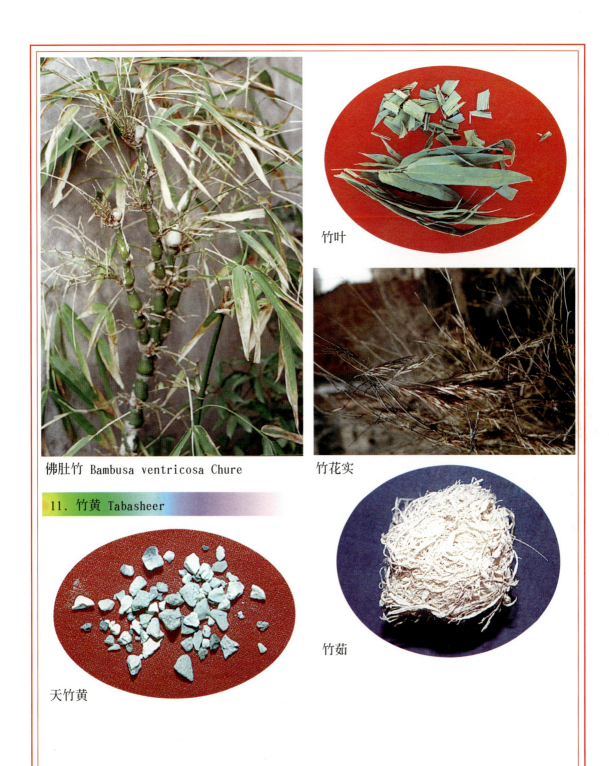

佛肚竹 Bambusa ventricosa Chure

竹叶

竹花实

11. 竹黄 Tabasheer

天竹黄

竹茹

以下药物未配彩图：
桃寄生、占斯、石刺木、仙人杖、鬼针、淮木、城东腐木、东家鸡栖木、古厕木、古梯板、震烧木、河边木

本草纲目服器部第三十八卷

1. 锦 Brocade ニシキ

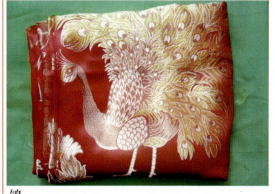

锦

2. 绢 Tough Silk キヌ

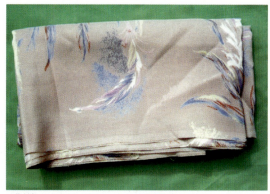

绯绢

3. 帛 Silks ハクノキヌ

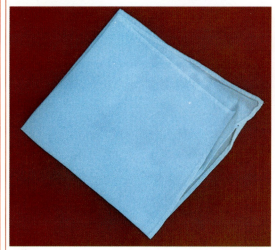

绯帛

4. 布 Cloth ヌノ

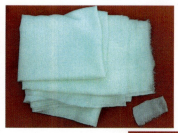

麻布

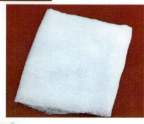

白布

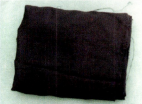

青布

5. 绵 Silk Floss ワタ

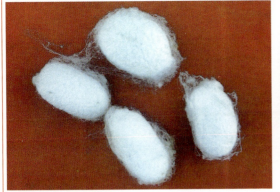
蚕茧

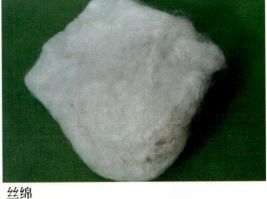
丝绵

6. 败天公 Bamboo Hat ヤブレガサノホネ

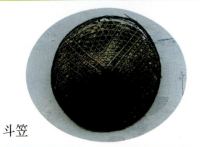
斗笠

7. 故蓑衣 Old Straw Rain Cape フルキミノ

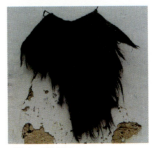
蓑衣(棕编)

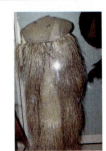
蓑衣(草编)

8. 毡屉 Fett

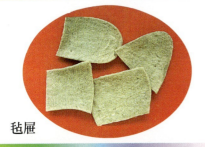
毡屉

9. 麻鞋 Shoe Made of Hemp オグツ

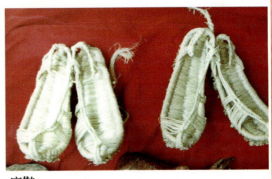
麻鞋

10. 草鞋 Straw sandals ワラグツ

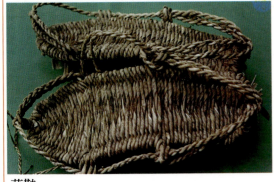
草鞋

本草纲目木部第三十八卷 319

11. 纸 Paper カミ

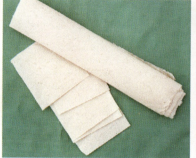

草纸　　竹纸　　麻纸

12. 青纸 Black Paper アオガミ

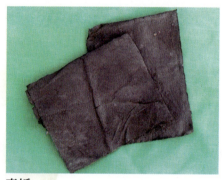

青纸

13. 桐油伞纸 Tung-oil Umbrella Paper カラカサガミ

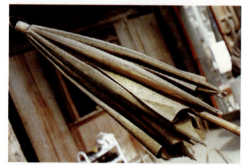

桐油伞

14. 拨火杖 Poking Fire Rod ヒヲカキダスキ

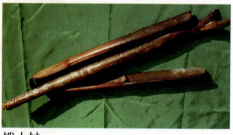

拨火杖

15. 吹火筒 Blowing Fire Tube ヒフキダケ

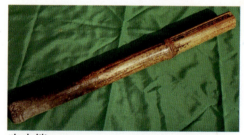

吹火筒

16. 铁椎柄 Iron Hammer Handle カナヅチノエ

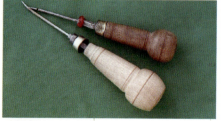

铁椎柄

17. 刀鞘 Sheath カタナノサヤ

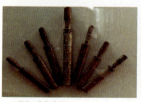 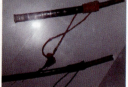

刀鞘(铁制)　　刀鞘(皮制)

18. 马鞭 Horsewhip ウマノムチ

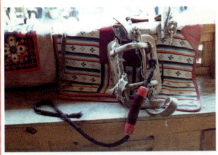

马鞭、马鞍

19. 箭笥及簇 Metal Arrowhead ヤガラナラビニヤジリ

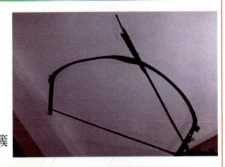

箭笥及簇

20. 弓弩弦 Bowstring ユミナラビニオオユミノツル

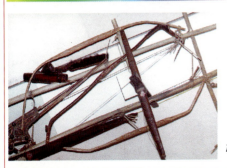

弓弩弦

21. 纺车弦 Carriage String イトヨリグルマノツル

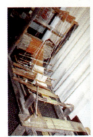 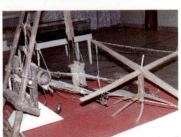

纺车及纺车弦　　　　纺车

22. 梭头 Shuttlehead

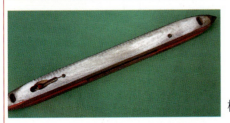

梭头

23. 梳篦 Comb クシ

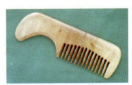 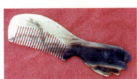

梳子(黄杨木制)　　梳子(牛角制)

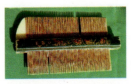

篦子(竹制)

24. 蒲扇 Cattail Leaf Fan ガマウチワ

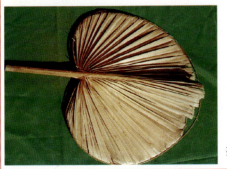

蒲扇

25. 蒲席 Cattail Mat ガマムシロ

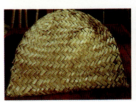 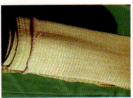

蒲包　　　　草席

26. 簟 Bamboo Mat タカムシロ

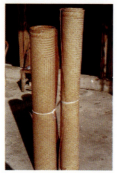

竹席

27. 帘箔 Screen スダレ

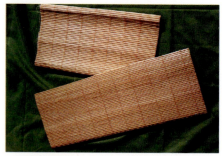

帘箔(竹制)

28. 漆器 Lacquerware シッキ

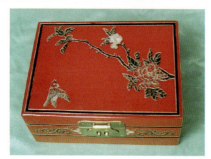

漆木盒

29. 研朱石槌 シンシャヲスルイシノスリコギ

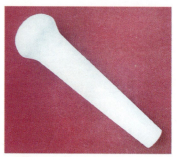

石槌

30. 败船茹 アブラッキニノコリタルアブラ

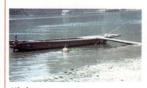 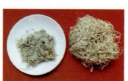

败船　　　　　　　败船茹(竹茹制)

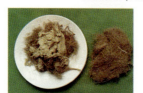

败船茹(麻刀制)

31. 杓 Ladle ヒサゴ

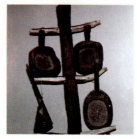

木杓

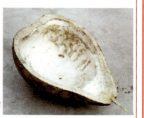

葫芦瓢杓

32. 箸 Chopsticks ハシ

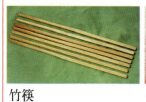 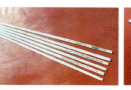 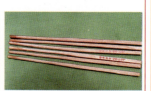

竹筷　　　　骨筷　　　　象牙筷　　　　红木筷

33. 锅盖 Pot Cover ナベブタ

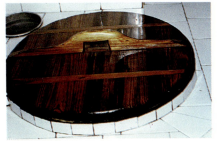

锅盖

34. 饭箩 Cooking Basket メシカゴ

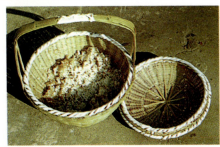

饭箩

35. 蒸笼 Food Steamer セイロウ

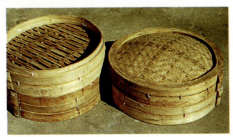

蒸笼

36. 炊单布 Cooking Cloth シキヌノ

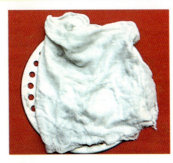

炊单布

37. 故炊帚 Old Pot-scouring Brush シュロ

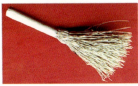

故炊帚（柳根制）

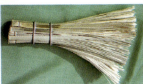

故炊帚（竹制）

38. 弊帚 Whisk Broom フルキホウキ

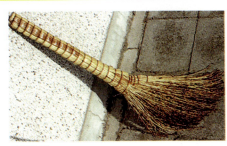

黍秫帚

39. 簸箕舌 Dustpan ミノシタ

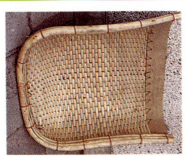

簸箕

40. 竹篮 Bamboo Basket タケカゴ

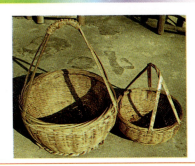

竹篮

41. 鱼笱 Fishing Basket Trap

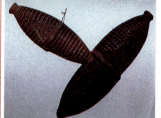

鱼笱(梭形)

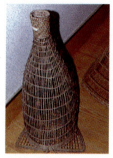

鱼笱(塔形)

42. 鱼网 Fishing Net アミ

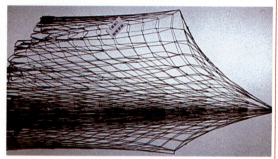

鱼网

43. 草麻绳索 Straw ナワ

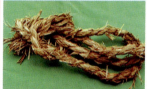

草绳

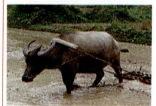

麻绳

44. 马绊绳 Leading Rein ホダシ

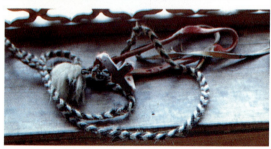

马绊绳

45. 牛鼻奉 Bullring ウシノツナギナワ

水牛(有牛鼻奉)

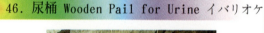

牛鼻奉

46. 尿桶 Wooden Pail for Urine イバリオケ

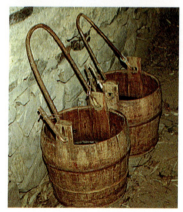

尿桶

以下药物未配彩图：
裤裆、汗衫 、孝子衫、病人衣、衣带、头巾、幞头、皮巾子、皮腰袋、缴脚布、皮靴 、展屉鼻绳、自缢死绳、灵床下鞋、死人枕席、印纸 、历日、钟馗、桃符、桃橛、救月杖、铳楔、连枷关、榀担尖、针线袋 、灯盏 、灯盏油 、车脂、故木砧、甑 、缚猪绳、厕筹。

324　本草纲目服器部第三十八卷

本草纲目虫部第三十九卷

1. 蜂蜜 Honey ハチミツ

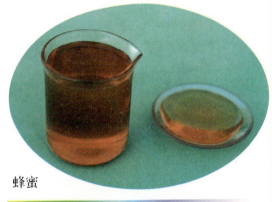
蜂蜜

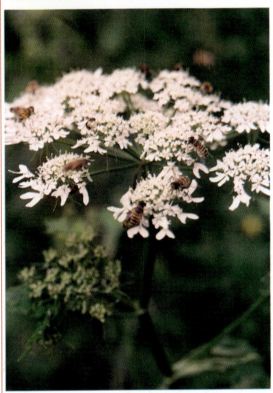
中华蜜蜂 Apis cerana Fabr.

2. 蜜蜡 Beeswax ミツロウ

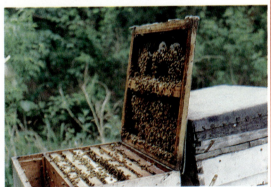
养蜂箱

蜜蜡

3. 蜜蜂 Honeybee ミツバチ

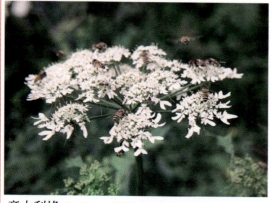

意大利蜂 Apis mellifera L.　　蜂子

4. 土蜂 Scoliid ツチバチ

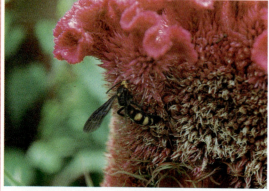
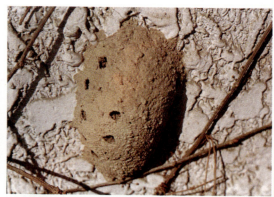

土蜂 Discolia vittifrons Sch.　　土蜂房

5. 大黄蜂 Wasp クマバチ

6. 露蜂房 Nidus Respae ヤマバチノス

胡蜂 Vespa ducalis Sm.

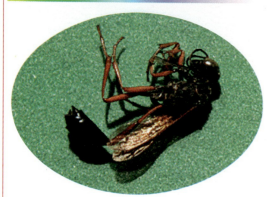
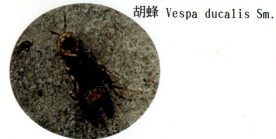
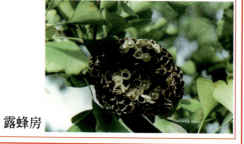

大黄蜂 Polistes mandarinus Saussure

露蜂房

326　本草纲目虫部第三十九卷

7. 竹蜂 Xylocopa Dissimilis タケバチ

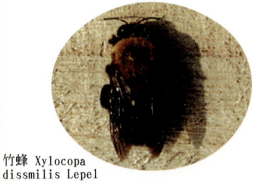

竹蜂 Xylocopa dissmilis Lepel

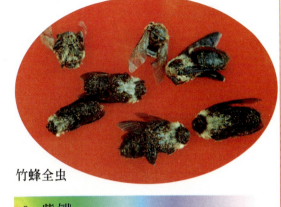

竹蜂全虫

8. 蠮螉 Eumenes Pomifomis スガル

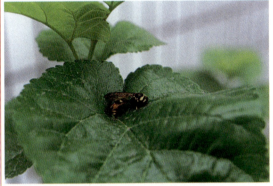

蜾蠃 Eumenes petiplata (Fabr.)

9. 紫铆

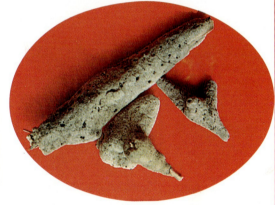

紫胶(紫梢花) Laccifer lacca Kerr.

10. 五倍子 Chinese Gall ミミフシ

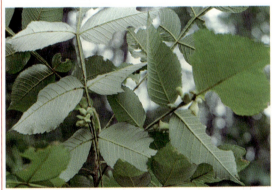

盐肤木(生有五倍子) Rhus chinensis Mill.

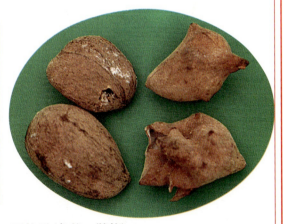

五倍子(角倍、肚倍)

11. 螳螂 Mantis カマキリ
桑螵蛸 Mantis Egg-case ソウヒョウショウ

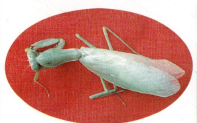
大刀螂 Parutenodera sinensis Saussure

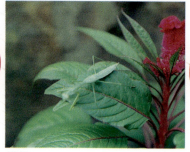
螳螂 Statilia maculata Thunb.

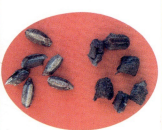
桑螵蛸

12. 雀甕(天浆子) スズメノツボ

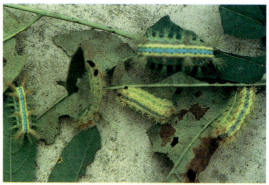
双齿绿刺蛾 Latoia hilarata (Staudinger)

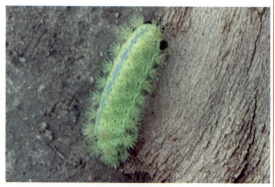
黄刺蛾 Cnidocampa flavescens Walker

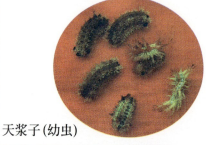
天浆子(幼虫)

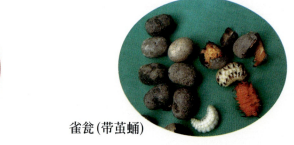
雀甕(带茧蛹)

13. 蚕 Silkworm カイコ

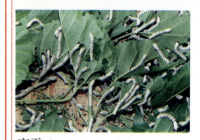
家蚕 Bombyx mori L.

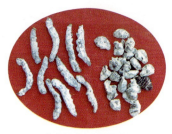
白僵蚕、白僵蛹

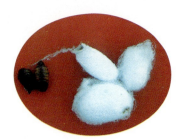
蚕茧、蚕蛹

14. 原蚕 Parent Silkworm ナツゴ

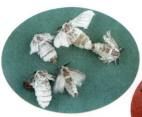
蚕蛾(雄蛾、雌蛾)
Bombyx mori L.

原蚕沙(晚蚕沙)

15. 九香虫 Aspongopus

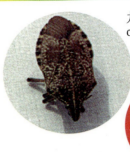
九香虫 Aspongopus chinensis Dallas

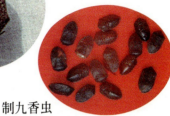
制九香虫

16. 枸杞虫

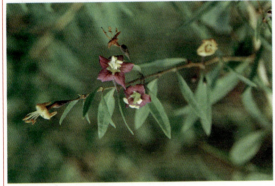
枸杞 Lycium chinense Mill.

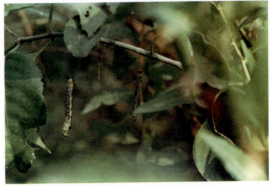
枸杞虫(幼虫) Gastropacha quercifolia L.

17. 茴香虫 Aniseed Worm ウイキョウノムシ

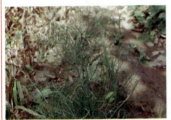
小茴香(示虫体)

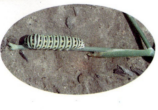
茴香虫(黄凤蝶幼虫) Papilio machaon L.

18. 虫白蜡 White Wax Quercifolia イボタロウ

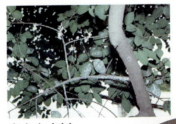
寄主女贞树

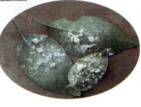
白蜡虫及虫白蜡
Ericerus pela (Chavannes)

以下药物未配彩图：
赤翅蜂、独脚蜂、石蚕、海蚕、雪蚕

本草纲目虫部第三十九卷

本草纲目虫部第四十卷

1. 蛱蝶 Vanessa ヒオドシチョウ

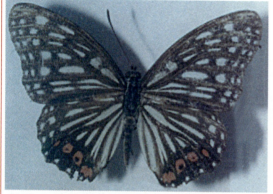

蛱蝶 Pyrameis indica L.

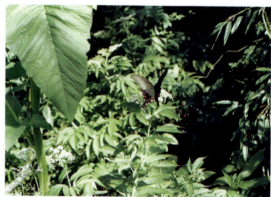

凤蝶 Papilio xuthus L.

2. 蜻蛉 Dragonfly トンボウ

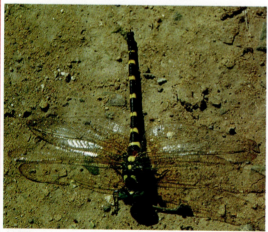

蜻蜓 Aeschna melanictera Selys

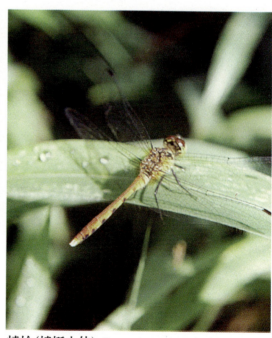

蜻蛉(蜻蜓虫体) Sympetrum kunokeli

3. 樗鸡 Hongniangzi テントウムシ

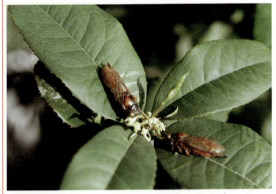

红娘子 Huechys sanguinea (De Geer)

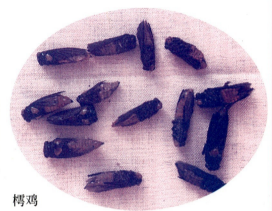

樗鸡

4. 斑蝥 Cantharides ハンミョウ

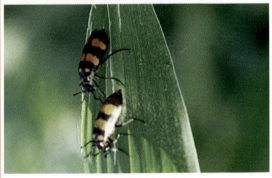

大斑蝥 Mylabris phalerata Pallas

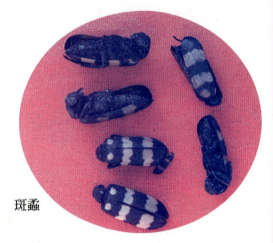

斑蝥

5. 芫青 Blister Beetle ツチハンミョウ

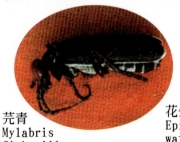

芫青
Mylabris
Cichoriil.

花生叶芫青
Epicauta
waterhousei
Haag-Rutenberg

豆芫青
Epicauta
chinensis
Laporte

6. 葛上亭长 マメハンミョウ

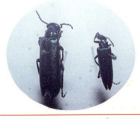

葛上亭长
Epicauta
gorhami Mars.

7. 地胆 ニワツツ

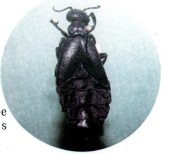

地胆 Meloe coarctatus Motsch.

8. 蜘蛛 Spider クモ

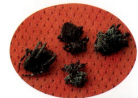

大腹圆蜘蛛 Aranea ventricosa (L.Koch)

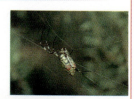

花蜘蛛

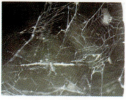

蜘蛛网

9. 草蜘蛛 Grass Spider ササグモ

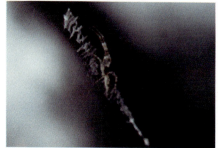

草蜘蛛 Agelena labyrinthica (Clerck)

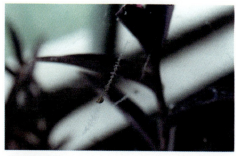

草蜘蛛丝网

10. 壁钱 ヒラタグモ

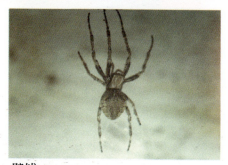

壁钱 Uroctea compactilis Koch

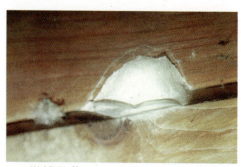

壁钱巢幕

11. 螲蟷 Ctenizid ジグモ

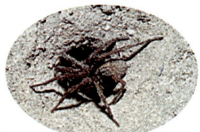

螲蟷 Latouchia davidi (Simon)

12. 蝎 Scorpion サソリ

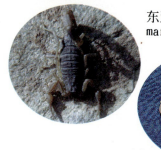

东亚钳蝎 Buthus martensi Karsch

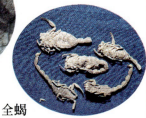

全蝎

13. 水蛭 Leech ヒル

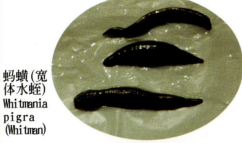

蚂蟥(宽体水蛭) Whitmania pigra (Whitman)

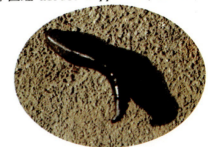

日本医蛭 Hirudo nipponica (Whitman)

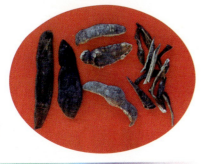

水蛭、水蛭片　　　柳叶蛭

14. 蚁 Ant アリ

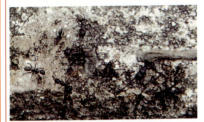

大黑蚂蚁 Formica fusca L.

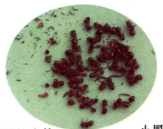

大黑蚂蚁虫体

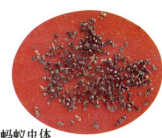

小黑蚂蚁虫体

15. 蝇 Fly ハエ

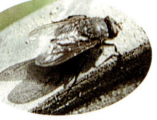

舍蝇 Musca domestica vicina Macq.

16. 狗蝇 Fly of Dog イヌバエ

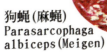

狗蝇(麻蝇) Parasarcophaga albiceps (Meigen)

17. 蛆 Maggot ハエノコ

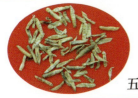

五谷虫(蛆)

以下药物未配彩图：
青蚨、枣猫、青腰虫、牛虱、人虱

本草纲目虫部第四十一卷

1. 蛴螬 Grub Anomala Corpulente ジムシ

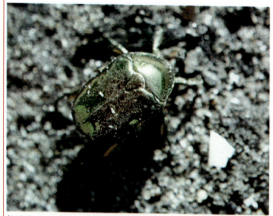

铜绿丽金龟 Anomala corpulente Motschulsky

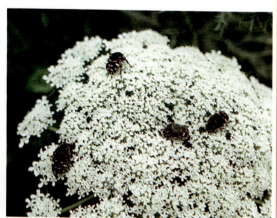

黄褐金龟子 Anomala exoleta Faldermann

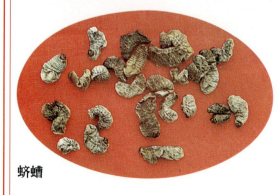

蛴螬

2. 乳虫

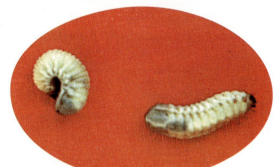

乳虫(蛴螬类)

3. 木蠹虫 Woodworm キクイムシ

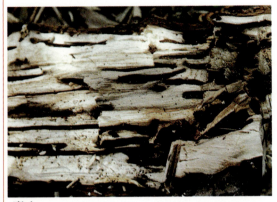
蠹木

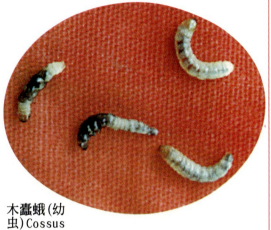
木蠹蛾(幼虫)Cossus cossus L.

4. 桑蠹虫 Mulberry Worm クワノムシ

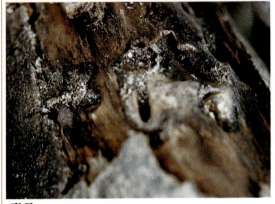
蠹桑

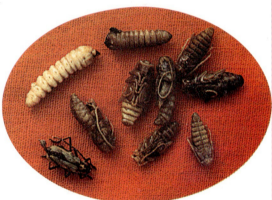
桑蠹虫(桑天牛幼虫) Apriona germari(Hope)

5. 柳蠹虫 Willow Worm ヤナギノムシ

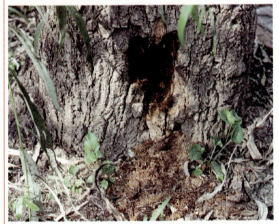
蠹柳

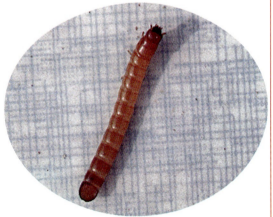
柳木蠹蛾(幼虫) Holococerus vicarius Walker

本草綱目虫部第四十一卷　335

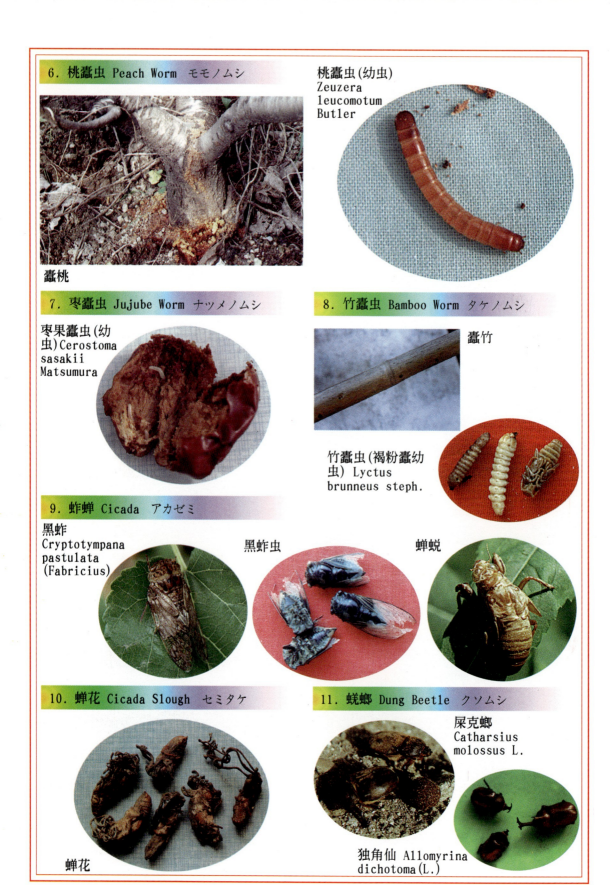

12. 天牛 Longicorn カミキリムシ

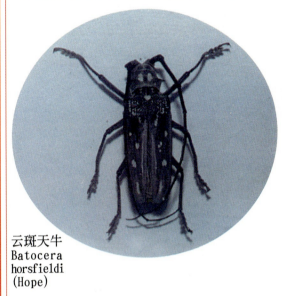

云斑天牛
Batocera
horsfieldi
(Hope)

13. 蝼蛄 Mole Cricket ケラ

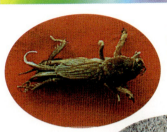

华北蝼蛄
Gryllotalpa
unispina
Saussure

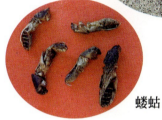

非洲蝼蛄
Gryllotalpa
africana
Palisot et
Beauvois

蝼蛄

14. 萤火 Firefly ホタル

萤火 Luciola
vitticollis
Kies.

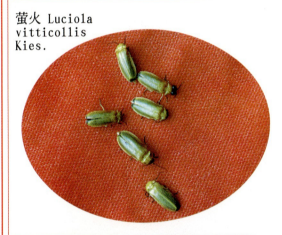

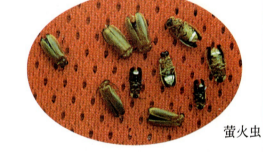

萤火虫

16. 鼠妇 Pillworm ワラジムシ

平甲虫
Armadillidium
vulgare (Latreille)

15. 衣鱼 Silver Fish シミ

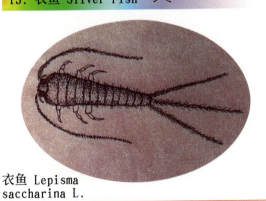

衣鱼 Lepisma
saccharina L.

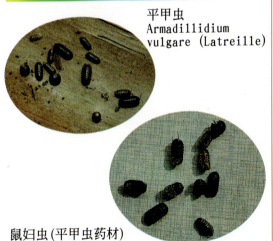

鼠妇虫(平甲虫药材)

本草纲目虫部第四十一卷

17. 䗪虫 Ground Beetle オメムシ

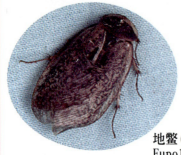

地鳖(雄)
Eupolyphaga sinensis (Warker)

地鳖(雌)

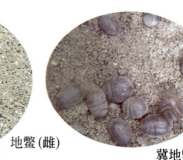

冀地鳖(雌)
Polyphaga plancyi Bolivar

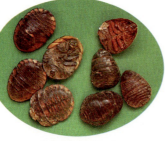

䗪虫

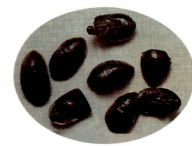

金边地鳖
Opisthoplatia orientalis Burmeister

18. 蜚蠊 Cockroach ゴキブリ

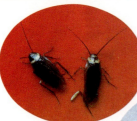

澳洲蜚蠊
Periplaneta australasiae (L.)

德国蜚蠊
Blattela germanica L.

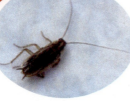

大蜚蠊(澳洲蜚蠊虫体)

小蜚蠊(德国蜚蠊虫体)

19. 灶马 カマドウマ

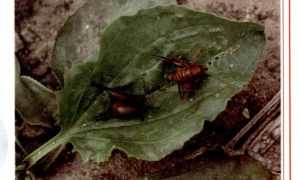

灶马 Gryllodes sigillatus (Walker)

20. 蝗螽 Grasshopper

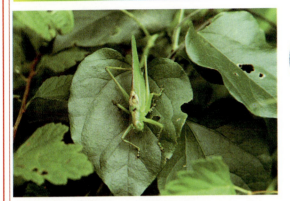

黄脊竹蝗 Ceraeri kiangsu Tsai

中华稻蝗 Oxya chinensis (Thunbeg)

中华蚱蜢（尖头蚂蚱）Locusta migraatoria (L.)

21. 木虻 Gadfly

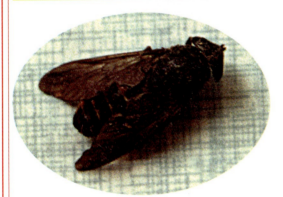

姚虻 Tabanus yao (Macquart)

22. 蜚虻 Gadfly

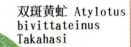

双斑黄虻 Atylotus bivittateinus Takahasi

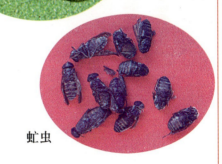

虻虫

23. 竹虱 Bamboo Louse アリマキ

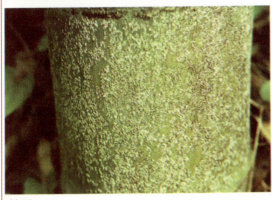

竹虱

以下药物未配彩图：
桂蠹虫、柘蠹虫、芦蠹虫、苍耳蠹虫、青蒿蠹虫、皂荚蠹虫、茶蛀虫、行夜

本草纲目虫部第四十一卷

本草纲目虫部第四十二卷

1. 蟾蜍 Toad ヒキガエル

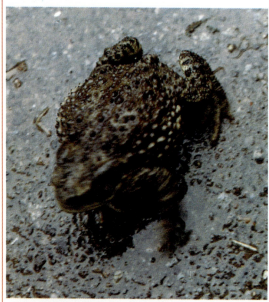

中华大蟾蜍 Bufo bufo gargarizans Cantor

2. 蛤蟆 Toad カエル

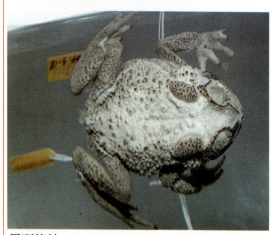

黑眶蟾蜍 Bufo melanostictus Schneider

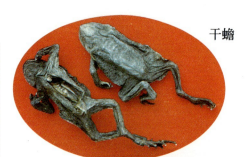

干蟾

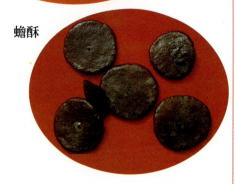

蟾酥

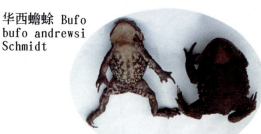

华西蟾蜍 Bufo bufo andrewsi Schmidt

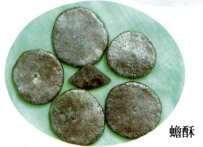

蟾酥

3. 蛙 Frog アオガエル

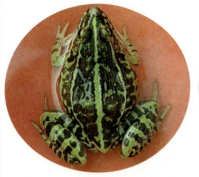
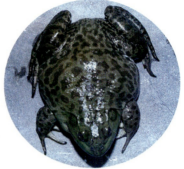
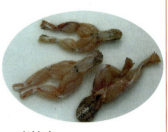

青蛙 Rana mgromaculata Hallowell　　牛蛙 Rana catesbiana　　青蛙肉

4. 蝌蚪 Todpole オタマジャクシ

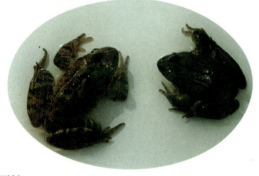
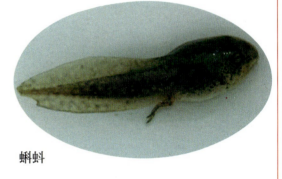

沼蛙 Rana guentheri Boulenger　　蝌蚪

5. 溪狗

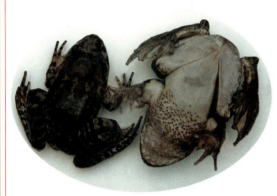

棘胸蛙 Rana spinosa David

6. 蜈蚣 Centipede ムカデ

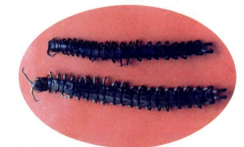

少棘巨蜈蚣 Scoropendra subspinipes mutilans L.Koch

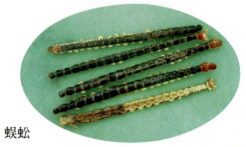

蜈蚣

7. 马陆 Julid ヤスデ

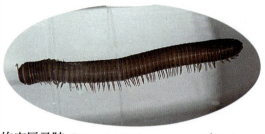
约安巨马陆 Prospirobolus joannsi (Brolemann)

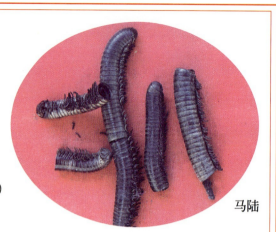
马陆

8. 蚯蚓 Earthworm ミミズ

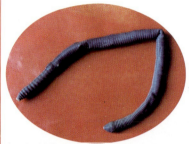
参环毛蚓 Pheretima tschiliensis (Michaelsen)

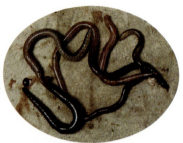
背暗异唇蚓 Allolobophora caliginosa trapezoides (Duges)

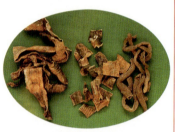
广地龙、土地龙

9. 蜗牛 Snail カタツムリ

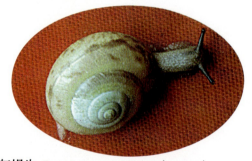
灰蜗牛 Fruticicola ravida (Benson)

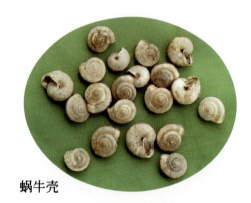
蜗牛壳

10. 蛞蝓 Slug ナメクジ

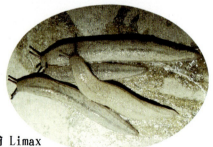
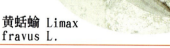
黄蛞蝓 Limax fravus L.

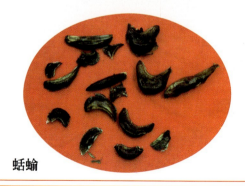
蛞蝓

11. 缘桑螺 モノアラガイ

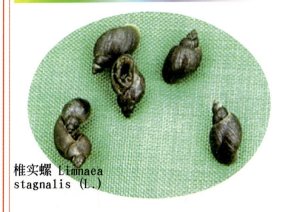

椎实螺 Limnaea stagnalis (L.)

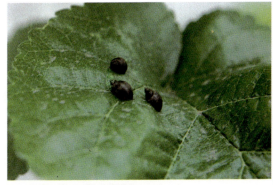

缘桑螺(椎实螺在桑树上)

12. 水黾 Water Skipper ミズクモ

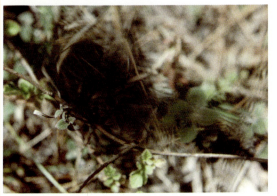

水黾 Hydrotrechus remigator Hor

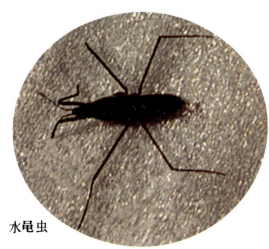

水黾虫

13. 蛔虫 Katydid ヒトノハラノムシ

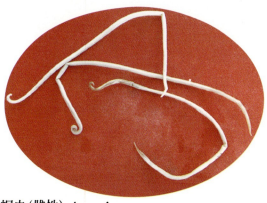

蛔虫(雌性) Ascaris lumbricoides

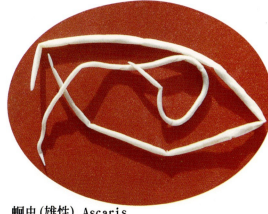

蛔虫(雄性) Ascaris lumbricoides

以下药物未配彩图：
溪鬼虫、豉虫、砂樱子、金蚕

本草纲目鳞部第四十三卷

1. 龙 Dragon タツ

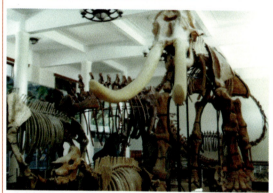

恐龙骨架

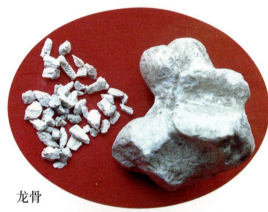

龙骨

龙齿

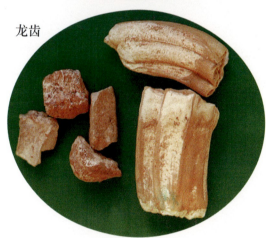

2. 蛟龙 Flood Dragon ミズチ

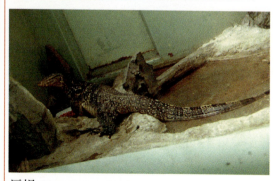

巨蜥 Varanus salvator

3. 鼉龍 Crocodile ワニ

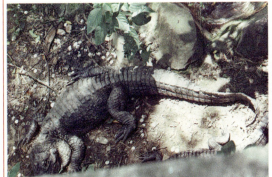

扬子鳄 Alligator sinensis Fauvel

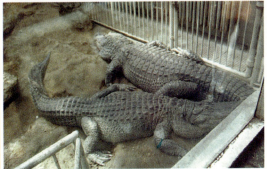

湾鳄 Crocodylus porosus

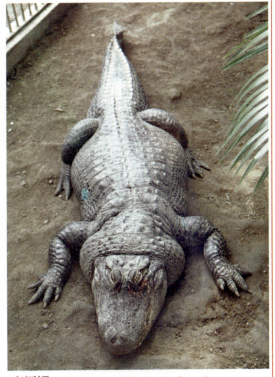

密河鳄 Alligator mississi Pensis

4. 鲮鲤 Pangolin センザンコウ

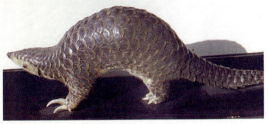

鲮鲤 Manis pentadactyla L.

炮山甲片

5. 石龙子 Skink トカゲ

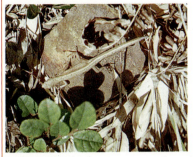

石龙子 Eumeces chinensis (Gray)

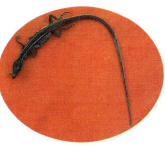

蓝尾石龙子 Eumeces elegans Boulenger

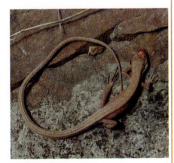

蜥蜴(草蜥) Takydromus septentrionalis Guenther

6. 守宫 House Lizard ヤモリ

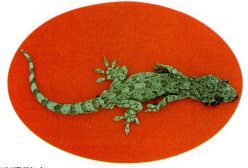
无蹼壁虎 Gekko swinhoana Günther

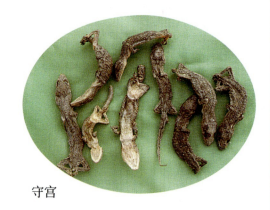
守宫

7. 蛤蚧 Gecko ゴウカイ

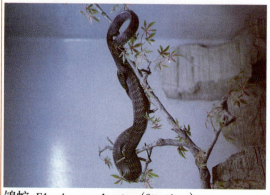
蛤蚧 Gekko gekko (L.)

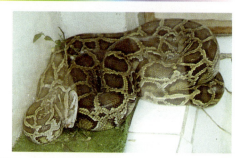
蛤蚧(药材)

8. 蛇蜕 Snake Slough ヘビノモヌケ

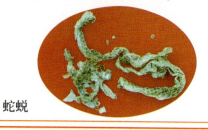
锦蛇 Elaphe carinata (Günther)

蛇蜕

9. 蚺蛇 Boa ニシキヘビ

蟒蛇 Python molurus bivittatus Schlegel

10. 鳞蛇 Spotted Snake

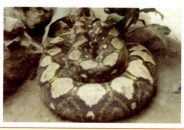
网斑蟒 Python reticulatus

11. 白花蛇 Long-noded Pit マムシ

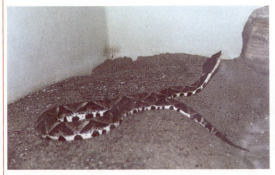

五步蛇 Agkistrodon aeutus (Guenther)

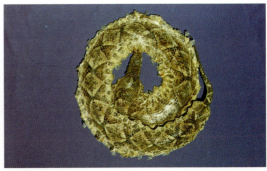

蕲蛇(大白花蛇)

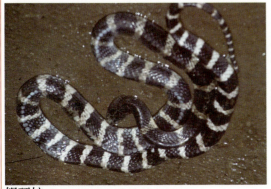

银环蛇 Bungarus multicinctus multicinctus (Blyth)

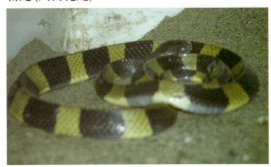

金环蛇 Bungarus fasciatus (Schneider)

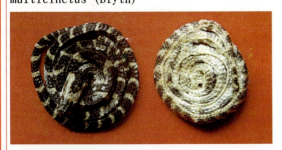

小白花蛇

12. 乌蛇 Zaocys Dhumnade カラスヘビ

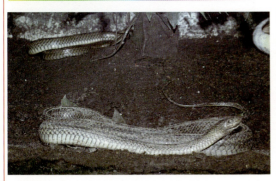

乌梢蛇 Zaocys dhumnades (Cantor)

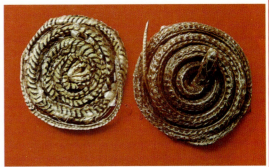

乌梢蛇肉

本草纲目鳞部第四十三卷

13. 水蛇 Water Snake ミズヘビ

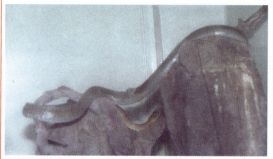

水蛇 Enhydris chinensis (Gray)

14. 黄颔蛇 Rat Snake アオダイショウ

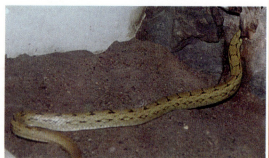

黑眉锦蛇 Elaphe aeniurus Cope

15. 赤楝蛇 Dinodon Rufozonatom ヤマカガシ

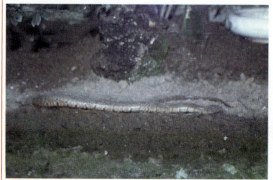

赤楝蛇 Dinodon rufozonatum (Cantor)

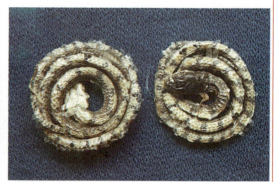

赤楝蛇肉

16. 蝮蛇 Mocassin マムシ

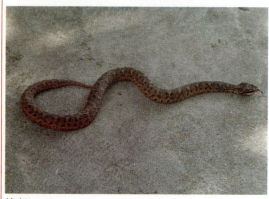

蝮蛇 Agkistrodon halys (Pallas)

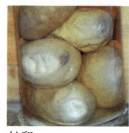

蛇卵

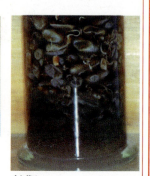

蛇胆

以下药物未配彩图：
蚖、吊、盐龙、金蛇、银蛇、蛇婆、蓝蛇、两头蛇、天蛇、苟印、蛇角

本草纲目鳞部第四十四卷

1. 鲤鱼 Carp コイ

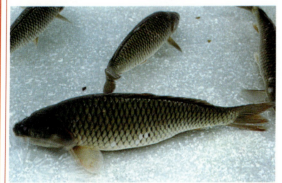

鲤鱼 Cyprinus carpio L.

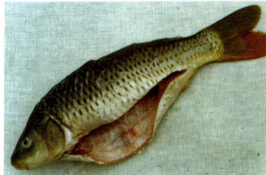

鲤鱼肉

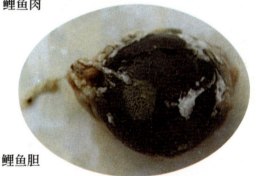

鲤鱼胆

2. 鲢鱼 Silver Carp ハクレン

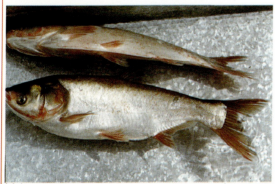

鲢鱼 Hypophthalmichthys molitrix (Cuvier et Valenciennes)

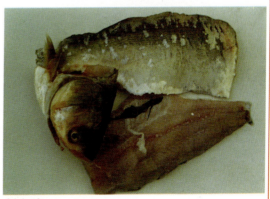

鲢鱼肉

3. 鳙鱼 Bighead コクレン

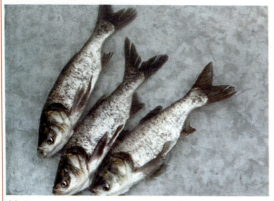

鳙鱼 Aristichthys nobilis (Richardson)

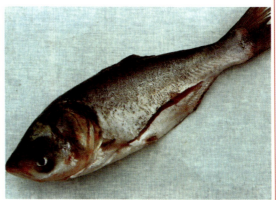

鳙鱼肉

4. 鳟鱼 Trout マス

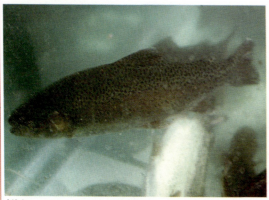

鳟鱼 Squaliobarbus curriculus (Richardson)

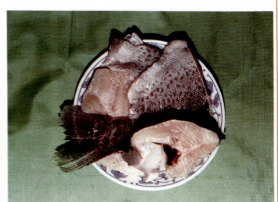

鳟鱼肉

5. 鲩鱼 Grass Carp アメノウオ

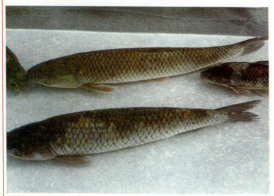

草鱼 Ctenopharyngodon idellus (Cuvier et Valenciennes)

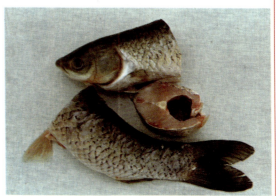

草鱼肉

6. 青鱼 Black Carp アオウオ

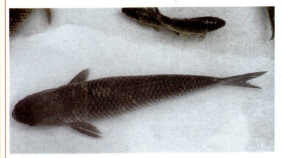
青鱼 Mylopharyngodon piceus (Richardson)

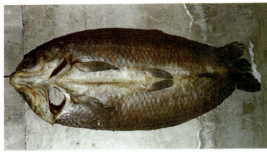
青鱼肉

7. 竹鱼 Dace

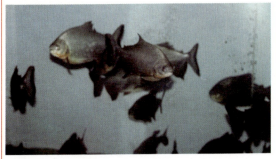
鲮鱼 Cirrhina molitorella (Cuvier et Valenciennes)

8. 鲻鱼 Mullet ボラ

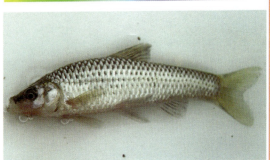
鲻鱼 Mugil cephalus L.

9. 鳠鱼 Croaker

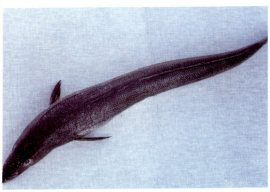
鳡鱼 Luciobrama macrocephalus (Lacepede)

10. 石首鱼 Drumfish ニベ

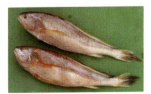
大黄花鱼 Pseudosciaena polyactis Bleeker

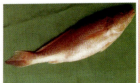
小黄花鱼 Pseudosciaena crocea (Richardson)

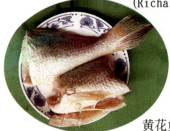
黄花鱼肉

11. 勒鱼 Chinese Herring ヒラ

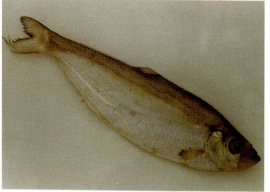
鳓鱼 Ilisha elongata (Bennett)

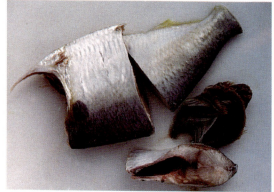
鳓鱼肉

12. 鲥鱼 Crucian Carp エツ

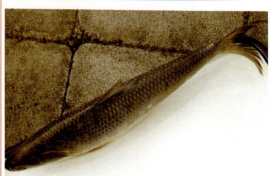
鲥鱼 Macrura reeresii (Richardson)

13. 鲳鱼 Butterfish マナガツオ

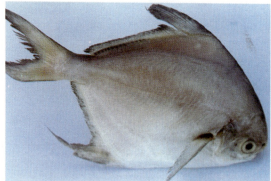
鲳鱼(平鱼)
Stromateoides sinensis
(Euphrasen)

鲳鱼肉

14. 鲫鱼 Crucian Carp フナ

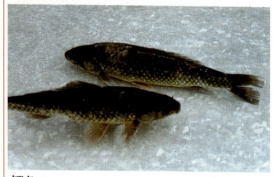
鲫鱼 Carassius auratus auratus (L.)

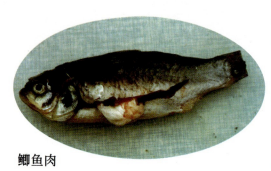
鲫鱼肉

15. 鲂鱼 Triangular Bream トガリヒラウオ

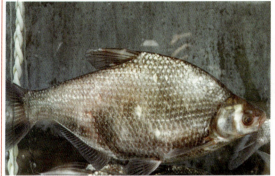 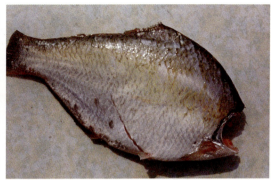

三角鲂鱼 Megalobrama terminalis (Richardson)　　鲂鱼肉

16. 鲈鱼 Bass スズキ

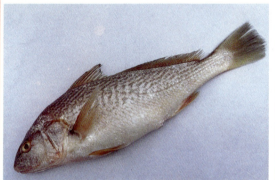 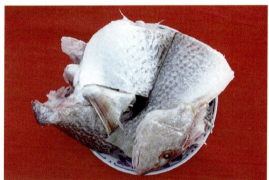

鲈鱼 Lateolabrax japonicus (Cuvier et Valenciennes)　　鲈鱼肉

17. 鳜鱼 Mandarin Fish マンシュウカワメバル

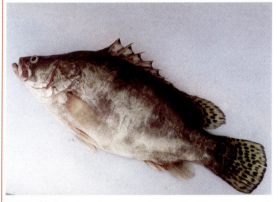

鳜鱼(桂鱼) Siniperca chuatsi (Basilewsky)

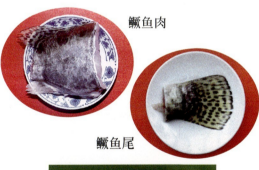

鳜鱼肉　鳜鱼尾

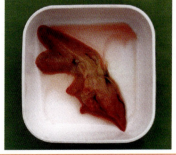

鳜鱼肝

18. 鲨鱼 Shark サメ

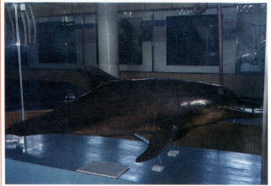

鲨鱼 Rhincodon typus (Smith)

条纹斑竹鲨 Chiloscyllium plagiosum (Bennett)

19. 石斑鱼 Rockfish マハタ

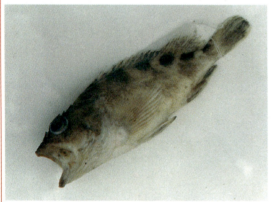

石斑鱼 Epinephelus awoara (Temminck et Schlegel)

20. 石鲔鱼 ムツ

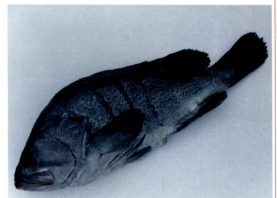

宽体鳍蜡鱼 Zacco platypus (Schl.)

21. 鲦鱼 Hemiculter Leucisculus ハヤ

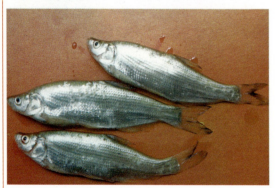

鲦鱼 Hemiculter leucisculus (Basil.)

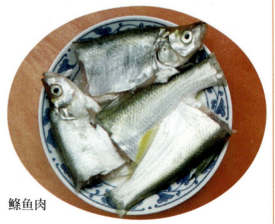

鲦鱼肉

354　本草纲目鳞部第四十四卷

22. 鲙残鱼 Silverfish シロウオ

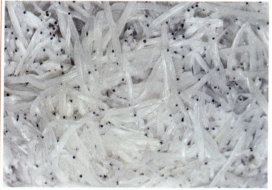
银鱼 Hemisalanx prognathus Regan

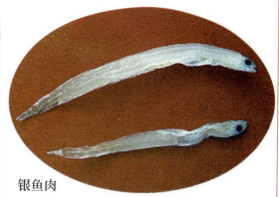
银鱼肉

23. 鱵鱼 Halfbeak サヨリ

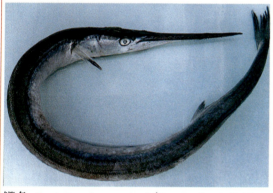
鱵鱼 Hemirhamphus sajori (Temminek et Schlegel)

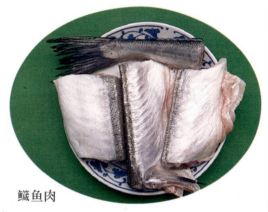
鱵鱼肉

24. 鳑鱼 Bitterling イサザ

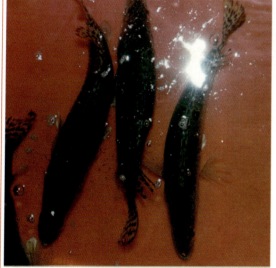
中华鳑鲏鱼 Rhodeus sinensis Günther

25. 金鱼 Goldfish キンギョ

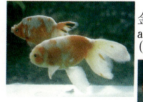
金鱼 Carassius auratus (L.var.Goldfish)

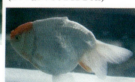
金鱼

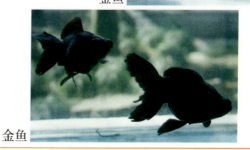
金鱼

26. 鳢鱼 Snakehead カムルチ

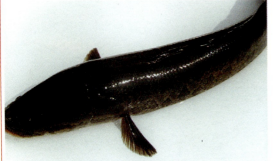
乌鳢 Ophicephalus argus Cantor

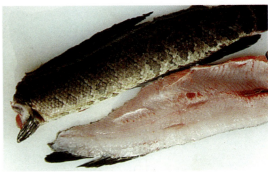
乌鳢肉

27. 鳗鲡鱼 Eel ウナギ

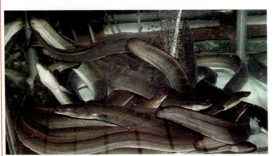
鳗鲡 Anguilla japonica Temminck et Schlegel

28. 海鳗鲡 Conger Pike ハモ

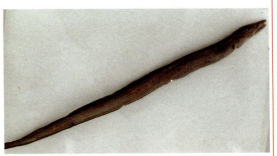
海鳗 Muraenesox cinereus (Forskal)

29. 鳝鱼 Eel タウナギ

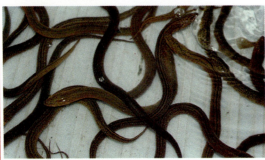
黄鳝 Monopterus albus (Zuiew)

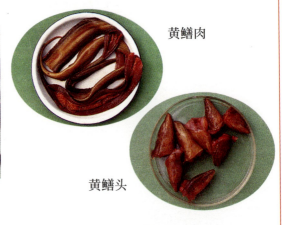
黄鳝肉

黄鳝头

30. 鳅鱼 Mudfish ドジョウ

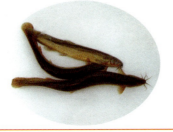
泥鳅 Misgurnus anguillicaudatus (Cantor)

泥鳅肉

31. 鲟鱼 Sturgeon チョウザメ

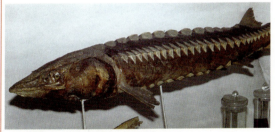
中华鲟鱼 Acipenser sinensis Gray

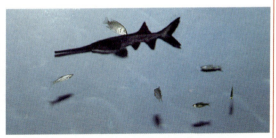
史氏鲟 Psephurus gladius (Martens)

32. 鲵鱼 Catfish ナマズ

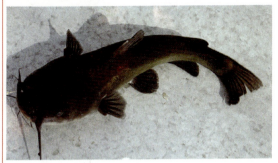
鲇鱼 Parasilurus asotus (L.)

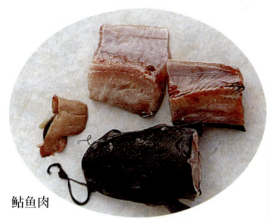
鲇鱼肉

33. 鯑鱼 Salamander

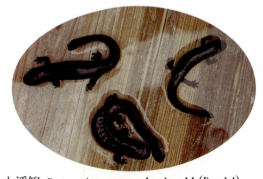
山溪鲵 Batrachuperus pinchonii (David)

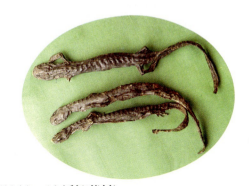
羌活鱼（山溪鲵药材）

34. 鲵鱼 Salamender サンショウウオ

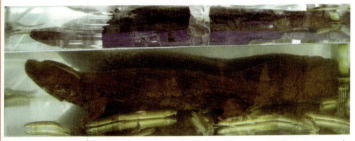
大鲵 Megalobatrachus japonicus davidianus (Blanchard)

本草纲目鳞部第四十四卷　357

35. 黄颡鱼 ギギ

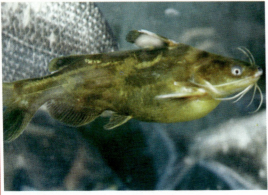

黄颡鱼 Pseudobagrus fulvidraco (Richardson)

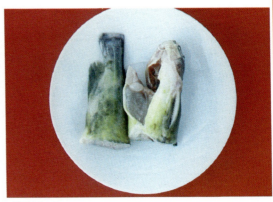

黄颡鱼肉

36. 河豚 Globefish フグ

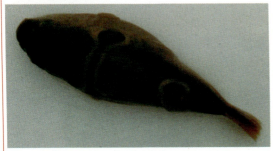

河豚(背面) Fugu vermicularis (Temminck et Schlegel)

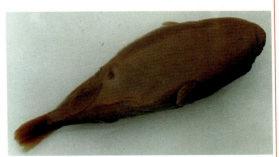

河豚(腹面)

37. 海豚鱼 Dolphin イルカ

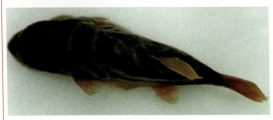

海豚(背面) Neomeris phocaenoides G.Cuvier

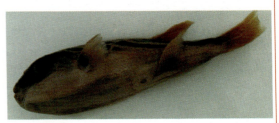

海豚(腹面)

38. 比目鱼 Flatfish シタビラメ

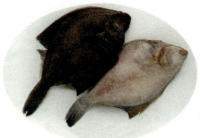

比目鱼 Paralichthy olivaceus (Temminck et Schlegel)

39. 章鱼 Octopus タコ

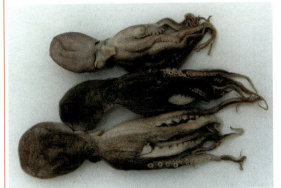
长蛸 Octopus variabilis (Sasaki)

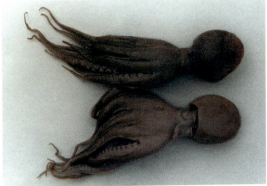
短蛸 Octopus ocellatus Gray

40. 乌贼鱼 Cuttlefish イカ

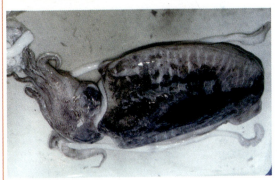
金乌贼 Sepia esculenta Hoyle

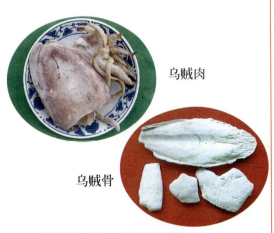
乌贼肉

乌贼骨

41. 海鹞鱼 エイ

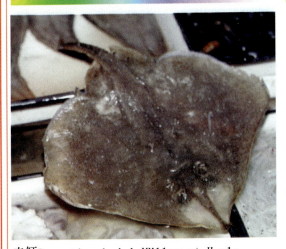
赤虹 Dasyatis akajei Müller et Henle

42. 海蜇 Jellyfish クラゲ

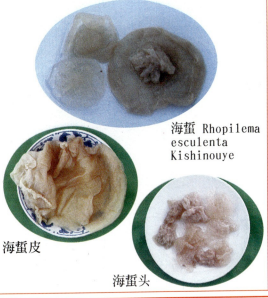
海蜇 Rhopilema esculenta Kishinouye

海蜇皮

海蜇头

43. 虾 Shrimp エビ

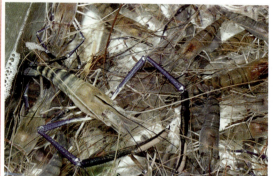

青虾 Macrobrachium nipponensis (De Haan)

44. 海虾 Lobster ウミエビ

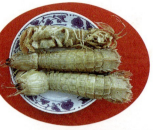

蝼蛄虾 Upogebia major (De Haan)

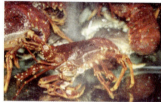

尤虾 Panulirus stimpsoni Holthuis

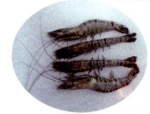

对虾 Penaeus orientalis Kishinouye

45. 海马 Sea Horse カイバ

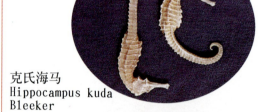

克氏海马 Hippocampus kuda Bleeker

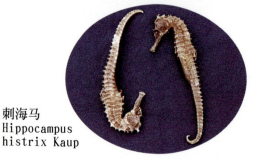

三斑海马 Hippocampus trimaculatus Leach

刺海马 Hippocampus histrix Kaup

46. 鲍鱼 Abalone アワビ

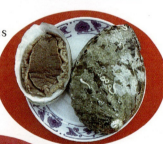

皱纹盘鲍 Haliotis discus hannai Ino

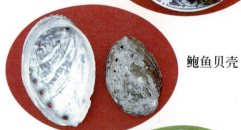

鲍鱼贝壳

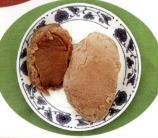

鲍鱼肉

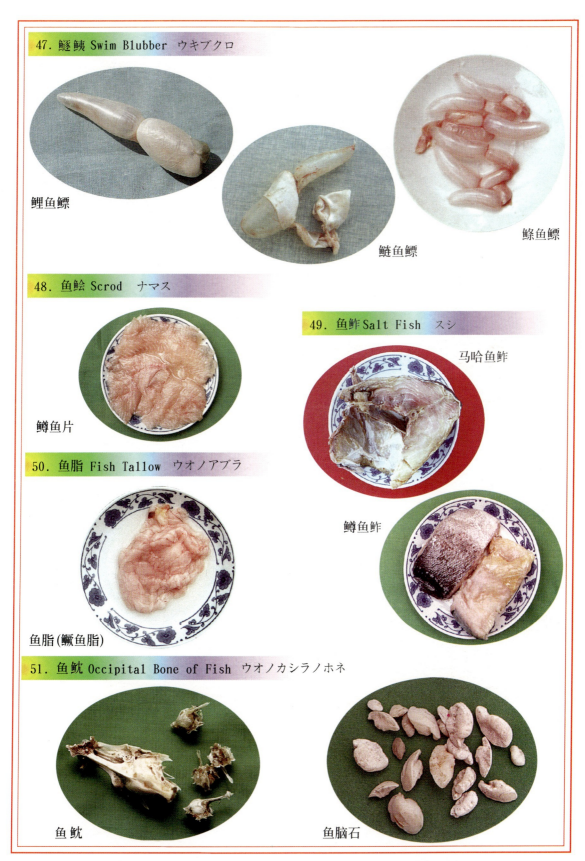

本草纲目鳞部第四十四卷 361

52. 鱼鳞 Fish Scale ウロコ

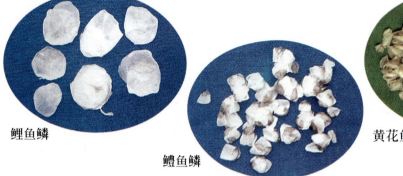
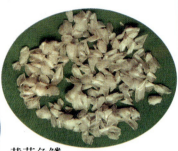

鲤鱼鳞　　　鳢鱼鳞　　　黄花鱼鳞

53. 鱼子 Roe ウオノコ

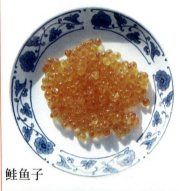
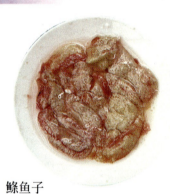
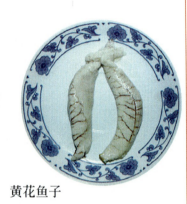

鲑鱼子　　　鲦鱼子　　　黄花鱼子

54. 柔鱼 Squid スルメイカ

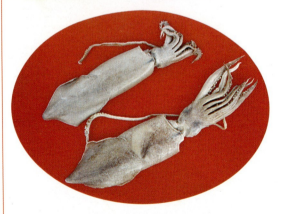

柔鱼 Ommatostrephes sloani pacificus Pfeffer

以下药物未配彩图：
鰔鱼、鲞鱼、鲚鱼、嘉鱼、杜父鱼、黄鲴鱼、鳣鱼、牛鱼、鲍鱼、文鳐鱼、鱼虎、鱼师、鲐鱼

本草纲目介部第四十五卷

1. 水龟 Terrapin イシガメ

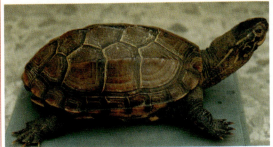

乌龟 Chinemys reevesii (Gray)

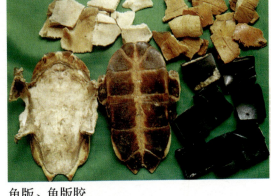

龟版、龟版胶

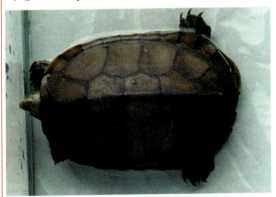

黄喉水龟 Clemmys mutica (Cantor)

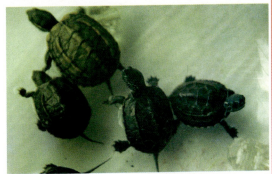

金钱龟 Cuora trifasciata (Bell)

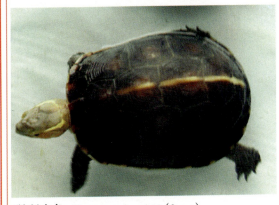

眼斑水龟 Clemmys bealei (Gray)

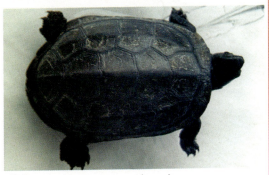

花龟 Ocadia sinensis (Gray)

2. 秦龟 Tortois ヤマガメ

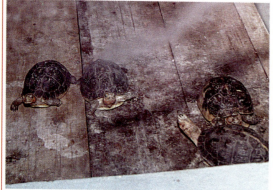

黄缘闭壳龟 Cuora flavomarginata (Gray)

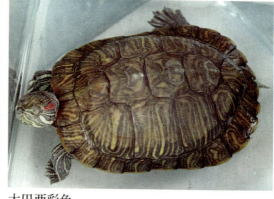

大巴两彩龟

3. 蠵龟 Loggerhead ウミガメ

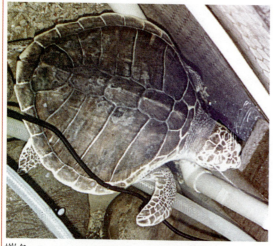

蠵龟 Caretta caretta olivaea (Eschscholtz)

4. 玳瑁 Hawksbill タイマイ

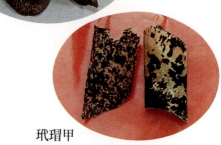

玳瑁 Eretmochelys imbricata (L.)

玳瑁甲

5. 绿毛龟 Mossback ミノガメ

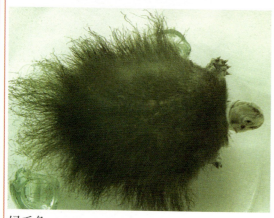

绿毛龟

6. 痊龟 Platysternon

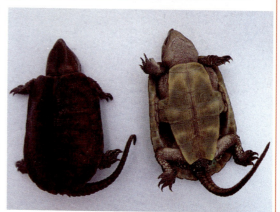

平胸龟 Platysternon megacephalum Gray

7. 鼊龟 Sea Turtle

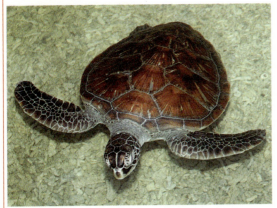
海龟 Chelonia mydas (L.)

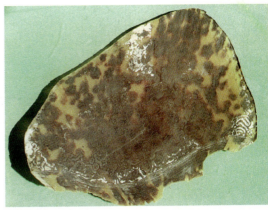
海龟甲

8. 鳖 Soft-shelled Turtle スッポン

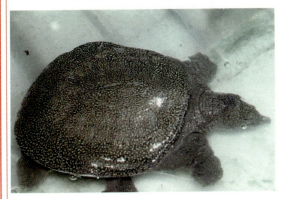
中华鳖 Trionyx sinensis Wiegmann

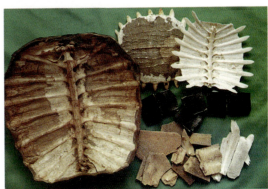
鳖甲、鳖甲胶

9. 鼋 Soft-shelled Turtle オオスッポン

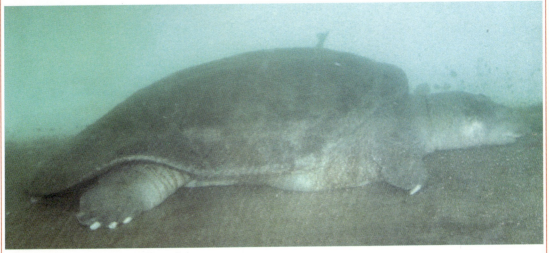
鼋 Pelochelys bibroni (Owen)

10. 蟹 Crab カニ

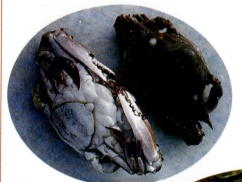

海蟹 Portunus trituberculatus (Miers)

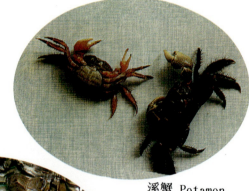

溪蟹 Potamon denticulatun (H.Milne-Edwards)

中华绒毛蟹 Eriocheir sinensis H.Milne-Edwards

11. 鲎鱼 King Crab カブトガニ

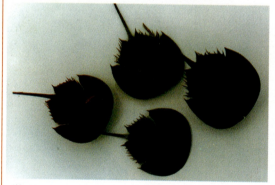

鲎 Tachypleus tridentatus (Leech)

12. 摄龟

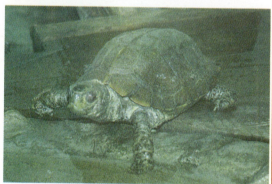

锯缘摄龟 Cyclemys mouhotii Gray

以下药物未配彩图：
贲龟、纳鳖、能鳖、朱鳖、珠鳖

本草纲目介部第四十六卷

1. 牡蛎 Oyster ナミマガシワ

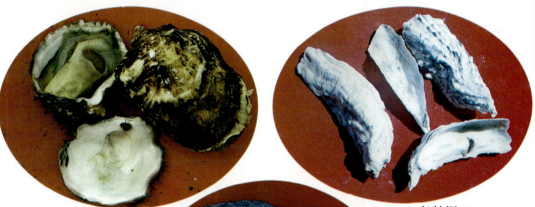

大连湾牡蛎 Ostrea talienwhanensis Crosse

长牡蛎 Ostrea gigas Thunberg

牡蛎、煅牡蛎

2. 蚌 Freshwater Mussel ドブガイ

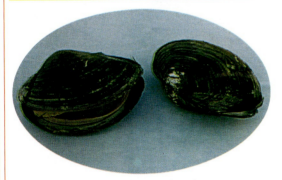

河蚌 Anodenta wioodiana (Lea)

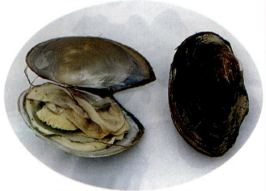

河蚌肉、河蚌壳

3. 马刀 Saber マテガイ

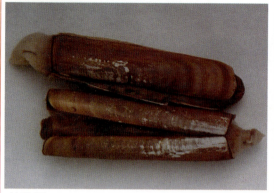

长竹蛏 Solen grandis Dunker

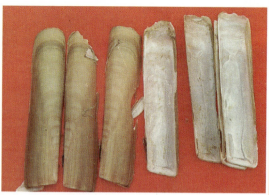

马刀(长竹蛏贝壳)

4. 蚬 Small Clam シジミ

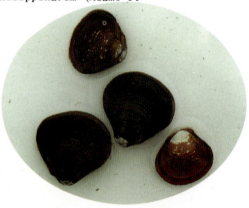

河蚬 Venerupis (Amygdala)
Philippinarum (Adams et

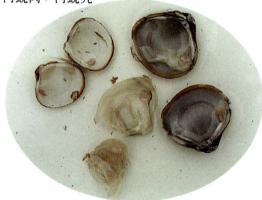

河蚬肉、河蚬壳

5. 真珠 Pearl カイノタマ

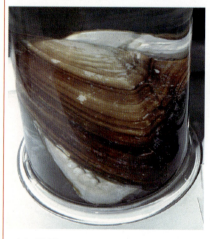

三角帆蚌 Hyriopsis cumingii (Lea)

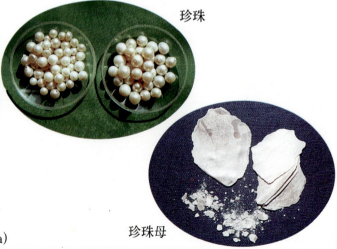

珍珠

珍珠母

6. 石决明 Abalone セッケツメイ

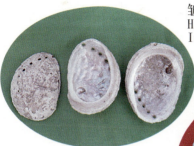

皱纹盘鲍(石决明)
Haliotis discus hannai
Ino

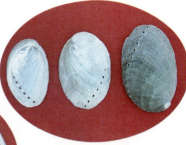

杂色鲍(石决明)
Haliotis diversicolor
Reeve

耳鲍(石决明)
Haliotis ovina
Gmelin

7. 海蛤 Concha ウミベノサレタルカイガラ

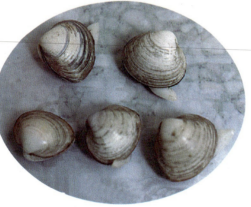

青蛤 Cyclina sinensis (Gmelin)

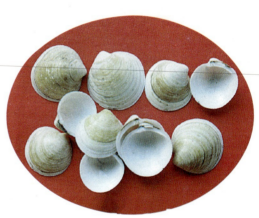

青蛤壳(海蛤)

8. 文蛤 Clam ハマグリ

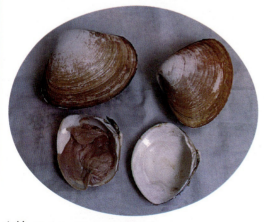

文蛤 Meretrix meretrix L.

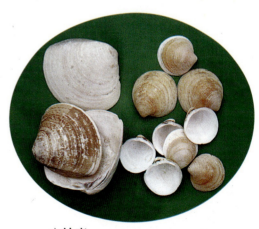

文蛤壳

9. 蛤蜊 Clam シオフキ

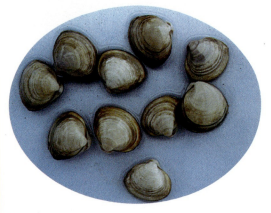

蛤蜊 Mactra Veneriformis (Deshayes)

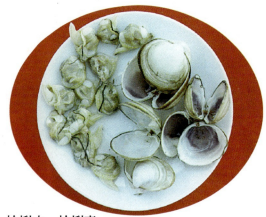

蛤蜊肉、蛤蜊壳

10. 蛏 Razor Clam アゲマキガイ

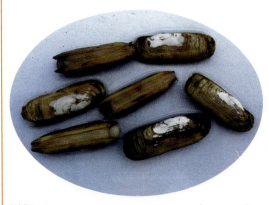

缢蛏 Sinonovacula constricta (Lamarck)

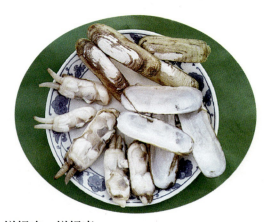

缢蛏肉、缢蛏壳

11. 魁蛤 Big Clam オオノガイ

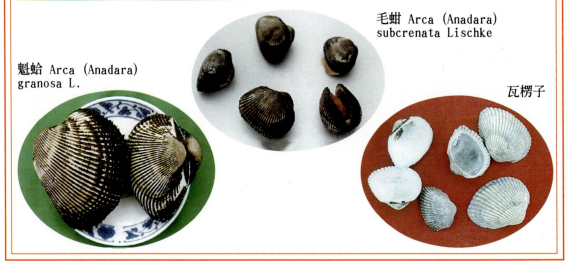

魁蛤 Arca (Anadara) granosa L.

毛蚶 Arca (Anadara) subcrenata Lischke

瓦楞子

12. 贝子 Cowrie コヤスガイ

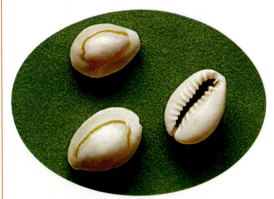

白贝齿 Monetaria (Ornamentaria) annulus (L.)

13. 紫贝 Concha Mauritiae メタカラガイ

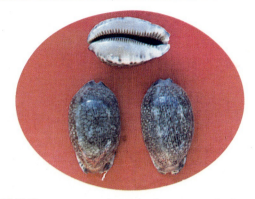

紫贝齿 Mauritia (Arabica) arabica (L.)

14. 淡菜 Mussel イガイ

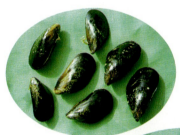

海红 Mytilus edulis L.

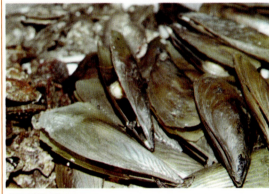

厚壳贻贝 Mytilus crassitesta Lischke

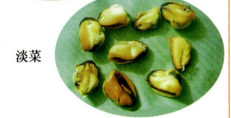

淡菜

15. 海螺 Conch ホラガイ

海螺 Rapana thomasiana Crosse

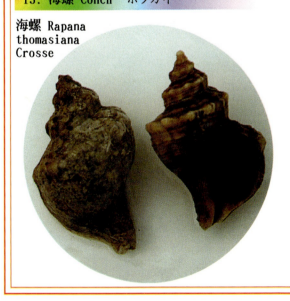

海螺肉

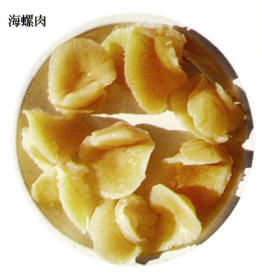

16. 田螺 Field Snail タニシ

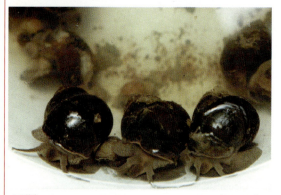

田螺 Cipangopaludina cathyensis (Heude)

田螺肉

田螺壳

17. 蜗螺 Spiral Shell ニナ

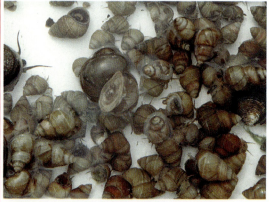

螺蛳 Cipangopaludina chinensis (Gray)

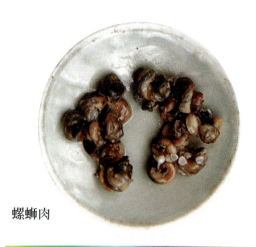

螺蛳肉

18. 海月 Placuna Placenta タイラギ

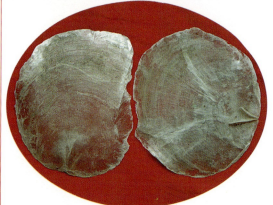

海月 Placuna placenta (L.)

19. 海燕 Petrel タコマクラ

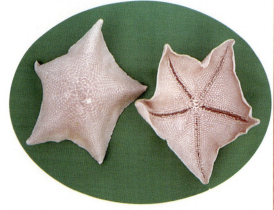

海燕 Asterina pectinifera (Müller et Troschel)

以下药物未配彩图：
蝛蛖、担罗、车螯、车渠、珂、石蚼、甲煎、蓼螺、寄居虫、郎君子

本草纲目禽部第四十七卷

1. 鹤 Crane ツル

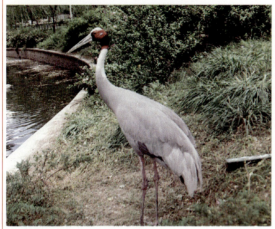

白枕鹤 Grus vipio (Pallas)

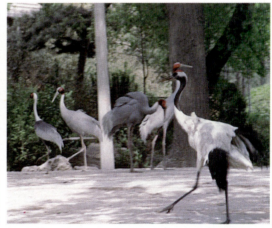

丹顶鹤 Grus japonensis (P.L.S.Muller)

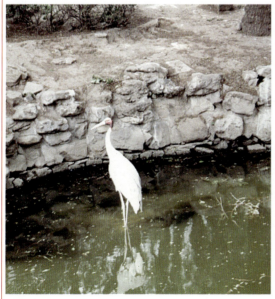

赤颈鹤 Grus antigont

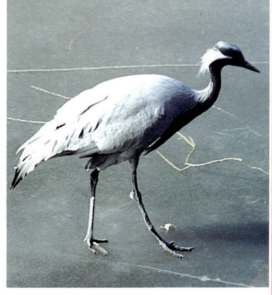

蓑羽鹤 Anthropoides virgo(L.)

2. 鸛 Stork コウノトリ

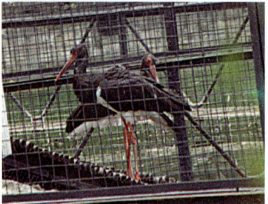

黑鸛 Ciconia nigra (L.)　　　白鸛 Ciconia ciconia boyciana Swinhoe

3. 鸰鸡 Lapwing マナヅル

4. 秃鹫 Vulture ハゲワシ

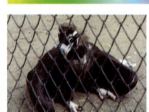

黑秃鹫 Aegypius monachus (L.)

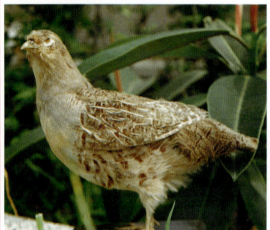

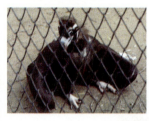

黄秃鹫 Gyps pulvus (L.)

田鸡 Porzana paykullii (Ljungh)

5. 鹈鹕 Pelican ペリカン

6. 鹅 Goose ガチョウ

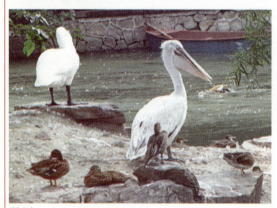

鹈鹕 Pelicanus philipensis Gmelin

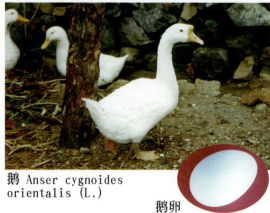

鹅 Anser cygnoides orientalis (L.)　　鹅卵

374　本草纲目禽部第四十七卷

7. 雁 Wild Goose ガン

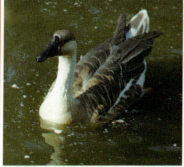 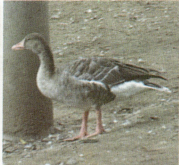 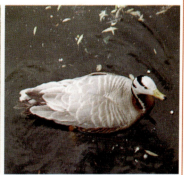

鸿雁 Anser cygnoides (L.)　　灰雁 Anser anser (L.)　　斑头雁 Anser indicus (L.)

8. 鹄 Swan ハクチョウ

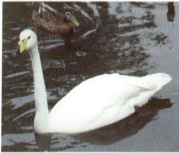 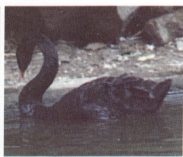 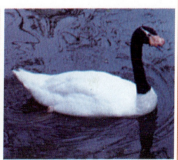

白天鹅 Cygnus cygnus (L.)　　黑天鹅 Choenopis atrata　　黑颈天鹅 Grus nigricollis

9. 鸨 Bustard ノカン

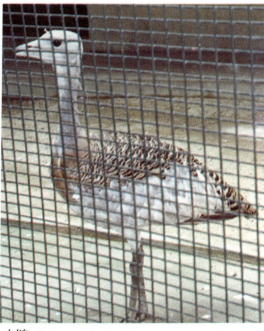

大鸨 Otis tarda L.

10. 鹜 Duck アヒル

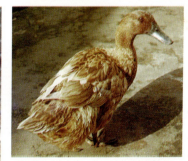

家鸭 Anser platyrhynchos domestica (L.)

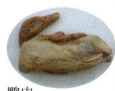

鸭肉

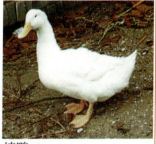

填鸭 Anser platyrhynchos domestica

本草纲目禽部第四十七卷　375

11. 凫 Wild Duck アオクビガモ

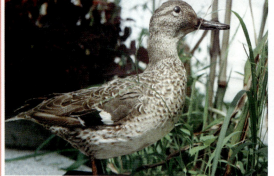

绿翅鸭 Anas crecca (L.)

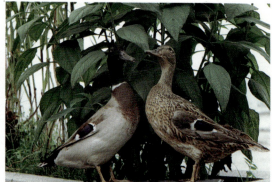

绿头鸭 Anas platyrhynchos L.

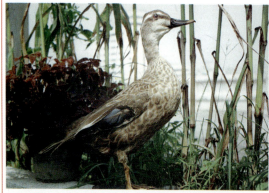

斑咀鸭 Anas poecilorhyncha (Forster)

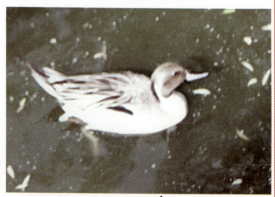

针尾鸭 Anas acuta (L.)

12. 䴔䴖 Grebe カイツブリ

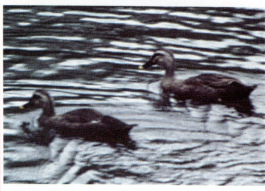

小䴔䴖(油鸭) Podiceps ruficollis (Pallas)

13. 鸳鸯 Mandarin Duck オシドリ

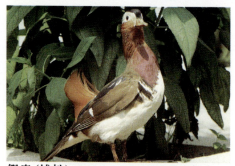

鸳鸯(雄性) Aix galericulata (L.)

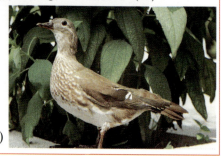

鸳鸯(雌性) Aix galericulata (L.)

14. 鹭 Egret サギ

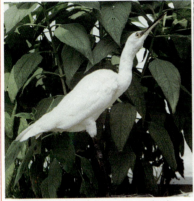
白鹭 Egretta garzetta (L.)

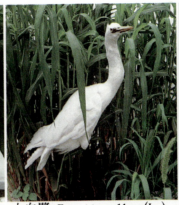
大白鹭 Egretta alba (L.)

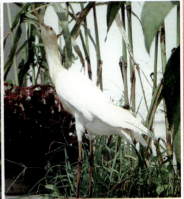
牛背鹭 Bubulcus ibis (L.)

15. 鸥 Seagull カモメ

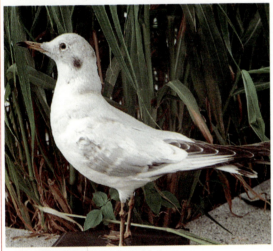
红咀鸥 Larus ridibundus L.

16. 鸬鹚 Cormorant カワウ

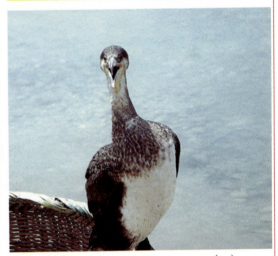
鸬鹚(鱼鹰) Phalacrocorax carbo (L.)

17. 鱼狗 Kingfisher ソビ

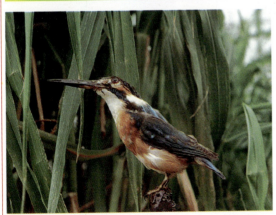
翠鸟 Alcedo atthis (L.)

以下药物未配彩图：
阳鸟、鹙鸏、鹖鴠、鸂鶒、鸹鹋、蚊母鸟

本草纲目禽部第四十七卷

本草纲目禽部第四十八卷

1. 鸡 Chicken ニワトリ

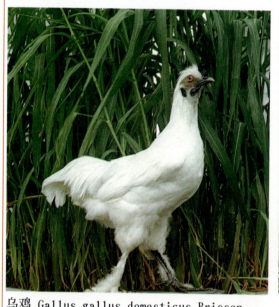

乌鸡 Gallus gallus domesticus Brisson

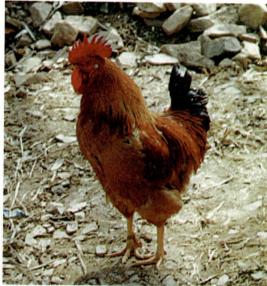

丹雄鸡 Gallus gallus domesticus Brisson

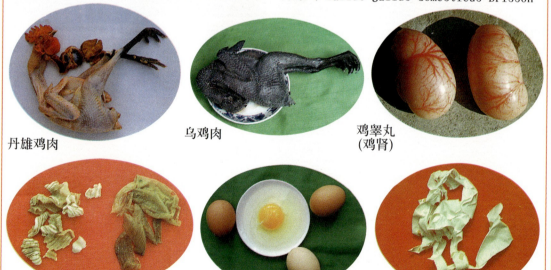

丹雄鸡肉　　　乌鸡肉　　　鸡睾丸（鸡肾）

鸡内金　　　鸡子（鸡蛋）　　　凤凰衣

2. 雉 Pheasant キギス

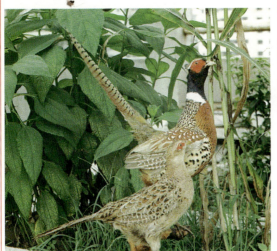

雉(环颈雉) Phasianus colchicus L.

3. 鷩雉 Golden Pheasant キンケイ

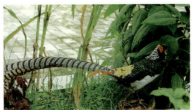

白腹锦鸡 Chrysolophus amberstiae (Leadbeater)

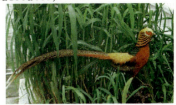

红腹锦鸡 Chrysolophus pictus (L.)

4. 鹖鸡

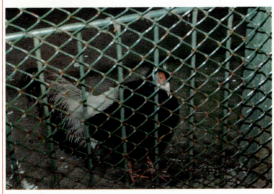

褐马鸡 Gossoptilon auritam

5. 白鹇 Silver Pheasant カノコドリ

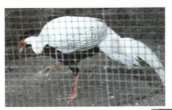

白鹇 Lophura nycthemera (L.)

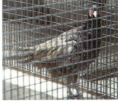

鹇 Lophura leucomelana (Latham)

6. 鹧鸪 Partridge パートリッジ

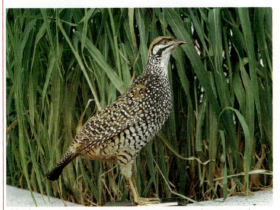

鹧鸪 Francolinus pintadeanus (Scopoli)

7. 竹鸡 Bamboo Partridge コジュケイ

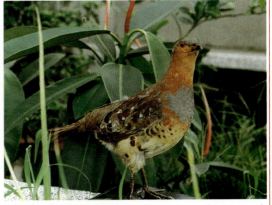

灰胸竹鸡 Bambusicola thoracica (Temminck)

8. 鶉 Quail ウズラ

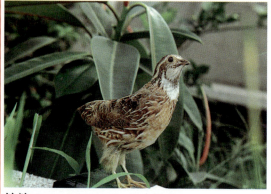
鹌鹑 Coturnix coturnix (L.)

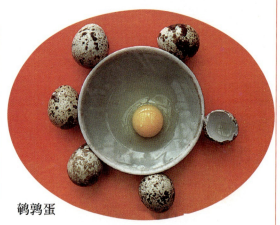
鹌鹑蛋

9. 鹬 Sangpiper シギ

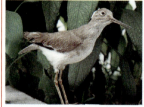
红脚鹬 Tringa totanus (L.)

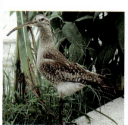
大杓鹬 Namenius madagascariensis (L.)

10. 鸽 Pigeon ハト

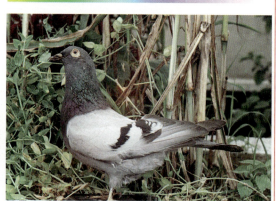
鸽 Columba livia domestica L.

11. 雀 Sparrow スズメ

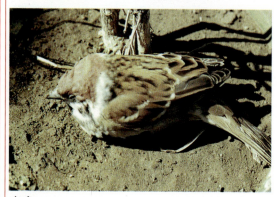
麻雀 Passer montonus saturatus Stejneger

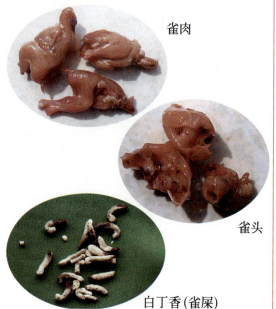
雀肉

雀头

白丁香(雀屎)

12. 蒿雀 Emberiza Spodocephala アオジ

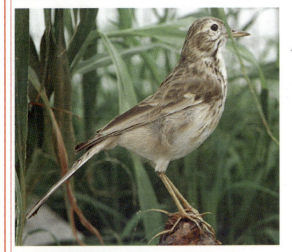

小云雀 Alauda gugula Franklin

13. 燕 Swallow ツバメ

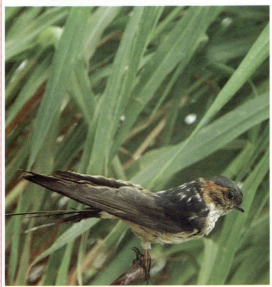

金腰燕 Hirundo daurica L.

毛脚燕 Delichon urbica(L.)

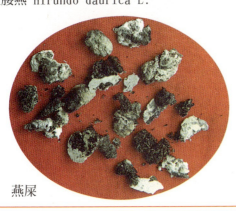

燕屎

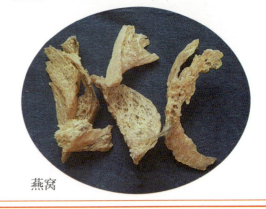

燕窝

14. 伏翼 Bat コウモリ

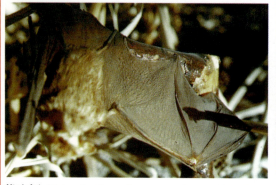
菊头蝠 Rhinolophus ferrumequinum Schreber

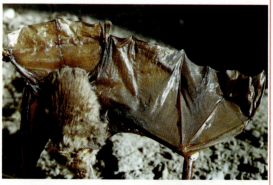
大马蹄蝠 Hipposideros armiger Hodgson

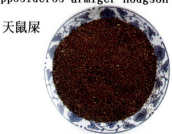
天鼠屎

15. 鼯鼠 Flying Squirrel ムササビ

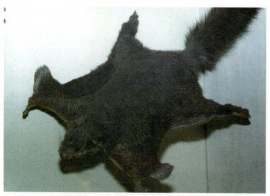
复齿鼯鼠 Trogopterus xanthipes Milne-Edwards

16. 寒号鸟 Flying Squirrel オオコウモリ

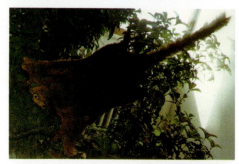
棕鼯鼠 Petaurista petaurista (Pallas)

五灵脂

17. 鸐雉 King Pheasant ヤマドリ

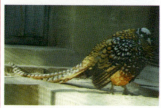
白冠长尾雉（♂）
Syrmaticus reevesii(Gray)

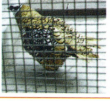
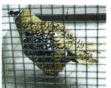
白冠长尾雉（♀）

以下药物未配彩图：
英鸡、秧鸡、鹨、突厥雀、巧妇鸟、石燕

本草綱目禽部第四十九卷

1. 斑鳩 Turtledove ジュズカケバト

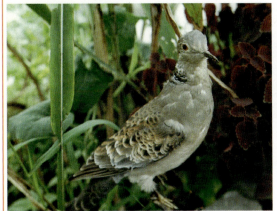

山斑鳩 Streptopelia orientalis orientalis (Latham)

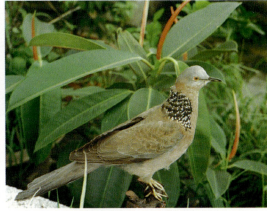

珠頸斑鳩 Streptopelia chinensis chinensis (Scopoli)

2. 伯勞 Butcher-bird モズ

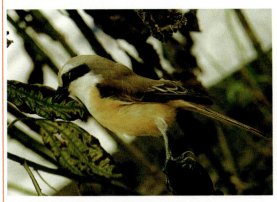

紅尾伯勞 Lanius cristatus

3. 鸜鵒 Crested Myna キュウカンチョウ

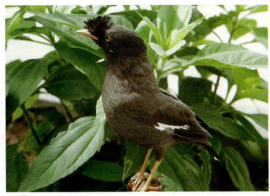

八哥 Acridotheres cristatellus (L.)

4. 莺 Warbler ウグイス

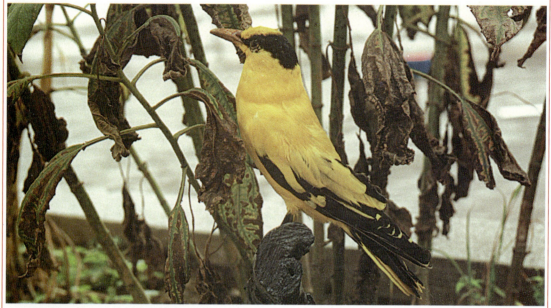

黑枕黄鹂 Oriolus chinensis (L.)

5. 啄木鸟 Woodpecker キツツキ

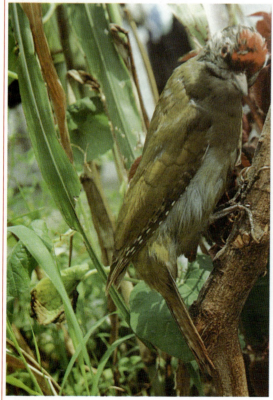

黑枕绿啄木鸟 Picus canus Gmelin

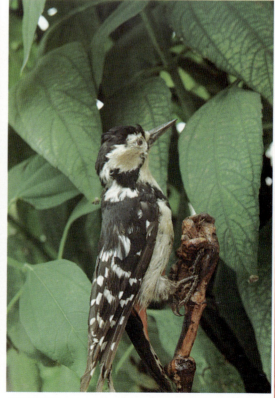

斑啄木鸟 Dendrocopos majar (L.)

6. 慈烏 Jackdaw　カンガラス

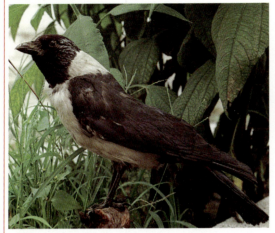

寒鴉 Corvus monedula (L.)

7. 烏鴉 Crow　カラス

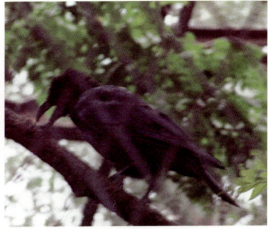

烏鴉 Corvus frugilegus (L.)

8. 鵲 Magpie　カササギ

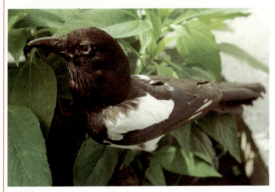

喜鵲 Pica pica (L.)

9. 杜鵑 Cuckoo　ホトトギス

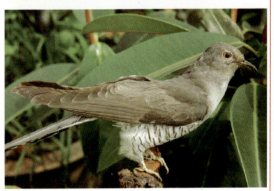

杜鵑 Cuculus canorus L.

10. 鸚䳇 Parrot　オウム

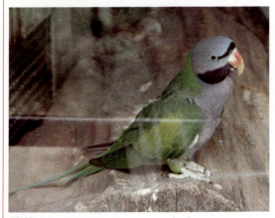

鸚䳇 Psittacula alexadri (L.)

11. 孔雀 Peacock　クジャク

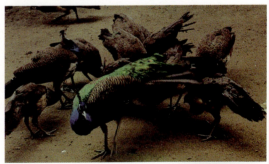

孔雀 Pavo muticus (L.)

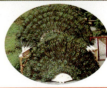

孔雀羽

12. 鸵鸟 Ostrich ダチョウ

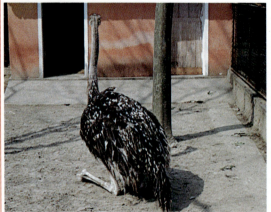
非洲鸵鸟 Strutho camelus

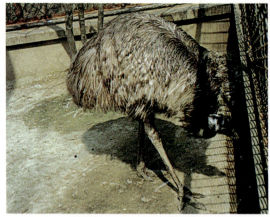
澳洲鸵鸟(鸸鹋) Dromaius novaehollandeae

13. 鹰 Eagle タカ

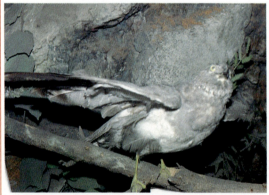
苍鹰 Accipiter gentilis (L.)

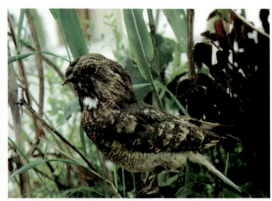
夜鹰 Caprimulgus indicus (Latham)

14. 雕 Vulture ワシ

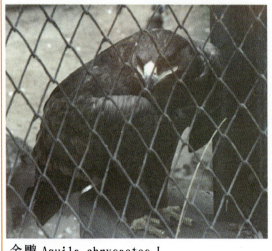
金雕 Aquila chrysaetos L.

15. 鹗 Osprey ミサゴ

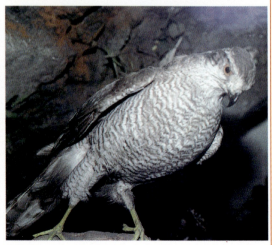
鹗 Pandion haliaetus L.

16. 鸱 Owl トビ

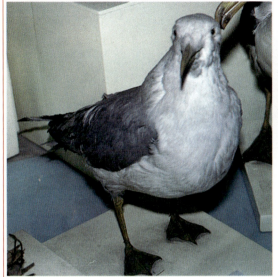

鹞 Circus cyaneus cyaneus(L.)

17. 鸱鸺 Owl フクロウ

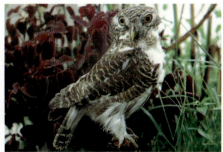

鸺鹠 Glaucidium cuculoides whiteleyi(Blyth)

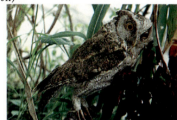

领鸺鹠 Glaucidium brodiei(Burton)

18. 鸮 Owl サケ

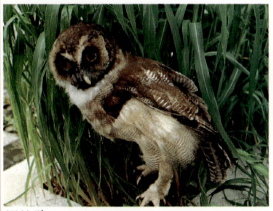

褐林鸮 Strix leptgrammica Temminck

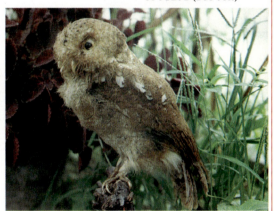

短耳鸮 Asio flammeus(Pontoppidan)

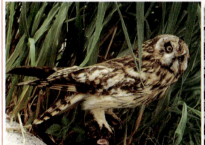

鹰鸮 Ninox scutulata ussuriensis Buturlin

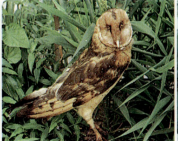

草鸮 Tyto capensis chinensis(Hartert)

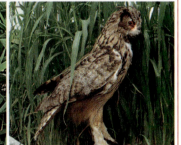

鵰鸮 Bubo bubo (L.)

以下药物未配彩图：
青䴗、鸤鸠、桑扈、百舌、练鹊、山鹊、鹘嘲、凤凰、鸩、姑获鸟、治鸟、鬼车鸟

本草纲目兽部第五十卷

1. 豕 Pig イノコ

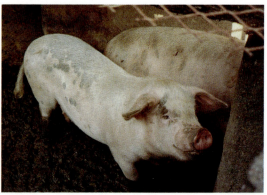

猪 Sus scrofa domestica Brisson

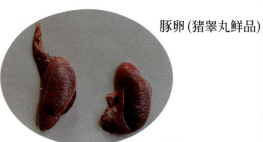

豚卵(猪睾丸鲜品)

豚卵(猪睾丸干品)

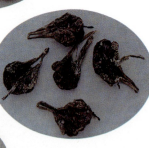

猪卵巢

2. 狗 Dog イヌ

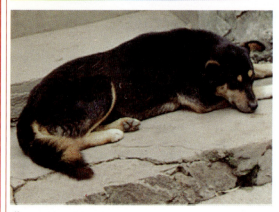

狗 Canis familiaris L.

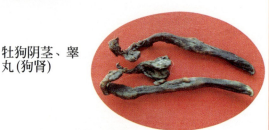

牡狗阴茎、睾丸(狗肾)

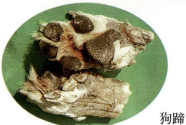

狗蹄

3. 羊 Sheep ヒツジ

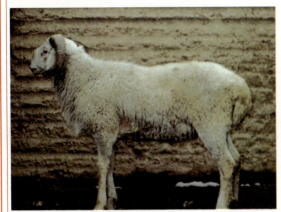

绵羊 Oris aries L.

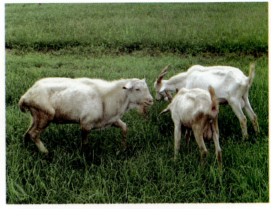

山羊 Capra hircus L.

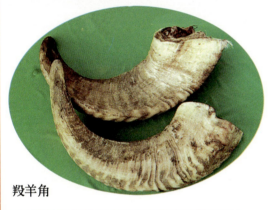

羖羊角

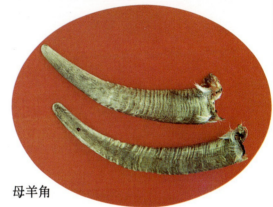

母羊角

4. 牛 Cattle ウシ

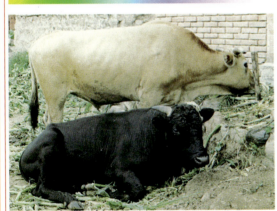

黄牛 Bos taurus domesticus Gmelin

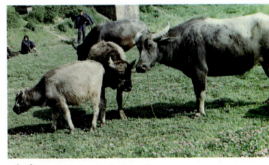

水牛 Bubalus bubalis L.

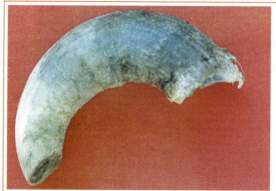
牛角䚡

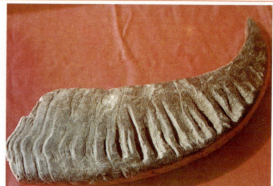
水牛角

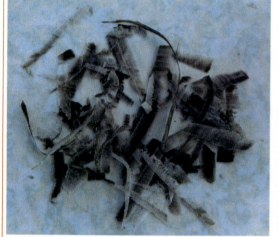
水牛角片

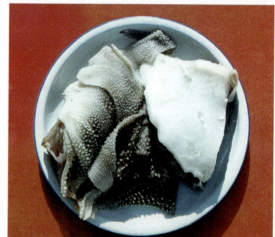
牛肚

5. 马 Horse ウマ

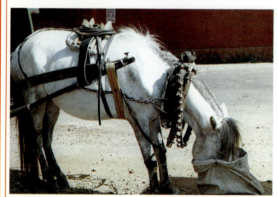
白马 Equus caballus orientalis Noack

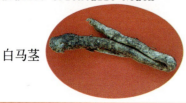
白马茎

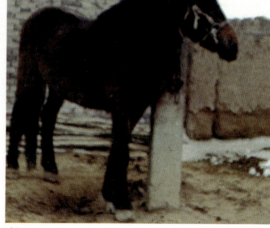
棕马 Equus caballus orientalis Noack

6. 驴 Donkey ロバ

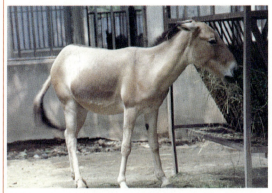
野驴 Equus hemionus Pallas

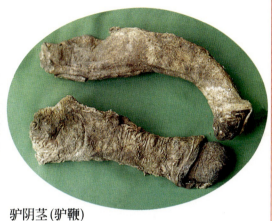
驴阴茎(驴鞭)

7. 骡 Mule ラバ

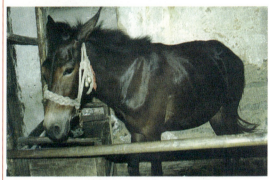
骡 Equus asinus L. x Equs caballus orientalis Noack

8. 驼 Camel ラクダ

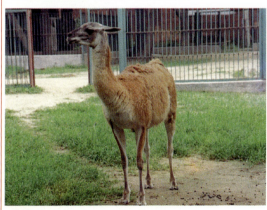
单峰驼 Camelus dromedarius L.

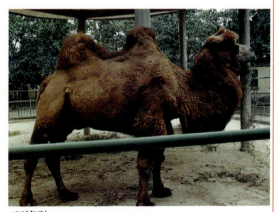
双峰驼 Camelus bactrianus L.

9. 酪 Junket ツクリチ

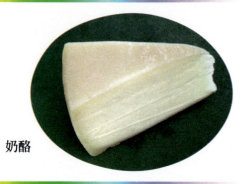

奶酪

10. 酥 Butter ツクリチノウバ

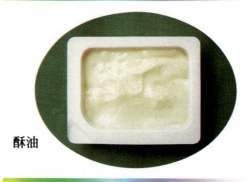

酥油

11. 醍醐 Finest Cream

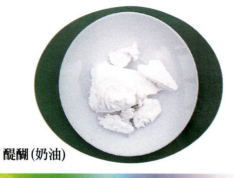

醍醐(奶油)

12. 乳腐 Fermented Bean Curd

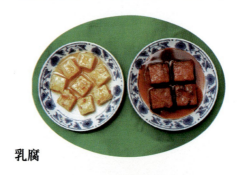

乳腐

13. 阿胶 Donkey-hide Gelatin アキョウ

黑驴 Equus asinus L.

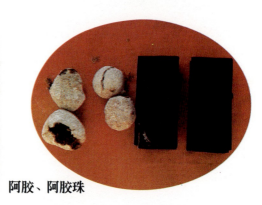

阿胶、阿胶珠

14. 黄明胶 Oxhide Gelatin スキニカワ

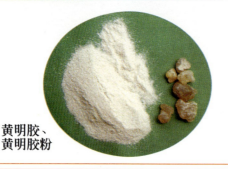

黄明胶、
黄明胶粉

15. 牛黄 Bezoar ゴオウ

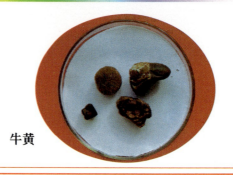

牛黄

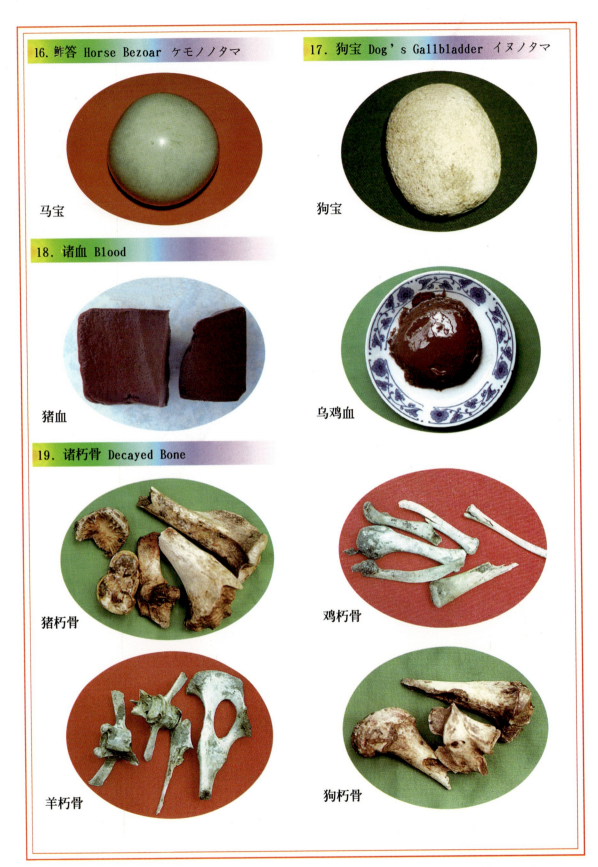

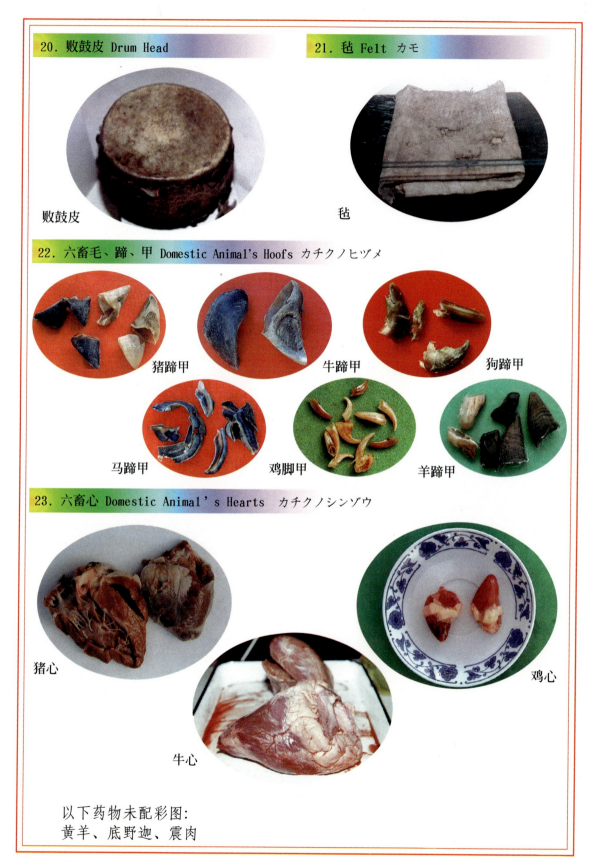

本草纲目兽部第五十一卷

1. 狮 Lion シシ

2. 虎 Tiger トラ

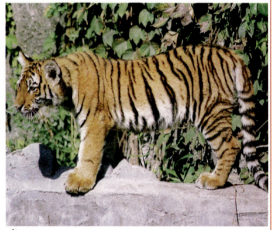

虎 Panthera tigris L.

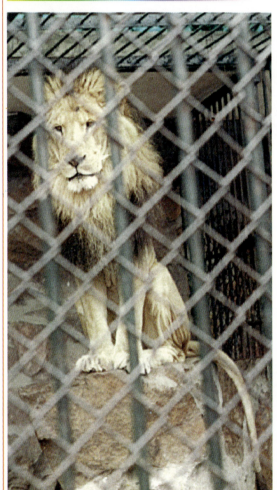

狮(雄性) Panthera Leo L.

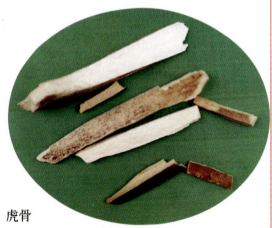

虎骨

3. 豹 Leopard レオパード

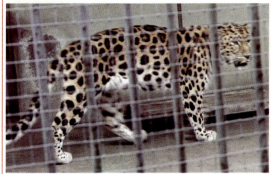
金钱豹 Panthera pardus L.

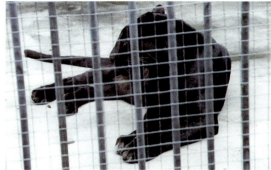
黑豹

4. 貘 Panda パンダ

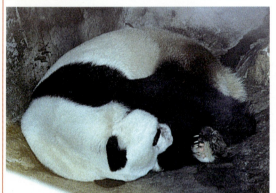
大熊猫 Ailuropoda melanoleuca(David)

5. 象 Elephant ゾウ

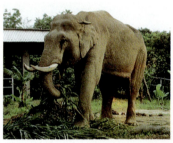
象 Elephas maximus L.

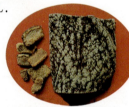
象皮

6. 犀 Rhinoceros サイ

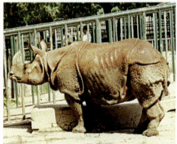
印度犀 Rhinoceros unicornis L.

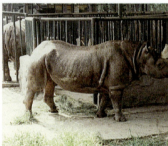
黑犀 Rhinoceros bicornis L.

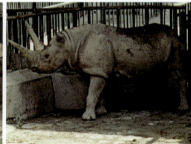
白犀 Rhinoceros simus Burchell

犀角

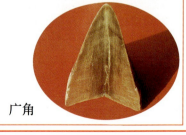
广角

7. 犦 Buff カラノカシラ

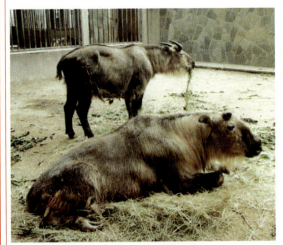

野牛(羚牛) Budorcas taxicolor

8. 牦牛 Yak ヤク

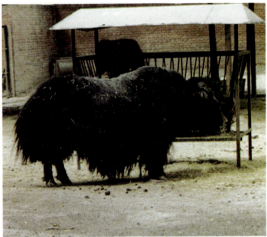

牦牛 Bos grunniens L.

9. 野马 Wild Horse ヤセイノウマ

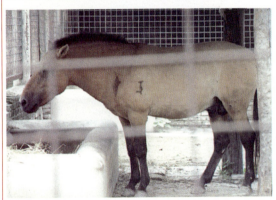

野马 Equus przewalskii Poliakov

10. 野猪 Boar イノシシ

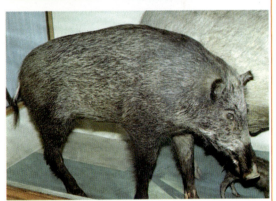

野猪 Sus serofa L.

11. 豪猪 Porcupine ヤマアラシ

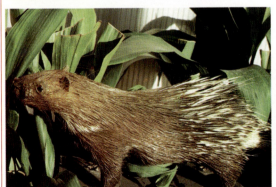

豪猪 Hystrix hodgsoni (Gray)

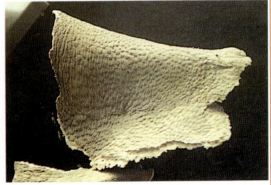

野猪皮

12. 熊 Bear クマ

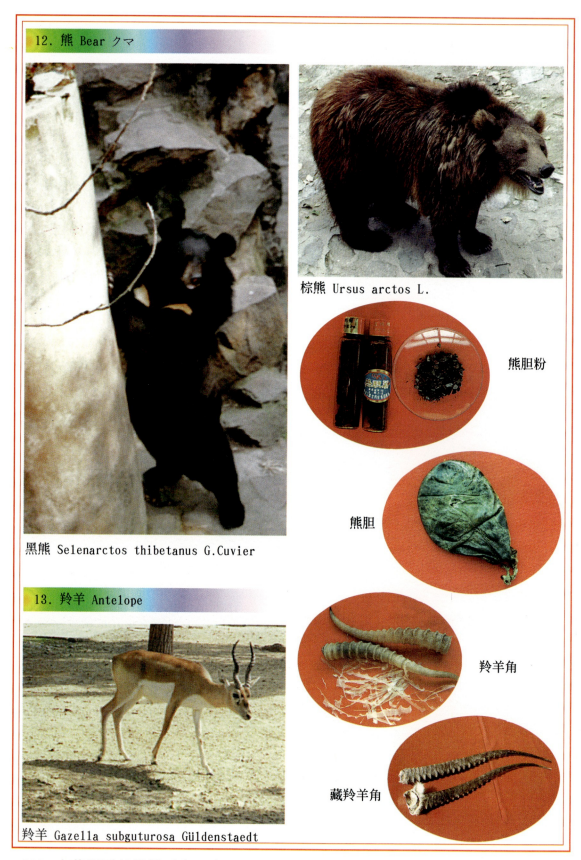

黑熊 Selenarctos thibetanus G.Cuvier

棕熊 Ursus arctos L.

熊胆粉

熊胆

13. 羚羊 Antelope

羚羊角

藏羚羊角

羚羊 Gazella subguturosa Güldenstaedt

14. 山羊 Goat ヤギ

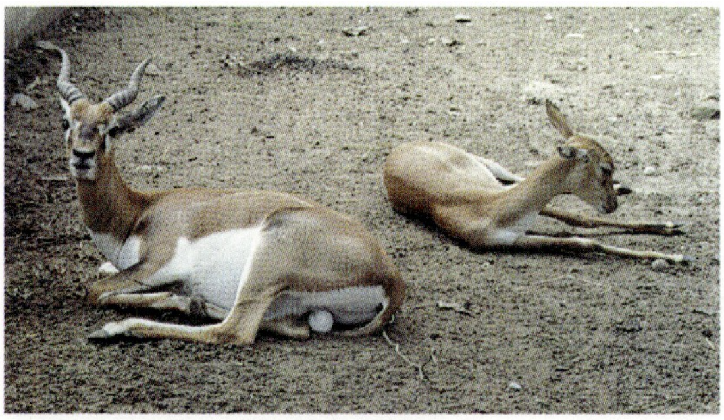

岩羊 Pseudois nayaur (Hodgson)

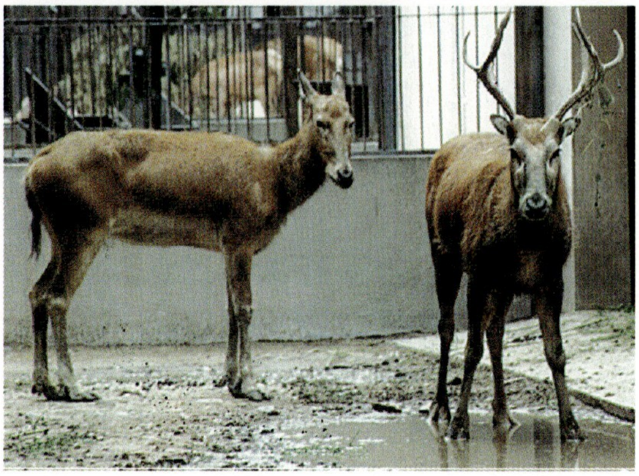

马鹿 Cervus elaphus L.

15. 鹿 Deer シカ

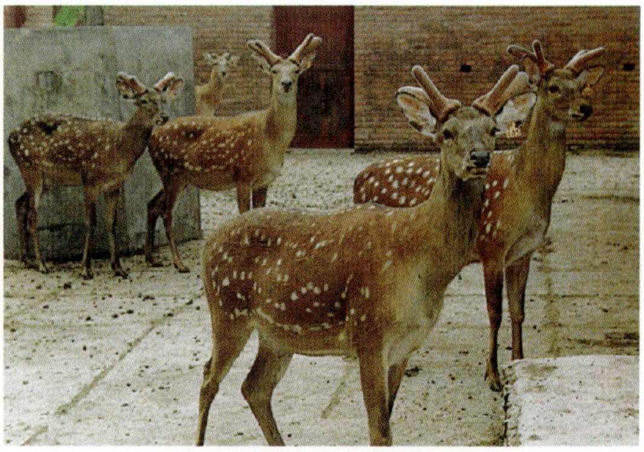

梅花鹿 Cervus nippon Temminck

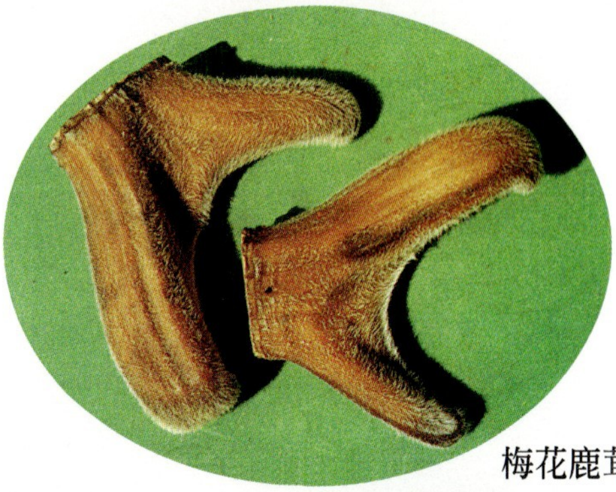

梅花鹿茸

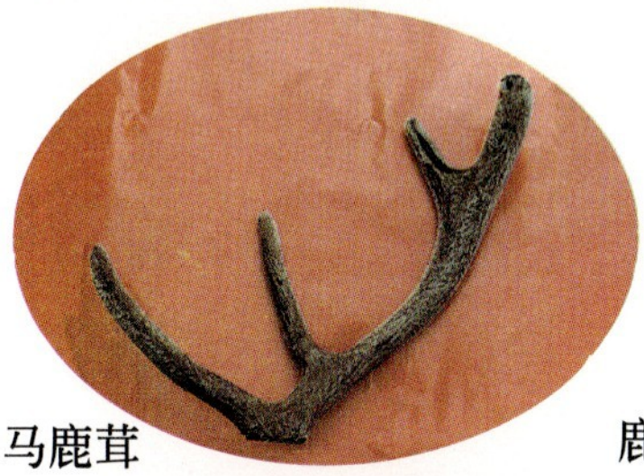

马鹿茸 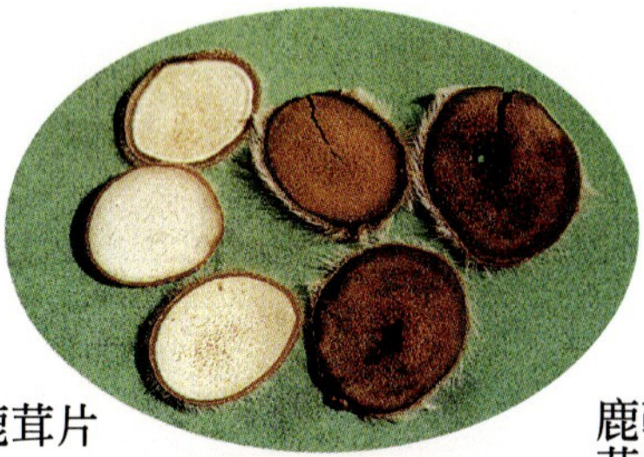　　　鹿茸片 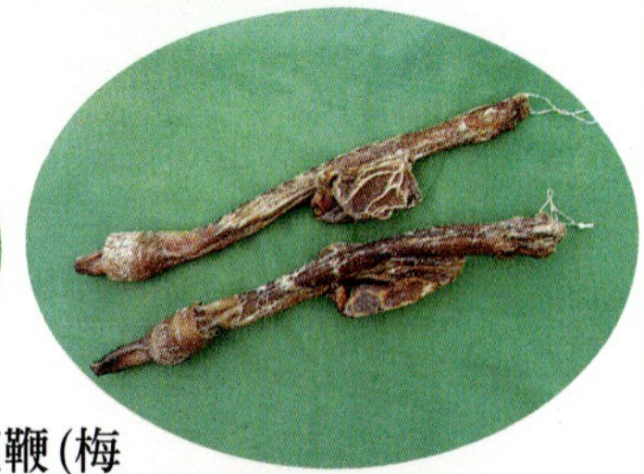　　　鹿鞭(梅花鹿)

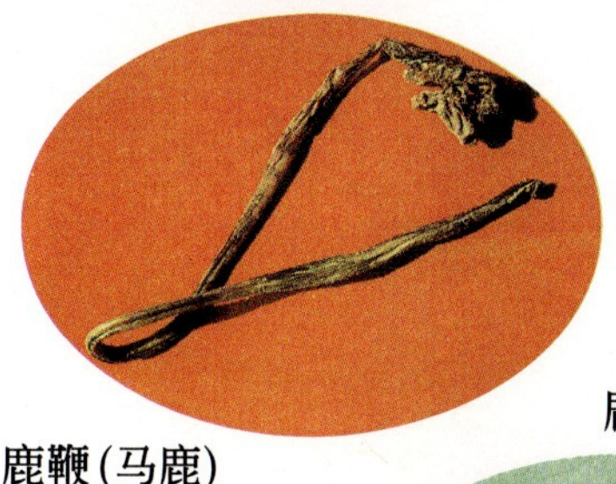

鹿鞭(马鹿) 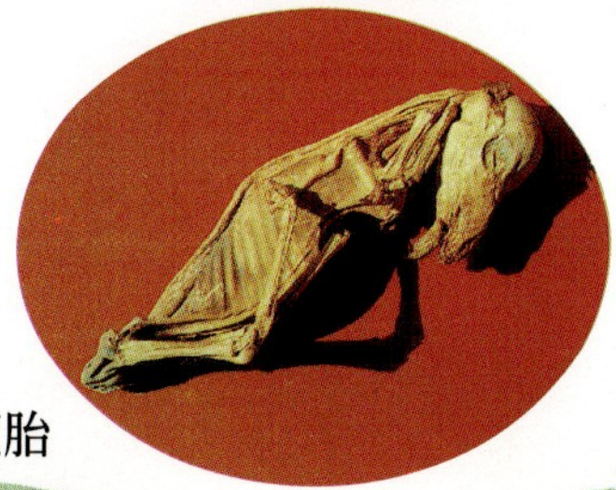　　　鹿胎 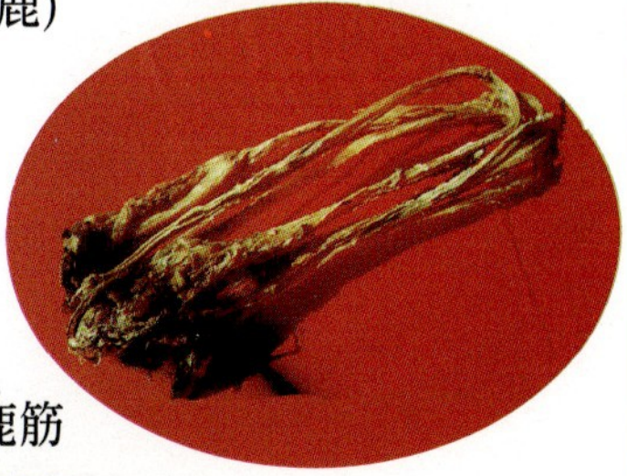　　　鹿筋

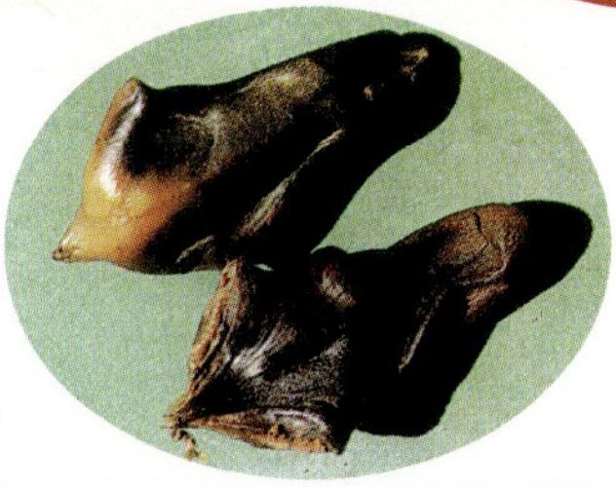

鹿尾 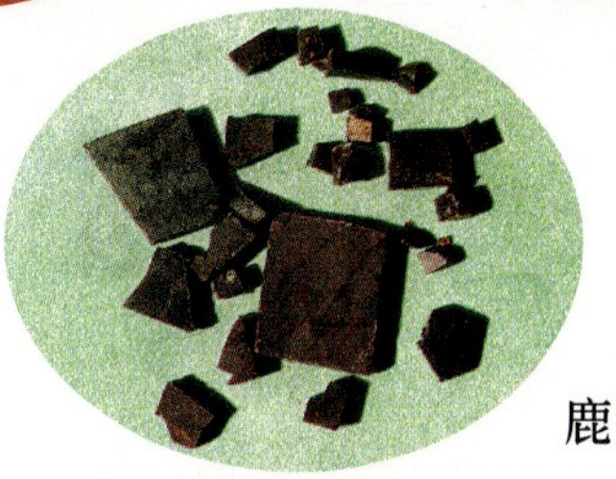　　　鹿角胶

本草纲目兽部第五十一卷　399

16. 麋 Elk オオシカ

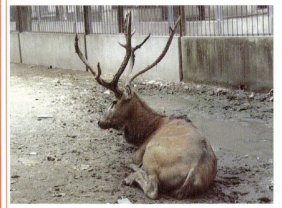

麋鹿 Elaphurus davidianus Milne-Edwards

17. 麂 Muntjac キョン

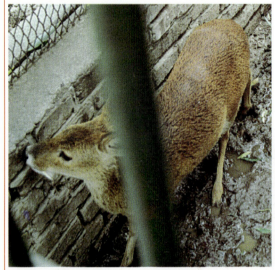

黄麂(小麂) Muntiacus reevesi Ogilby

18. 獐 River Deer ノロ

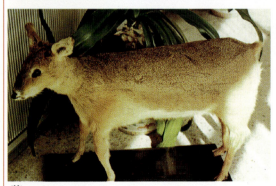

獐 Hydropotes inermis Swinhoe

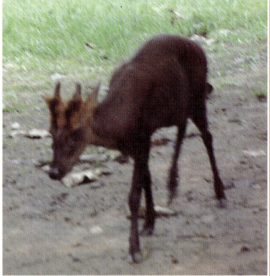

赤麂 Muntiacus muntjak (Zimmermann)

19. 麝 Musk Deer ジャコウジカ

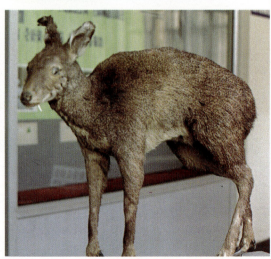

林麝 Moschus berezovskii Flerov

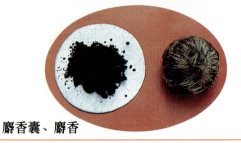

麝香囊、麝香

20. 灵猫 Civet Cat ジャコウネコ

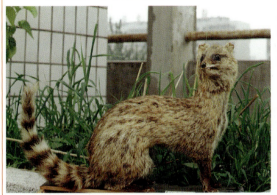

小灵猫 Viverrcula indica Desmarest

21. 猫 Cat ネコ

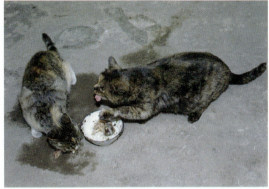

家猫 Felis ocreata domestica Brisson

22. 狸 Leopard Cat タヌキ

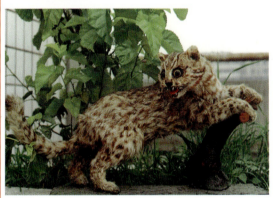

豹猫(野猫) Felis bengalensis Kerr

23. 狐 Fox キツネ

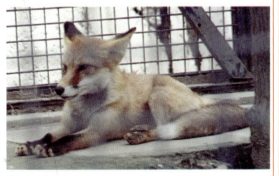

草狐(狐狸) Vulpes vulpes L.

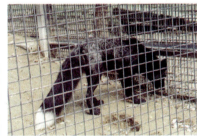

兰狐 Vulpes sp.

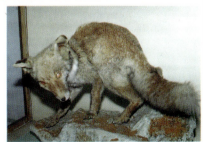

赤狐 Vulpes vulpes hoole Swinhoe

24. 貉 Racoon Dog ムジナ

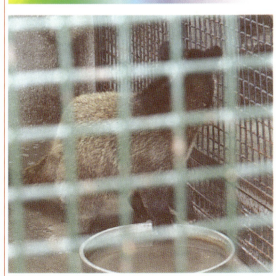

貉 Nyctereutes procynoides Gray

本草纲目兽部第五十一卷 401

25. 貒 Hog Badger

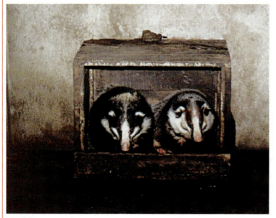
猪獾 Arctonyx collaris F. Cuvier

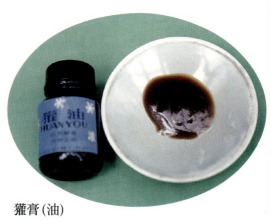
獾膏(油)

26. 獾 Badger アナグマ

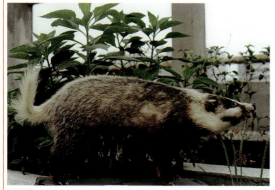
狗獾 Meles meles L.

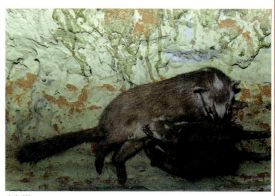
鼬獾 Melogale moschata Gray

27. 豺 Jackal ヤマイヌ

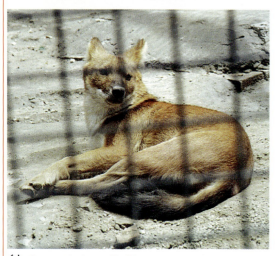
豺 Cuon alpinus Pallas

28. 狼 Wolf オオカミ

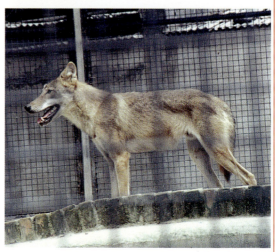
狼 Canis lupus L.

29. 兔 Rabbit ウサギ

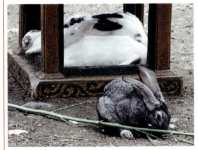 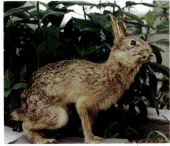 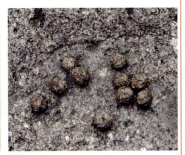

家兔 Oryctolagus cuniculus domesticus (Gmelin)　　野兔 Lepus capensis L.　　野兔屎

30. 败笔 Chinese Brush フルフデ

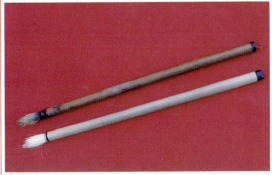

败笔

31. 水獭 Otter カワウソ

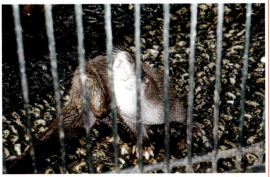

水獭 Lutra lutra L.

32. 海獭 Sea Otter ラッコ

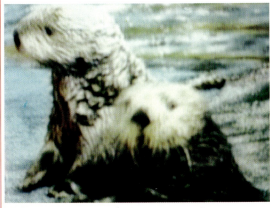

海獭 Lutra perspicillata Geoffroy

33. 腽肭兽 Fur Seal ウニウ

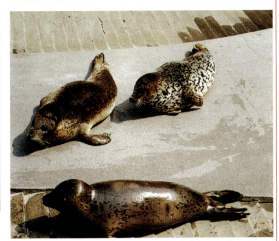

斑海豹 Phoca vitulina (L.)

本草纲目兽部第五十一卷　403

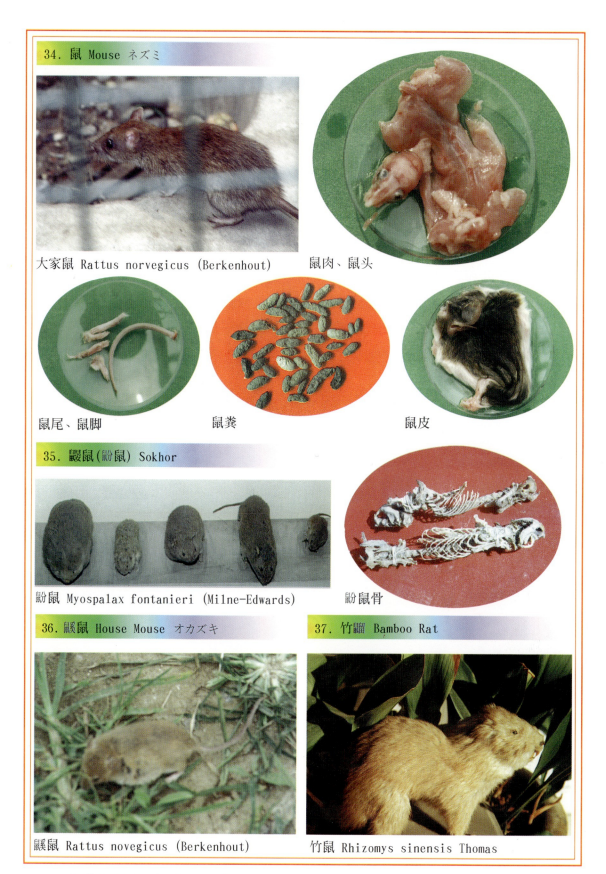

38. 貂鼠 Sable フルキ

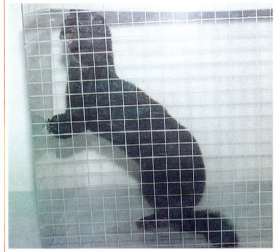

紫貂 Martes zibellina L.

40. 鼬鼠 Yellow Weasel イタチ

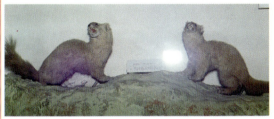

黄鼠狼(黄鼬) Mustela sibirica Pallas

39. 黄鼠 Suslik

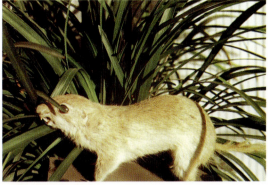

黄鼠 Citellus dauricus Brandt

41. 猬 Hedgehon ハリネズミ

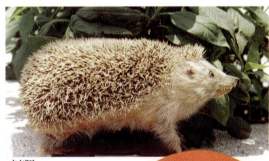

刺猬 Erinaceus europaeus L.

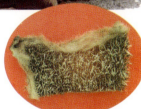

刺猬皮

42. 猕猴 Macaque コノミドリ

猴枣

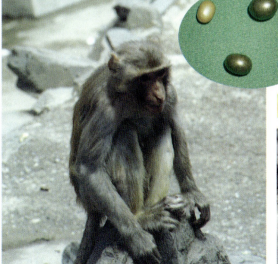

猕猴 Macaca mulatta Zimmermann

43. 狨 Golden Moukey キヌザル

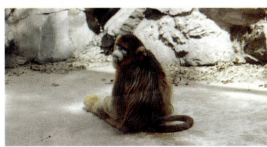

金丝猴 Rhinopithecus roxellanae (Milne-Edwards)

44. 猩猩 Orangutan オランウータン

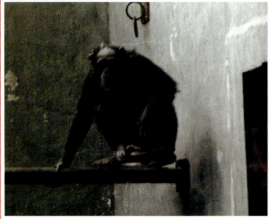

黑猩猩 Pan troglodytes(Blumenbach)

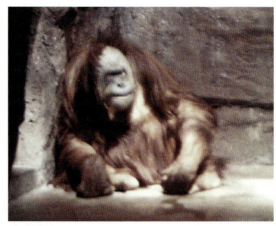

大猩猩 Gorilla gorilla(Savege et Wyman)

45. 狒狒 Baboon バブーン

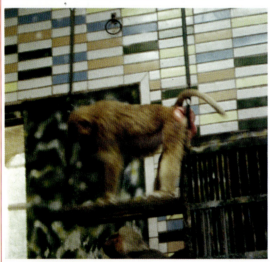

狒狒(雌性) Papio hamadryas

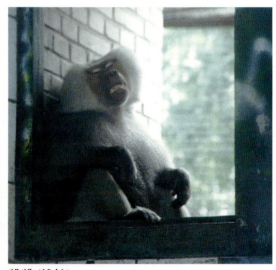

狒狒(雄性) Papio hamadryas

46. 山獭 Marmot ヤマウソ

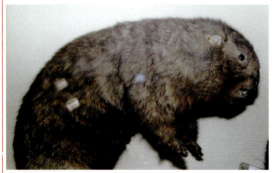

旱獭 Marmota bobak Radde

以下药物未配彩图：
双头鹿、风狸、木狗、猾、隐鼠、土拨鼠、鼢鼠、食蛇鼠、果然、罔两、彭侯、封

本草纲目人部第五十二卷

1. 发髲 Dressed Hair ソリカミ

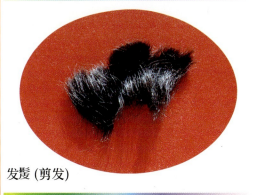

发髲(剪发)

2. 乱发 Pluck Hair クシケズリガミ

乱发(梳栉下发)

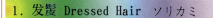

血余炭

3. 爪甲 Clan ツメ

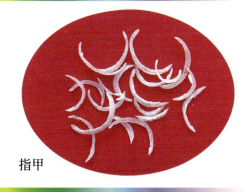

指甲

4. 溺白垽 Urine Alkali イバリノオリ

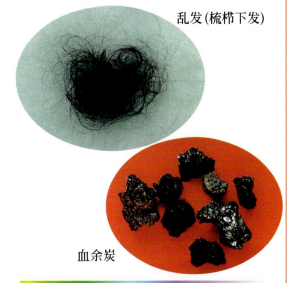

溺白垽(尿碱)

5. 秋石 Fall Stone

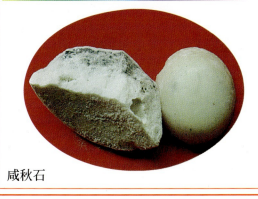

咸秋石

6. 人胞 Human Placenta エナ

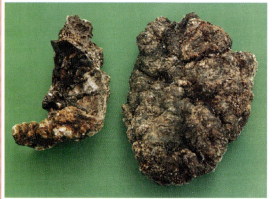

紫河车(未去血)

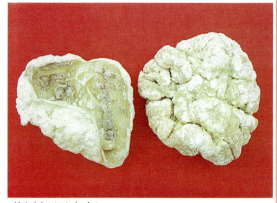

紫河车(已去血)

7. 初生脐带 Umbilical Cord ホゾノオ

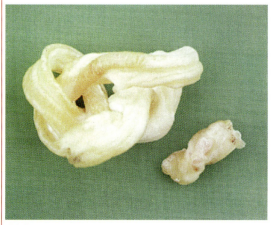

脐带

以下药物未配彩图：
头垢、耳塞、膝头垢、牙齿、人屎、小儿胎屎、淋石、癖石、乳汁、妇人月水、人血、人精、口津唾、齿垽、人汗、眼泪、人气、人傀、髭须、阴毛、人骨、天灵盖、胞衣水、人势、人胆、人肉、木乃伊、方民。

中文名称索引

二划

丁香 …………………… 274
七叶一枝花 …………… 139
八哥 …………………… 383
八角莲 ………………… 139
人参 …………………… 40
人胞 …………………… 408
九香虫 ………………… 329
刀豆 …………………… 200
刀鞘 …………………… 320
刀豆子 ………………… 200

三划

三七 …………………… 52
三七草 ………………… 128
三白草 ………………… 122
三蛇酒 ………………… 205
三角帆蚌 ……………… 368
三角鲂鱼 ……………… 353
三桠乌药 ……………… 276
三斑海马 ……………… 360
三白草全草 …………… 122
干姜 …………………… 212
干漆 …………………… 283
干蟾 …………………… 340
土芋 …………………… 226
土菌 …………………… 235
土蜂 …………………… 326
土鳖 …………………… 12
土当归 ………………… 56
土细辛 ………………… 62
土茯苓 ………………… 157
土殷蘖 ………………… 28
土蜂房 ………………… 326
土蜂窠 ………………… 10
土蜂窠土 ……………… 10
土茯苓、土茯苓片 …… 157
大麦 …………………… 186

大豆 …………………… 196
大青 …………………… 96
大鸨 …………………… 375
大黄 …………………… 129
大麻 …………………… 186
大戟 …………………… 131
大蒜 …………………… 209
大鲵 …………………… 357
大刀螂 ………………… 328
大马勃 ………………… 184
大风子 ………………… 294
大叶藓 ………………… 182
大白菜 ………………… 210
大白鹭 ………………… 377
大血藤 ………………… 168
大麦芽 ………………… 186
大豆豉 ………………… 201
大杓鹬 ………………… 380
大青叶 ………………… 118
大果榆 ………………… 292
大籽蒿 ………………… 88
大家鼠 ………………… 404
大巢菜 ………………… 224
大黄蜂 ………………… 326
大猩猩 ………………… 406
大斑蝥 ………………… 331
大腹子 ………………… 258
大腹皮 ………………… 258
大蒜头 ………………… 209
大蠊 …………………… 338
大熊猫 ………………… 396
大马蹄蝠 ……………… 382
大叶冬青 ……………… 303
大叶钓樟 ……………… 275
大豆黄卷 ……………… 196
大花溲疏 ……………… 306
大郁李仁 ……………… 302
大黄花鱼 ……………… 351
大黑蚂蚁 ……………… 333

大蓟、小蓟 …………… 93
大巴两彩龟 …………… 364
大连湾牡蛎 …………… 367
大果榆枝叶 …………… 292
大巢菜全草 …………… 224
大蓟、大蓟片 ………… 93
大腹圆蛛蜘 …………… 332
大果假密网蕨 ………… 180
大头羌、蚕羌、羌活片 … 56
大黄、大黄片、大黄炭 … 130
上水石 ………………… 29
山丹 …………………… 227
山羊 …………………… 399
山杏 …………………… 238
山杨 …………………… 291
山矾 …………………… 304
山药 …………………… 226
山茶 …………………… 309
山柰 …………………… 83
山韭 …………………… 207
山姜 …………………… 71
山楂 …………………… 246
山蒜 …………………… 209
山獭 …………………… 406
山豆根 ………………… 158
山鸡椒 ………………… 263
山矾叶 ………………… 304
山茶花 ………………… 309
山茱萸 ………………… 301
山斑鸠 ………………… 383
山慈姑 ………………… 59
山溪鲵 ………………… 357
山樱桃 ………………… 252
山丹鳞茎 ……………… 227
山杨枝叶 ……………… 291
山鸡椒花 ……………… 263
山岩泉水 ……………… 6
山柰根茎 ……………… 83
山韭全草 ……………… 207

山姜根茎 71	女菀片段 106	马绊绳 324
山茱萸肉 301	小麦 186	马兜铃 150
山溪流水 4	小青 96	马鹿茸 399
山樱桃实 252	小草 48	马槟榔 260
千岁蘽 166	小蒜 209	马蹄甲 394
千里及 169	小蓟 93	马鞭草 115
千里光 169	小檗 281	马哈鱼鲊 361
千金子 132	小藜 225	马蓼全草 120
千金藤 158	小木通 162	马鞭、马鞍 321
千里光全草 169	小云雀 381	马鞭石斛 176
千金藤茎叶 158	小石藓 182	马唐、马唐咀 123
川芎 66	小米粥 202	马齿苋全草 220
川楝 285	小灵猫 401	马钱子、炙马钱子 150
川牛膝 105	小茴香 215	马鞭草、马鞭草咀 115
川白芷 68	小巢菜 224	**四划**
川麦冬 106	小蛋蟥 338	
川黄柏 280	小檗根 281	王瓜 154
川楝子 285	小鹧鸪 376	王孙 50
川芎、川芎片 66	小叶鼠李 302	王瓜果 154
川木香、川木香片 70	小白花蛇 347	王不留行 113
川木通、川木通片 162	小花溲疏 306	王不留行、炒王不留行 113
川牛膝、川牛膝片 105	小郁李仁 302	井底泥 11
川乌头、川乌头片 136	小黄花鱼 351	井泉水 4
川泽泻、川泽泻片 170	小藜全草 225	井中苔及萍蓝 184
及己 62	小花鬼针草 127	天牛 337
广角 396	小黑蚂蚁虫体 333	天麻 45
广防己 161	小花鬼针草全草 127	天雄 135
广豆根、广豆根片 158	飞廉 95	天门冬 154
广藿香 78	飞廉、飞廉片 95	天仙子 133
广地龙、土地龙 342	马 390	天仙藤 167
广防己、广防己片 161	马刀 368	天师栗 241
广豆根、广豆根片 158	马兰 79	天竹黄 317
广莪术、广莪术片 76	马陆 342	天名精 98
广藿香、广藿香片段 78	马宝 393	天竺桂 272
卫矛 304	马勃 184	天南星 137
弓弩弦 321	马唐 122	天浆子 328
卫矛枝 304	马鹿 399	天烛子 305
女贞 303	马蓼 120	天鼠屎 382
女青 116	马蔺 97	天师栗实 241
女萎 158	马鞭 321	天竺桂皮 272
女菀 106	马先蒿 89	天竺桂叶 272
女贞子 303	马尾松 271	天麻、天麻片 45
女萎全草 158	马齿苋 220	天门冬、天门冬片 154

天花粉、天花粉片	153	木兰花蕾	273	牛肚	390
天南星、天南星片	137	木芙蓉叶	309	牛扁	144
无名异	27	木贼麻黄	100	牛黄	392
无花果	260	木天蓼枝叶	312	牛蛙	341
无食子	295	木贼、木贼段	101	牛蒡	97
无患子	288	木通马兜铃	162	牛膝	105
无漏子	259	太一余粮	31	牛皮消	163
无花果实	260	五加	305	牛角䚡	390
无患子树	288	五加皮	305	牛扁根	144
无蹼壁虎	346	五谷虫	333	牛背鹭	377
无患子实、种子	288	五灵脂	382	牛鼻牵	324
云母	22	五辛菜	210	牛蹄甲	394
云实	133	五步蛇	347	牛扁全草	144
云斑天牛	337	五味子	147	牛皮消全草	163
云实果、种子	133	五倍子	327	毛竹	228
云木香、云木香片	70	五敛子	257	毛茛	144
不灰木	26	五色石脂	26	毛蚶	370
木瓜	245	瓦松	182	毛蓼	121
木兰	273	瓦楞子	370	毛白杨	291
木耳	234	车前	114	毛脚燕	381
木枸	322	车前子	114	毛瑞香	78
木香	70	车前草	114	毛叶花椒	261
木虻	339	巨蝎	344	毛蓼全草	121
木莲	165	比目鱼	358	毛茛全草	144
木桃	245	止血马唐	123	升麻	57
木贼	101	日本医蛭	333	升麻、升麻片	57
木通	151	日本菟丝子	147	长石	26
木棉	311	少棘巨蜈蚣	341	长蛸	359
木蓝	96	中华鳖	365	长竹蛏	368
木槿	308	中国蓟	94	长牡蛎	367
木天蓼	312	中华蚱蜢	339	长松萝	315
木兰皮	273	中华鲟鱼	357	长梗南五味子	167
木防己	161	中华蜜蜂	325	爪甲	407
木芙蓉	309	中华稻蝗	339	乌头	135
木威子	257	中华大蟾蜍	340	乌芋	269
木棉花	311	中华绒毛蟹	366	乌龟	363
木菠罗	260	中华猕猴桃	267	乌鸡	378
木槿皮	308	中华鳑鲏鱼	355	乌药	276
木槿叶	308	贝子	371	乌鸦	385
木槿花	308	贝母	58	乌韭	183
木鳖子	150	见肿消	128	乌桕	294
木蠹虫	335	牛	390	乌梅	239
木蠹蛾	335	牛心	394	乌蛇	347

乌榄	257	方解石	26	水虿虫	343
乌鳢	356	火针	8	水苦荬	222
乌鸡肉	378	火炭母	121	水银粉	24
乌鸡血	393	火麻仁	186	水蜈蚣	127
乌药根	276	火炭母草	121	水中白石	33
乌桕子	294	心叶缬草	68	水牛角片	390
乌桕木	294	斗笠	319	水芹茎叶	214
乌桕叶	294	巴豆	294	水栀子果	299
乌桕果	294	巴旦杏	238	水绵全草	181
乌贼肉	359	巴戟天	47	水蓼全草	120
乌贼鱼	359	巴旦杏果	238	水苏、水苏片	83
乌贼骨	359	巴戟天、炙巴戟天片	47	水杨梅全草	125
乌蔹莓	164	巴豆实、巴豆子、巴豆霜	294	水苦荬全草	222
乌梢蛇	347	双峰驼	391	水蛭、水蛭片	333
乌梢蛇肉	347	双斑黄虻	339	水菖蒲、水菖蒲片	172
乌拉尔甘草	39	双齿绿刺蛾	328		
乌蔹莓全草	164	孔雀	385	**五划**	
月季	153	孔公蘗	27	玉	19
月桂	273	孔雀石	20	玉兰	273
月季花	153	孔雀羽	385	玉竹	44
月桂叶	273	水井	11	玉簪	140
月光宝石	21	水牛	390	玉蜀黍	191
月泉大戟	131	水仙	60	玉簪花、叶	140
凤仙	140	水苏	83	玉竹、玉竹片	44
凤蝶	330	水芹	214	玉米、玉米须	191
凤丹皮	69	水杨	290	艾	86
凤尾草	178	水龟	363	艾火	8
凤尾菇	235	水虿	343	艾蒿	86
凤凰衣	378	水松	175	艾纳香	83
凤仙全草	140	水萍	173	艾叶、艾绒	86
凤尾草、凤尾草片	178	水蛇	348	艾纳香、艾纳香咀	83
丹参	50	水银	24	古文钱	18
丹参、丹参片	50	水绵	181	古砖	12
丹砂	24	水蛭	333	古砖墙	12
丹顶鹤	373	水晶	22	甘松	70
丹雄鸡	378	水靳	214	甘草	39
丹雄鸡肉	378	水蓼	120	甘泉	4
六神曲	204	水精	22	甘遂	132
六畜心	394	水獭	403	甘蓝	119
六畜毛蹄甲	394	水牛角	390	甘蔗	267
方铅矿石	17	水仙头	60	甘蕉	103
文蛤	369	水半夏	138	甘薯	226
文蛤壳	369	水杨梅	125	甘露	2

甘肃海棠	244	石脑油	29	东北天南星	137
甘薯块根	226	石菖蒲	171	东北铁线莲	160
甘遂、炙甘遂	132	石硫赤	37	北山楂	246
甘草、甘草片、炙甘草	39	石硫青	37	北乌头	136
术	46	石硫黄	37	北苍术	46
石韦	177	石斑鱼	354	北马兜铃	150
石瓜	295	石蒜头	60	北苍术、北苍术片	46
石耳	236	石鲇鱼	354	北龙胆、北龙胆片	61
石芝	29	石榴皮	248	北沙参、北沙参片	42
石灰	28	石楮实	254	北豆根、北豆根片	158
石帆	175	石龙芮全草	143	北柴胡、北柴胡片	54
石竹	112	石龙刍全草	101	北五味子、炙北五味子	148
石松	184	石松、石松咀	184	史氏鲟	357
石南	307	石榴花、石榴果	248	田鸡	374
石炭	28	石茅芋、石茅芋咀	83	田螺	372
石胆	32	石胡荽、石胡荽咀	179	田中泥	11
石纯	233	石草蒲、石菖蒲片	171	田旋花	152
石斛	176	布	318	田螺肉	372
石硇	14	布针	19	田螺壳	372
石蒜	60	龙	344	四川山矾	305
石楗	322	龙齿	344	四川山矾叶枝	305
石膏	25	龙骨	344	凹叶厚朴	281
石楮	254	龙胆	61	生姜	212
石蜜	267	龙虾	360	生菜	221
石燕	34	龙珠	109	生石灰	28
石蟹	34	龙葵	109	生半夏	138
石鳖	34	龙眼	256	生石膏	25
石长生	178	龙舌草	175	生菜全草	221
石龙子	345	龙血树	277	生姜、生姜皮	212
石龙刍	101	龙须菜	233	生地黄、生地片、生地炭	104
石龙芮	143	龙脑香	278	片姜黄	75
石灰窑	12	龙珠全草	109	代赭石	31
石决明	369	龙葵全草	109	仙茅	49
石花菜	233	龙眼实、龙眼肉	256	仙茅、仙茅片	49
石沙参	42	平车前	114	白马	390
石茅芋	83	平甲虫	337	白及	52
石胡荽	179	平胸龟	364	白布	318
石南叶	307	东廧	194	白术	46
石南藤	168	东风菜	218	白芝	234
石香菜	84	东廧子	194	白苣	221
石香薷	84	东北贯众	47	白芷	68
石钟乳	27	东亚钳蝎	332	白芥	211
石首鱼	351	东风菜全草	218	白苏	82

本草纲目彩色图谱 **413**

白杨	291	白茯苓	313	冬霜	3
白豆	198	白胡椒	262	冬青木	303
白青	32	白蚁泥	14	冬青叶	303
白英	164	白兔藿	163	冬葵子	108
白茅	61	白莲花	268	冬瓜子、冬瓜皮	231
白蚁	14	白瓷器	12	卮子	299
白垩	9	白梅花	239	玄石	31
白前	64	白蜡虫	329	玄参	49
白桦	293	白蜡树	287	玄明粉	36
白酒	205	白棘枝	300	玄精石	36
白菖	172	白蒺藜	124	玄参、玄参片	49
白鹇	379	白木通片	162	兰狐	401
白犀	396	白杨枝叶	291	兰草	80
白蒿	88	白花前胡	55	半夏	138
白鲜	58	白花菜子	216	半边莲	126
白棘	300	白鸡冠花	92	半夏曲	138
白蔹	157	白英全草	164	半边莲全草	126
白薇	63	白桦木皮	293	头花黎豆	200
白鹭	377	白蜡树果	287	宁夏枸杞	306
白鹳	374	白葡萄酒	206	奶酪	392
白丁香	380	白腹锦鸡	379	奴柘	297
白马茎	390	白冠长尾雉	382	发髲	407
白马骨	103	白及、白及片	52	对虾	360
白木香	274	白术、白术片	46	对叶百部	155
白木通	162	白芍、白芍片	69	辽细辛	62
白贝齿	371	白苏、白苏片	82	辽藁本	67
白天鹅	375	白花藤全草	164	丝瓜	232
白石英	23	白前、白前咀	64	丝绵	319
白石脂	26	白蒿、白蒿段	88	丝瓜络	232
白头翁	51	白蔹、白蔹片	157	母羊角	389
白芥子	211	白扁豆、扁豆衣	200	**六划**	
白附子	136	白僵蚕、白僵蛹	328		
白杨花	291	白头翁、白头翁片	51	戎盐	35
白灵砂	25	白附子、白附子片	136	地耳	236
白花菜	216	白豆蔻、白豆蔻仁	73	地肤	112
白花蛇	347	白鲜皮、白鲜皮片	58	地胆	332
白花藤	164	瓜蒌子	153	地钱	181
白豆蔻	73	印度犀	396	地黄	104
白沙糖	267	冬瓜	231	地椒	262
白茅根	61	冬灰	14	地榆	49
白茅香	84	冬青	303	地锦	180
白枕鹤	373	冬笋	228	地鳖	338
白药子	159	冬葵	108	地不容	159

词条	页码	词条	页码	词条	页码
地衣草	181	百部	155	竹箍	323
地杨梅	127	百里香	262	竹蓠	404
地肤子	112	百草霜	13	竹花实	317
地骨皮	306	百棱藤	168	竹蠹虫	336
地椒苗	262	百部、百部片	155	竹叶柴胡、竹叶柴胡片	54
地瓜儿苗	79	扬子鳄	345	朱砂	24
地蜈蚣草	125	邪蒿	213	朱砂根	65
地锦全草	180	邪蒿全草	213	伏翼	382
地不容块根	159	有柄石韦	177	伏牛花	310
地杨梅全草	127	过路黄	125	伏龙肝	12
地榆、地榆片	49	过路黄全草	125	伏石蕨	179
地下深层热水	5	当归	66	伊贝母	59
朴消	36	当归、当归片	66	华马钱	150
芋	225	光明盐	35	华良姜	71
芋子	225	光慈姑	59	华细辛	62
芍药	69	光叶山矾	304	华鼠尾	50
芒	61	光叶石南	307	华北白桦	293
芒硝	36	光叶菝葜	157	华北蝼蛄	337
芒茎、芒花	61	曲	203	华西蟾蜍	340
芒果	246	曲节草	103	华北草乌头	135
芒果实	246	网斑蟒	346	华中五味子	148
芝	234	虫白蜡	329	华清池温泉	5
芎䓖	66	肉桂	272	延胡索	58
老鸦瓣	59	肉豆蔻	74	延胡索、延胡索片	58
老式钉赭石	31	肉苁蓉	44	自然铜	16
耳鲍	369	肉桂子	272	血竭	227
西瓜	266	肉苁蓉、肉苁蓉片	44	血余炭	407
西瓜子	266	竹	317	全蝎	332
西洋参	41	竹火	7	全苏、苏梗	82
西伯利亚蓼	121	竹叶	317	全瓜蒌、瓜蒌皮	153
西瓜果、西瓜皮	266	竹纸	320	合欢	287
西龙胆、西龙胆片	61	竹鸡	379	合欢皮	287
西伯利亚蓼全草	121	竹虱	339	合欢花	287
亚麻	185	竹鱼	351	多花小檗	281
亚麻子	185	竹荪	236	多花蔷薇	152
列当	45	竹茹	317	多歧沙参	41
灰雁	375	竹笋	228	多蒴曲尾藓	183
灰藋	225	竹黄	317	杂色鲍	369
灰蜗牛	342	竹席	322	刘寄奴草	91
灰白毛莓	148	竹蓐	236	凫	376
灰胸竹鸡	379	竹筴	322	衣鱼	337
灰毛川木香	70	竹蜂	327	问荆	101
百合	227	竹鼠	404	问荆全草	101

灯火 …… 8	红木筷 …… 322	杜若全草 …… 71
灯花 …… 8	红升麻 …… 57	杉 …… 271
灯心草 …… 102	红皮柳 …… 290	杉木 …… 271
决明 …… 112	红豆蔻 …… 72	杉菌 …… 235
决明子 …… 112	红沙糖 …… 267	杉枝节 …… 271
冰片 …… 278	红宝石 …… 21	杨梅 …… 252
冰雹 …… 3	红咀鸥 …… 377	杨梅实 …… 252
江蓠 …… 233	红珊瑚 …… 20	豆黄 …… 201
汤瓶内硷 …… 38	红娘子 …… 331	豆梨 …… 244
守宫 …… 346	红莲花 …… 268	豆酱 …… 204
安石榴 …… 248	红蓝花 …… 92	豆腐 …… 201
安息香 …… 278	红脚鹬 …… 380	豆糕 …… 203
关黄柏 …… 280	红芽大戟 …… 131	豆芫青 …… 331
关木通、关木通片 …… 162	红尾伯劳 …… 383	豆梨实 …… 244
羊 …… 389	红枣、乌枣 …… 242	丽春草 …… 102
羊蹄 …… 171	红葡萄酒 …… 205	克氏海马 …… 360
羊朽骨 …… 393	红腹锦鸡 …… 379	芫花 …… 141
羊栖菜 …… 174	红皮柳枝叶 …… 290	芫青 …… 331
羊踯躅 …… 141	红花酢酱草 …… 179	芫荑 …… 292
羊蹄甲 …… 394	红藤、红藤片 …… 168	芜菁 …… 211
羊蹄根 …… 171	红鸡冠花、白鸡冠花 …… 92	芜菁球根 …… 211
米秕 …… 206	红芽大戟、红芽大戟片 …… 132	芜菁果实、种子 …… 211
米醋 …… 205	红参、生晒参、红参片、红参须	芸苔 …… 210
米糠 …… 189	…… 40	芸苔子 …… 210
兴安升麻 …… 57	约安巨马陆 …… 342	苇茎 …… 99
兴安白芷 …… 68		苋 …… 220
祁州漏芦 …… 94	**七划**	苋菜 …… 220
祁州漏芦、祁州漏芦片 …… 95	玛瑙 …… 20	苋菜子 …… 220
阳桃 …… 257	麦冬 …… 106	花龟 …… 363
阳春砂 …… 73	麦芽 …… 204	花椒 …… 261
阳起石 …… 30	麦饭石 …… 33	花乳石 …… 33
阳桃实 …… 257	麦蓝菜 …… 113	花蜘蛛 …… 332
阴地蕨 …… 89	辰砂矿石 …… 24	花旗参 …… 41
阴起石 …… 30	远志 …… 48	花蕊石 …… 33
阴地蕨全草 …… 89	远志、炙远志 …… 48	花生叶芜青 …… 331
防己 …… 161	杓 …… 322	花叶常春藤 …… 166
防风 …… 55	杜仲 …… 282	芥 …… 211
防风、防风片 …… 55	杜若 …… 71	芥菜 …… 211
红花 …… 92	杜鹃 …… 385	芥菜子 …… 211
红松 …… 258	杜蘅 …… 235	苍耳 …… 98
红茶 …… 264	杜衡 …… 62	苍鹰 …… 386
红梅 …… 239	杜仲皮 …… 282	苍耳子 …… 98
红麹 …… 204	杜鹃兰 …… 59	苍耳草 …… 98

苎麻	95	豕	388	角蒿	91
苎麻根	95	扶桑	309	角蒿、角蒿片	91
芡	269	扶芳藤	166	龟版、龟版胶	363
芡实	269	扶桑叶	309	迎春	111
芦	99	扶芳藤、扶芳藤咀	166	条叶车前	114
芦火	7	连翘	117	条纹斑竹鲨	354
芦贝	59	卤咸	35	迎春花	111
芦苇	99	吹火筒	320	辛黄	273
芦荟	279	吴茱萸	263	库拉索芦荟	279
芦根	99	吴茱萸实	263	怀菊花	85
芦荟茎叶	279	旱芹	214	怀牛膝、怀牛膝片	105
苏	82	旱獭	406	庐山石韦	177
苏子	82	旱芹菜	214	灶马	338
苏木	292	旱莲草、旱莲草咀	117	沙参	41
苏叶	82	牡丹	69	沙蓬	194
苏方木	292	牡荆	307	沙糖	267
苏合香	278	牡蛎	367	沙苑子	124
赤土	9	牡蒿	89	没药	277
赤车	80	牡荆实	307	没食子	295
赤芝	234	牡荆叶	307	沉香	274
赤狐	401	牡蛎、煅牡蛎	367	羌活	56
赤铜	16	牡蒿、牡蒿咀	89	羌活鱼	357
赤虹	359	牡狗阴茎、睾丸	388	诃子树	289
赤麂	400	乱发	407	诃黎勒	289
赤小豆	197	针尾鸭	376	补骨脂	74
赤石脂	26	秃鹫	374	初生脐带	408
赤颈鹤	373	何首乌	156	君迁子	248
赤楝蛇	348	何首乌、制何首乌	156	君迁子实	248
赤小豆子	197	伯劳	383	灵猫	401
赤小豆粥	202	佛手柑	250	尿桶	324
赤车全草	80	佛甲草	178	陆英	118
赤车使者	80	佛肚竹	317	陆英叶	118
赤铜矿石	16	佛手实片	250	阿胶	392
赤铜屑、粉	16	佛甲草全草	178	阿魏	279
赤楝蛇肉	348	皂矾	38	阿胶、阿胶珠	392
赤芍、赤芍片	69	皂荚	288	陈廪米	202
杏	238	皂荚刺	288	附子	135
杏果	238	皂荚果、皂荚子	288	附地菜	219
杏叶沙参	41	谷精草	124	附地菜全草	219
李	237	谷精草、谷精草咀	124	忍冬	167
李子	237	饭	202	忍冬藤	167
李仁	237	饭笋	323	辰砂矿石	24
两面针	262	卵叶远志	48	壳砂、砂仁壳	73

纸	320	青蛤壳	369	苦茄	229
纺车	321	青礞石	32	苦参	57
纺车弦	321	青胡桃果皮	253	苦草	173
纺车及纺车弦	321	青蒿、青蒿子	87	苦菜	221
灶马	338	柑埚	12	苦楝	285
鸡	378	扶桴	291	苦槠	254
鸡子	378	林檎	247	苦瓠	230
鸡心	394	林麝	400	苦瓜子	232
鸡坎	235	林檎实	247	苦竹笋	228
鸡冠	92	枇杷	251	苦苣菜	221
鸡内金	378	枇杷叶	251	苦杏仁	238
鸡朽骨	393	枇杷实	251	苦茄子	229
鸡肠草	219	板蓝根	118	苦荞麦	188
鸡冠花	92	松	271	苦荞粉	188
鸡屎藤	116	松贝	59	苦葫芦	230
鸡脚甲	394	松节	271	苦楝皮	285
鸡睾丸	378	松萝	315	苦槠实	254
鸡屎藤全草	116	松花粉	271	苦草全草	173
鸡舌香、丁香	274	枫杨	315	苦瓠及子	230
驴	391	枫柳	315	苦芙、苦芙片	94
驴阴茎	391	枫香	276	苦苣菜全草	221
		枫香叶	276	苦参、苦参片	57
八划		枫香果	276	苦荞麦全草及果实	188
青玉	19	枫香脂	276	苹果	247
青皮	249	枫杨木皮	315	苹果实	247
青布	318	枫杨叶、果实	315	苜蓿	220
青芝	234	杭麦冬	106	苜蓿全草	220
青纸	320	杭白芷	68	苘麻	96
青鱼	351	杭菊花	85	苘麻子	96
青虾	360	刺桐	285	茄	229
青蛤	369	刺猬	405	茄(花期)	229
青葙	92	刺儿菜	93	茄果	229
青蛙	341	刺甘草	39	茅苍术	46
青蒿	87	刺松藻	175	茅香	84
青囊	185	刺海马	360	茅香全草	84
青木香	151	刺猬皮	405	枣	242
青石脂	27	刺毛猕猴桃	276	枣槟榔	258
青玉屑	19	直立百部	155	枣蠹虫	336
青玉象	19	茉莉	77	枣果蠹虫	336
青鱼肉	351	茉莉花	77	雨水	1
青琅玕	20	苦瓜	232	郁李	302
青葙子	92	苦竹	317	郁金	75
青蛙肉	341	苦芙	94	郁金香	77

郁金香花 …… 77	矿麦 …… 187	金线吊乌龟 …… 159
奇蒿 …… 91	知母 …… 44	金盏菊全草 …… 113
拨火杖 …… 320	知母肉、毛知母、知母片 …… 44	金线吊乌龟块根 …… 159
软玉屑 …… 19	和田玉 …… 19	金丝草、金丝咀 …… 65
软紫草 …… 51	垂柳 …… 290	金钗石斛、环草石斛 …… 176
矾石 …… 38	使君子 …… 149	肥皂荚 …… 288
鸢尾 …… 140	使君子、使君子仁 …… 149	肥皂荚果 …… 288
鸢尾、鸢尾片 …… 140	侧子 …… 135	狐 …… 401
虎 …… 395	侧柏 …… 270	狗 …… 388
虎杖 …… 122	侧柏叶 …… 270	狗宝 …… 393
虎刺 …… 310	佩兰 …… 80	狗脊 …… 46
虎骨 …… 395	佩兰、佩兰片 …… 80	狗蝇 …… 333
虎耳草 …… 179	帛 …… 318	狗蹄 …… 388
虎骨酒 …… 205	乳虫 …… 334	狗獾 …… 402
虎跑泉 …… 5	乳香 …… 277	狗牙根 …… 64
虎刺叶、枝 …… 310	乳腐 …… 392	狗舌草 …… 115
虎耳草全草 …… 179	金 …… 15	狗朽骨 …… 393
虎杖、虎杖片 …… 122	金鱼 …… 355	狗尾草 …… 117
虎掌、天南星 …… 137	金雕 …… 386	狗蹄甲 …… 394
非洲鸵鸟 …… 386	金橘 …… 251	狗脊贯众 …… 47
非洲蝼蛄 …… 337	金山泉 …… 4	狗舌草全草 …… 115
味连、雅连、云连、黄连炭 …… 53	金头龟 …… 363	狗脊、狗脊片 …… 46
败笔 …… 403	金乌贼 …… 359	狗尾草、狗尾草咀 …… 117
败酱 …… 111	金丝草 …… 65	狒狒 …… 406
败瓢 …… 230	金丝猴 …… 405	饴糖 …… 204
败天公 …… 319	金刚石 …… 34	鱼子 …… 362
败船 …… 322	金戒子 …… 15	鱼网 …… 324
败般茹 …… 322	金矿石 …… 15	鱼狗 …… 377
败鼓皮 …… 394	金环蛇 …… 347	鱼脂 …… 361
败酱、败酱片 …… 111	金星草 …… 180	鱼筍 …… 324
明矾 …… 38	金盏菊 …… 113	鱼鮓 …… 361
岩羊 …… 399	金钱龟 …… 363	鱼鲊 …… 361
昆布 …… 175	金钱豹 …… 396	鱼鲙 …… 361
昆布、昆布片 …… 175	金银花 …… 167	鱼鳞 …… 362
罗勒 …… 215	金腰燕 …… 381	鱼脑石 …… 361
罗勒全草 …… 215	金精石 …… 23	鱼腥草 …… 223
刮丹皮、丹皮、丹皮片、丹皮炭 …… 69	金樱子 …… 302	兔 …… 403
制没药 …… 277	金橘实 …… 251	疟龟 …… 364
制乳香 …… 277	金礞石 …… 32	夜鹰 …… 386
制九香虫 …… 329	金边地鳖 …… 338	闹羊花 …… 141
牦牛 …… 397	金钗石斛 …… 176	炉甘石 …… 27
钓樟 …… 275	金粉、金箔 …… 15	炊单布 …… 323
钓樟叶、果 …… 275	金樱子实 …… 302	炒米粉 …… 203

本草纲目彩色图谱 419

炒面粉	203	降真香	275	枸杞	306
法半夏	138	参环毛蚓	342	枸骨	303
河床	33	驼	391	枸橘	298
河砂	33	细辛	62	枸橼	250
河蚌	367	细柱五加	305	枸杞果	306
河蚬	368	细辛、细辛咀	62	枸杞虫	329
河豚	358	贯众	47	枸骨叶	303
河蚌肉、壳	367	贯众炭	47	枸橘果	298
河蚬肉、壳	368			柽柳	290
河北大黄	130	**九划**		柽柳叶、枝	290
河朔荛花	142			柳	290
波斯枣树	259	珍珠	368	柳花	290
油松	271	珍珠母	368	柳珊瑚	175
油桐	284	玳瑁	364	柳叶蛭	333
油菜	210	玳瑁甲	364	柳寄生	315
油松脂	271	珊瑚	20	柳蠹虫	335
油桐果	284	珊瑚菜	42	柳木蠹蛾	335
沿阶草	106	玻璃	21	柳叶、柳枝	290
泡桐	284	毒砂	34	柳叶白前	64
泡桐叶	284	柿	247	故炊帚	323
泡桐花	284	柿蒂	247	故蓑衣	319
泥鳅	356	柿霜	247	南瓜	231
泥鳅肉	356	柿叶、柿枝	247	南烛	305
沼蛙	341	奈	247	南藤	168
泽兰	79	柑	249	南天竹(南天烛)	305
泽泻	170	枯矾	38	南山楂	246
泽漆	132	柘	297	南瓜子	231
泽兰、泽兰咀	79	柘树	297	南瓜果	231
泽漆、泽膝片	132	柘棘	297	南五味子	147
单峰驼	391	柘树刺	297	南苍术、南苍术片	46
单叶蔓荆	308	柘棘果、叶	297	南沙参、南沙参片	42
单花扁核木	301	相思子	295	南柴胡、南柴胡片	54
宝石	21	相思子树	295	南龙胆、南龙胆片	61
空青	31	柚	250	胡瓜	231
空心通草	163	柚皮	250	胡荽	213
帘箔	322	枳	298	胡桃	253
卷丹	227	枳实	298	胡麻	185
卷柏	183	枳壳	298	胡葱	208
卷丹鳞茎	227	枳椇	260	胡椒	262
卷柏、卷柏片	183	枳椇实	260	胡蜂	326
建泽泻、建泽泻片	170	柏	270	胡芦巴	97
降雪	3	柏实	270	胡柚实	250
降香檀	275	栀子	299	胡荽子	213
		栀子果、栀子仁	299		

420　中文名称索引

胡黄连	53	草鱼肉	350	砒石	32
胡颓子	301	草麻黄	100	砂锅	12
胡桃枝、叶	253	草蜘蛛	332	牵牛	151
胡桃核仁	253	草麻绳索	324	牵牛子	151
胡荽全草	213	草石蚕块茎	228	厚朴	281
胡芦巴子	97	草果、草果壳	72	厚朴皮	281
胡颓子叶	301	草蜘蛛丝网	332	厚朴花	281
胡颓子花	301	草大戟、草大戟片	132	厚壳贻贝	371
胡燕窠土	10	草乌头、草乌头片	136	咸豆豉	201
胡黄连、胡黄连片	53	茼蒿	213	咸秋石	407
背暗异唇蚓	342	茼蒿茎叶	213	威灵仙	160
垣衣	182	茵芋	143	威灵仙、威灵仙片	160
茭白	172	茵陈蒿	87	面酱	204
荠苨	42	茵陈蒿、茵陈蒿片	87	指甲	407
荠菜	218	茴香	215	轻粉	24
荠苨根	42	茴香全草	215	鸥	377
荠菜全草	218	茶	264	韭	207
荠菜子、果	218	茶枝柑	249	韭子	207
芫蔚	90	茶色水晶	22	韭菜	207
荚蒾	287	荞麦	187	省藤	168
荚蒾果	287	荞麦果	187	贴梗海棠	245
荆芥	81	荞麦全草	187	昨叶何草	182
荆三棱	76	茯苓	313	虻虫	339
荆三棱、荆三棱片	76	茯神	313	虾	360
荆芥、荆芥片、荆芥穗	81	茯苓皮、赤茯苓	313	蚁	333
茜草	160	荏	82	蚁垤	10
茜草根、茜草根片、茜草根炭	160	茗	264	蚁垤土	10
莞花	142	荨麻	145	蚂蟥	333
荜茇	74	荨麻全草	145	炭火	7
荜澄茄	263	苊草	123	骨筷	322
草纸	320	苊草全草	123	骨碎补	177
草果	72	荔枝	256	骨碎补、砂烫骨碎补	177
草鱼	350	荔枝实	256	秋石	407
草狐	401	荔枝核	256	鸰鸡	374
草鸮	387	荭蓼	120	钢铁	18
草绳	324	荭蓼全草	120	钢屑	18
草棉	311	药用大黄	130	钩吻	145
草蔻	72	蕲草	194	钩栗	255
草席	321	蕲草全草	194	钩藤	163
草鞋	319	茖葱	216	钩栗实、叶	255
草石蚕	228	茖葱根	216	钩吻、钩吻片	145
草豆蔻	72	研朱石槌	322	复齿鼯鼠	382
草芍药	69	砖瓦窑	13	毡	394

毡屉	319	籼米	189	秦椒	261
香茅	84	前胡	55	秦艽、秦艽片	54
香椿	282	前胡、前胡片	55	耆	86
香蒲	172	美洲商陆	130	耆草	86
香薷	235	姜	212	耆实	86
香薷	79	姜石	33	恶实	97
香橼	250	姜黄	75	恐龙骨架	344
香炉灰	13	姜半夏片	138	热河黄精	43
香椿叶	282	姜黄、姜黄片	75	桔梗	42
香橼实	250	养蜂箱	325	桔梗、桔梗片	42
香蒲全草	172	宣木瓜	245	栗	241
香椿果、种子	282	泥鳅	356	栗花	241
香附子、香附子片	77	神曲	204	栗壳	241
重齿毛当归	56	扁豆	200	栗实	241
钟乳石	28	扁青	32	桃榔	259
钟乳石群	27	扁蓄	123	桂	272
禹余粮	31	扁豆花	200	桐	284
禹州漏芦	94	扁桃实	240	桐油伞	320
禹余粮、煅禹余粮	31	扁茎黄芪	124	桐油伞纸	320
鬼臼	139	扁蓄、扁蓄咀	123	桃	240
鬼针草	127	屎壳螂	336	桃仁	240
鬼督邮	63	屋游	182	桃实	240
鬼针草全草	127	屋游全草	182	桃枭	240
鸧	375	柔鱼	362	桃胶	240
食盐	35	枭耳	98	桃花石	27
食茱萸	263	蚤休	139	桃蠹虫	336
食用槭木	56	姚虹	339	桃叶、桃枝	240
食茱萸实	263	陡厘	181	栝楼	153
绒	405	络石	165	桦木	293
狭叶茴香	143	络石藤、络石藤片	165	真珠	368
狭叶柴胡	54	**十划**		豇豆	199
狮	395			豇豆果	199
独活	56	珠颈斑鸠	383	壶卢	230
独行菜	113	蚕	328	莎草、香附子	77
独角仙	336	蚕豆	199	荪香	215
独角莲	136	蚕茧	319	荪香虫	329
独活、独活片	56	蚕蛾	329	莨菪	133
急性子	140	蚕豆苗	199	莱菔	212
胆矾	32	蚕豆果、子	199	莱菔子	212
胆南星	137	蚕茧、蚕蛹	328	荸荠	269
炮姜	212	秦皮	287	莕菜	174
炮山甲片	345	秦艽	54	莕菜全草	174
籼	189	秦龟	364	莽草	143

词条	页码	词条	页码	词条	页码
莽草叶	143	铁	18	皱纹盘鲍	369
莽草果	143	铁刀	19	脂麻	185
莲	268	铁屑	18	脐带	408
莲子	268	铁粉	18	鸵鸟	386
莲房	268	铁铧	19	栾华	289
莲须	268	铁落	18	栾树	289
莲藕	268	铁锈	18	栾树花	289
莲子心	268	铁精	18	栾树果	289
莲子粥	302	铁线草	64	高粱	192
莳萝	215	铁秤锤	19	高良姜	72
莳萝子	215	铁椎柄	320	高良姜、高良姜片	72
莴苣	221	铁皮石斛	176	唐古特大黄	129
莴苣菜	221	铁锂云母石	22	诸血	393
莪术	76	积雪草	81	诸朽骨	393
荷梗	268	秫	192	诸铁器	19
莺	384	秫米	192	诸铜器	18
蘐	122	秫米粥	202	烟胶	13
莼	175	透明石膏	26	烧酒	205
盐肤木	327	射干	139	烘柿	247
盐麸子	264	射干、射干片	139	凌霄花	152
破茎松萝	315	皋芦	264	流水	4
夏冰	3	皋芦叶	264	酒	205
夏枯头	90	臭草	65	酒糟	206
夏枯草	90	臭椿	282	浙贝母	58
原蚕	329	臭椿果	282	浙贝母、浙贝母片	59
原蚕沙	329	徐长卿	63	消石	36
柴胡	54	徐长卿、徐长卿咀	63	浮石	28
柴葛根	154	釜底墨	13	浮萍	173
鸲鹆	377	豸	402	浮小麦	186
鸭梨	243	豹	396	海马	360
鸭跖草	107	豹猫	401	海水	5
鸭跖草、鸭跖草咀	107	狸	401	海月	372
鸮	387	狼	402	海芋	145
党参	41	狼毒	131	海红	244
党参、党参片	41	狼把草	116	海龟	365
蚌	367	狼尾草	193	海带	174
蚬	368	狼毒片	131	海虾	360
鸳鸯	376	狼毒大戟	131	海桐	285
鸥	387	狼尾草及根	193	海根	121
鸥鹈	387	釜脐墨	13	海萝	233
铅丹	17	殷蘖	28	海豚	358
铅屑、粉	17	皱叶酸模	171	海蛇	359

本草纲目彩色图谱 423

海蛤	369	蓥参、拳参片	65	梣木	305
海棠	244	羖羊角	389	萍逢草	173
海蜇	359	朗榆	292	萍逢草全草	173
海燕	372	绢	318	菠菜	217
海獭	403	预知子	151	菠薐	217
海螺	371	桑	296	菠罗蜜	260
海藻	174	桑叶	296	菠菜根	217
海鳗	356	桑花	183	菠菜茎叶	217
海蟹	366	桑枝	296	菩萨石	23
海红豆	295	桑椹	296	萤火	337
海龟甲	365	桑白皮	296	萤火虫	337
海松子	258	桑柴火	7	营实、墙蘼	152
海金沙	125	桑寄生	314	荼菜	218
海浮石	28	桑螵蛸	328	菱	269
海桐皮	285	桑蠹虫	335	菱角	269
海棠实	244	桑上寄生	314	菱实	269
海蒿子	174	桑根下土	9	菘	210
海蜇皮	359	通草	162	菘蓝	118
海蜇头	359	通天草	269	堇	214
海鹞鱼	359	通脱木	163	菝葜	157
海螺肉	371			菝葜根	157
海鳗鲡	356	**十一划**		苋葵	108
海红豆子	295	秒	203	苋葵、苋葵咀	108
海芋全草	145	理石	25	菟丝子	147
海金沙全草	124	琉璃	22	菖蒲	171
海带、海带片	174	春杵及舂白	206	萝卜	212
浸蓝水	6	春杵头细糠	206	萝摩	164
粉锡	17	梓	283	萝摩全草	164
粉霜	25	梓叶	283	菱蕤	44
粉防己	161	梓树	283	草薢	156
粉葛根	154	梓树皮	283	草薢片	156
粉背薯蓣	156	梳子	321	菊	85
粉防己、粉防己片	161	梳箆	321	菊头蝠	382
益智	73	梗通草、梗通草片	163	菰	172
益智仁	73	梧桐	284	菰米	194
益母草	90	梧桐子	284	蒜苋	219
益母草、茺蔚子	90	梧桐叶	284	蒜苋子	219
宽体鳍蜡鱼	354	梧桐木皮	284	蒜苋全草	219
家兔	403	梅	239	黄土	9
家蚕	328	梅花衣	183	黄牛	389
家鸭	376	梅花鹿	399	黄瓜	231
家猫	401	梅花鹿茸	399	黄芝	234
拳参	65	梭头	321	黄杨	311

黄连 ………………… 53	黄铜矿石 ……………… 16	蛇蜕 ………………… 346
黄芩 ………………… 53	黄喉水龟 …………… 363	蛇床子 ………………… 67
黄芩、黄芩片 ……… 53	黄颡鱼肉 …………… 358	蛇含石 ………………… 34
黄芪 ………………… 40	黄檀皮、叶 ………… 286	蛇含全草片 ………… 115
黄矾 ………………… 38	黄大豆、豆油 ……… 197	蛇莓全草 …………… 149
黄独 ………………… 159	黄芪、黄芪片 ………… 40	蛏 …………………… 370
黄栌 ………………… 281	黄缘闭壳龟 ………… 364	野马 ………………… 397
黄荆 ………………… 307	黄蜀葵茎叶 ………… 109	野牛 ………………… 397
黄酒 ………………… 205	黄精、炙黄精 ………… 43	野苋 ………………… 220
黄麂 ………………… 400	黄褐金龟子 ………… 334	野驴 ………………… 391
黄鼠 ………………… 405	黄花蒿、黄花蒿片 …… 88	野兔 ………………… 404
黄精 ………………… 43	黄明胶、黄明胶粉 … 392	野猪 ………………… 397
黄檀 ………………… 286	黄郁金、广郁金、黑郁金 … 75	野菊 …………………… 85
黄檗 ………………… 280	黄草石斛、小黄草石斛 … 176	野山参 ………………… 40
黄鳝 ………………… 356	硇砂 …………………… 37	野山楂 ……………… 246
黄大豆 ……………… 197	雪 ……………………… 3	野艾蒿 ………………… 88
黄石脂 ………………… 27	排草香 ………………… 84	野花椒 ……………… 262
黄皮树 ……………… 280	接骨木 ……………… 312	野猪皮 ……………… 397
黄杨木 ……………… 311	接骨木叶、枝 ……… 312	野兔屎 ……………… 403
黄豆芽 ……………… 197	捶胡根 ……………… 107	野菊花 ………………… 85
黄芫花 ……………… 142	雀 …………………… 380	崖棕 ………………… 180
黄花蒿 ………………… 88	雀头 ………………… 380	崖椒 ………………… 262
黄秃鹫 ……………… 374	雀肉 ………………… 380	悬钩子 ……………… 149
黄刺蛾 ……………… 328	雀麦 ………………… 188	悬钩子果 …………… 149
黄明胶 ……………… 392	雀瓮(天浆子) ……… 328	铜青 …………………… 17
黄药子 ……………… 159	雀麦茎叶 …………… 188	铜杵 …………………… 18
黄蛞蝓 ……………… 342	常山 ………………… 134	铜绿 …………………… 17
黄梁米 ……………… 192	常山、蜀漆 ………… 134	铜矿石 ………………… 16
黄鼠狼 ……………… 405	常山、常山片 ……… 134	铜匙柄 ………………… 18
黄颔蛇 ……………… 348	常春藤 ……………… 166	铜绿丽金龟 ………… 334
黄蜀葵 ……………… 109	常春藤全草 ………… 166	银 …………………… 16
黄颡鱼 ……………… 358	啄木鸟 ……………… 384	银朱 …………………… 29
黄鳝头 ……………… 356	蛆 …………………… 333	银耳 ………………… 234
黄鳝肉 ……………… 356	蚺蛇 ………………… 346	银杏 ………………… 253
黄杨叶、枝、果 …… 311	蚱蝉 ………………… 336	银鱼 ………………… 355
黄花列当 ……………… 45	蚯蚓 ………………… 342	银锭 …………………… 16
黄花杜鹃 …………… 141	蚯蚓泥 ………………… 11	银手镯 ………………… 16
黄花鱼子 …………… 362	蛇床 …………………… 67	银杏叶 ……………… 253
黄花败酱 …………… 111	蛇含 ………………… 115	银苍脂 ………………… 16
黄花鱼鳞 …………… 362	蛇卵 ………………… 348	银矿石 ………………… 16
黄独块茎 …………… 226	蛇胆 ………………… 348	银鱼肉 ……………… 355
黄栌枝叶 …………… 281	蛇莓 ………………… 149	银环蛇 ……………… 347
黄脊竹蝗 …………… 339	蛇黄 …………………… 34	银线草 ………………… 63

本草纲目彩色图谱 425

银精石	23	麻纸	320	羚羊	398
银箔、银粉	16	麻栎	255	羚羊角	398
领鸺鹠	387	麻黄	100	粗榧	257
甜瓜	265	麻雀	380	粗茎鳞毛蕨	47
甜菜	218	麻绳	324	剪刀股	19
甜槠	254	麻蕡	186	密陀僧	17
甜瓜蒂	265	麻酱	204	密河鳄	345
甜杏仁	238	麻鞋	319	密蒙花	310
甜菜根	218	麻栎壳斗	255	续断	94
甜槠实	254	麻黄、麻黄咀	100	续随子	132
甜葶苈子、苦葶苈子	113	麻黄根、麻黄根片	100	续断、续断片	94
稆豆	198	庵䕡	86	绵	319
梨	243	庵䕡子	86	绵羊	389
梨木皮	243	庵罗果	246	绵萆薢	156
偏叶白齿藓	184	鹿	399	绵萆薢片	156
假苏	81	鹿尾	399	绵毛马兜铃	168
鸽	380	鹿胎	399	缤木	293
鸺鹠	387	鹿梨	244	绿豆	198
鲀鱼	349	鹿筋	399	绿青	31
猪	388	鹿鞭	399	绿矾	38
猪心	394	鹿藿	224	绿茶	264
猪血	393	鹿角胶	399	绿盐	36
猪苓	314	鹿角菜	233	绿毛龟	364
猪獾	402	鹿茸片	399	绿头鸭	376
猪牙皂	288	鹿蹄草	110	绿豆芽	198
猪朽骨	393	鹿蹄草咀	110	绿豆粥	202
猪卵巢	388	鹿藿全草	224	绿宝石	21
猪蹄甲	394	章鱼	359	绿翅鸭	376
猪苓、猪苓片	314	商陆	130	绿萼梅	239
猫	401	商陆、制商陆	130	绿豆、绿豆皮	198
猫眼宝石	21	望春花	273	绿砂仁、砂仁	73
猕猴	405	淫羊藿	48	绿茎槲寄生	315
猕猴桃	267	淡竹	317	绯帛	318
猕猴桃果	267	淡菜	371	绯绢	318
豚卵	388	淡竹叶	107		
象	396	淡竹笋	228	**十二划**	
象皮	396	淡豆豉	201	琥珀	314
象牙筷	322	淡竹叶、淡竹叶片	107	斑鸠	383
旋花	152	鸿雁	375	斑蝥	331
旋覆花	91	清风藤	168	斑头雁	375
旋花全草	152	清风藤、清风藤片	168	斑咀鸭	376
旋覆花、金佛草	91	清半夏、清半夏片	138	斑海豹	403
麻布	318	粱	192	斑啄木鸟	384

斑铜矿石	16	葡萄实	266	紫石英	23
琼枝	233	葡萄酒	205	紫金牛	64
鼋	365	葱	208	紫金藤	167
博落回	146	葱子	208	紫河车	408
博落回花、果、叶	146	葱花	208	紫硇砂	37
塔氏马先蒿	89	葱茎白、葱叶、葱根	208	紫花地丁	126
棕马	390	葶苈	113	紫花列当	45
棕榈	293	落葵	223	紫花前胡	55
棕熊	398	落葵全草	223	紫荆皮、叶	308
棕榈子	293	萱草	106	紫堇全草	214
棕鼯鼠	382	萱草根	106	紫暗贝母	58
棕榈炭、棕榈叶柄	293	葵	108	紫萁贯众	47
楮	297	喜鹊	385	紫菀、紫菀片	105
楮树	297	粟	192	紫藤花、种子	169
楮实、楮叶	297	粟米	192	紫花地丁全草	126
椰子	259	粟芽	192	棠梨	244
椰子皮	259	越瓜	231	棠梨实	244
椰子实	259	越砥	33	掌叶大黄	129
椒目	261	越南槐	158	掌叶半夏	137
椎实螺	343	越南安息香	278	掌叶覆盆子	148
棉团铁线莲	160	硬紫草	51	蛞蝓	342
榉柿	248	硝石	36	蛤蚧	346
榔榆	292	雄黄	25	蛤蜊	370
榔榆果、叶	292	雄黄矿石	25	蛤蟆	340
棘胸蛙	341	裂叶牵牛	151	蛤蜊肉、蛤蜊壳	370
酢酱草	179	雁	375	蛱蝶	330
酢酱草全草	179	翘摇	224	蛴螬	334
酥	392	紫贝	371	蛙	341
酥油	392	紫芝	234	蛔虫	343
款冬	111	紫苏	82	蛟龙	344
款冬花	111	紫参	50	景天	178
葫	209	紫草	51	景天全草	178
葫芦藓	183	紫荆	308	黑芝	234
葫芦瓢杓	322	紫钾	327	黑豆	196
葛	154	紫胶	327	黑驴	398
葛藟	166	紫菀	105	黑豹	396
葛仙米	236	紫堇	214	黑蚱	336
葛上亭长	331	紫菜	232	黑犀	398
葛藟叶、果穗	166	紫葳	152	黑熊	398
葎草	165	紫貂	405	黑鹳	374
葎草全草	165	紫萁	47	黑大豆	196
葡萄	266	紫藤	169	黑云母	22
葡萄干	266	紫贝齿	371	黑木耳	234

黑天鹅 …… 375	温汤 …… 5	槐叶枝 …… 286
黑石脂 …… 27	温莪术、温莪术片 …… 76	榆 …… 291
黑豆皮 …… 196	滑石 …… 26	榆花 …… 291
黑秃鹫 …… 374	滑石、滑石粉 …… 26	榆果 …… 291
黑脂麻 …… 185	溲疏 …… 306	榆树 …… 291
黑蚱虫 …… 336	溲疏实、叶 …… 306	榆白皮 …… 291
黑猩猩 …… 406	湾鳄 …… 345	楤木 …… 312
黑枕黄鹂 …… 384	鹈鹕 …… 374	楤木皮、叶 …… 312
黑眉锦蛇 …… 348	寒具 …… 203	桦 …… 289
黑颈天鹅 …… 375	寒鸦 …… 385	桦树 …… 289
黑眶蟾蜍 …… 340	寒号鸟 …… 382	桦树叶、桦树枝 …… 289
黑附片、白附片 …… 135	寒水石、煅寒水石 …… 36	酪 …… 392
黑枕绿啄木鸟 …… 384	鹇 …… 379	鹊 …… 385
傣家水井 …… 4	阔叶麦冬 …… 107	鹌鹑 …… 380
锅灶 …… 13	阔叶荚蒾 …… 287	鹌鹑蛋 …… 380
锅盖 …… 323	粥 …… 202	蒜 …… 209
锁阳 …… 45	犀 …… 396	蓝 …… 118
锁阳、锁阳片 …… 45	犀角 …… 396	蓝尾石龙子 …… 345
短蛸 …… 359	缘桑螺 …… 343	蓝靛与青黛 …… 119
短耳鸮 …… 387		蓖麻 …… 134
鹅 …… 374	**十三划**	蓖麻子 …… 134
鹅卵 …… 374		蓬砂 …… 37
鹅掌金星草 …… 180	瑞香 …… 78	蓬蘽 …… 148
鹄 …… 375	瑞香花 …… 78	蓬莪茂 …… 76
黍 …… 190	瑞香狼毒 …… 131	蓬蘽果 …… 148
黍米 …… 190	填鸭 …… 376	蓑衣 …… 319
黍米粥 …… 202	椿樗 …… 282	蓑衣鹤 …… 373
黍秫帚 …… 323	椿根皮 …… 282	蒿雀 …… 381
黍米蒸糕 …… 203	楠 …… 275	蒺藜 …… 124
黍根、黍草 …… 190	楠木 …… 275	蒟蒻 …… 138
皇蟊 …… 339	楠木叶 …… 275	蒲包 …… 321
貂鼠 …… 405	楠木果 …… 275	蒲席 …… 321
番木瓜 …… 295	楝 …… 285	蒲扇 …… 321
番木鳖 …… 150	楂子 …… 245	蒲公英 …… 222
番红花 …… 93	榀梓 …… 246	蒲公英全草 …… 222
猬 …… 405	榀梓实 …… 246	蒲黄、蒲黄炭 …… 172
猴枣 …… 405	楸 …… 283	蒸饼 …… 203
猩猩 …… 406	楸树 …… 283	蒸笼 …… 323
腊雪 …… 3	楸树皮 …… 283	硼砂 …… 37
鲑鱼子 …… 362	楸树叶 …… 283	雷丸 …… 314
鲂鱼 …… 353	槐 …… 286	零余子 …… 226
鲂鱼肉 …… 353	槐花 …… 286	零陵香 …… 84
曾青 …… 31	槐实 …… 286	
	槐木皮 …… 286	

428 中文名称索引

雹	3	鼠尾、鼠脚	404	䗪蛭	370
虞美人	102	鼠曲草全草	128	䗪蛭肉、䗪蛭壳	370
摄龟	366	鼠尾草全草	116		
睡菜	236	魁蛤	370	**十四划**	
蜈蚣	341	貉	401		
蜂子	326	鹍	386	碧海水	5
蜂蜜	325	鹍鹑	387	榛	254
蜣螂	336	腽肭兽	403	榛子	254
蜣螂虫	10	解毒子	159	榎	257
蜣螂转丸	10	鲇鱼	357	榎实（子）	257
蜗牛	342	鲇鱼肉	357	槟榔	258
蜗螺	372	鲈鱼	353	槟榔子	258
蜗牛壳	342	鲍鱼	360	楮子	254
路边青	96	鲍鱼肉	360	模楂	245
蜀椒	261	鲍鱼贝壳	360	模栌	245
蜀黍	191	鲊答	393	酸枣	300
蜀葵	108	鹑	380	酸浆	110
蜀羊泉	110	意大利蜂	326	酸笋	228
蜀黍米	191	新炊饭	202	酸模	171
蜀葵、蜀葵咀	108	新疆紫草	51	酸橙	298
蜀漆、蜀漆咀	134	廉姜	71	酸枣仁	300
矮地茶	64	麂	400	酸模根	171
雉	379	滇王孙	50	酸模叶蓼	119
稗	193	滨蒿	87	酸浆果、花萼	110
稗米	193	溪狗	341	蓼莫	266
锡	17	溪蟹	366	蓼莫实	266
锡矿石	17	溺白垽	407	蔓荆	308
锡兰肉桂	272	粳	189	蔓椒	262
锯	19	粳米	189	蔓陀罗	141
锯缘摄龟	366	酱	204	蔓荆实	308
锦	318	鲎	366	蔓生百部	155
锦蛇	346	鲎鱼	366	蔓陀罗花	141
鼠	404	煅石膏	25	蔚草	175
鼠皮	404	煤炭	28	蓴菜	216
鼠妇	337	慈乌	385	蓴菜全草	216
鼠李	302	慈石	30	蓼	119
鼠粪	404	慈姑	269	蓼实	120
鼠妇虫	337	裸麦	187	蓼蓝	118
鼠曲草	128	裸麦果	187	磁石	30
鼠李实	302	裸麦全草	187	磁铁矿石	30
鼠尾草	116	辟荔	165	豨莶	99
鼠壤土	14	辟荔、辟荔片	165	豨莶草	99
鼠肉、鼠头	404	嫩杜仲叶	282	雌黄	25
				蜻蛉	330

本草纲目彩色图谱 429

蜻蜓	330	漏芦	94	蝎子草	145
蜡梅	310	漏篮子	135	蝮蛇	348
蜡梅花	310	粽	203	蝌蚪	341
蜥蜴	345	粽叶、粽	203	蝼蛄	337
蝇	333	鹖马鸡	379	蝼蛄虾	360
蜘蛛	332	褐林鸮	387	蝙蝠葛	158
蜘蛛网	332	翠鸟	377	弊帚	323
蜘蛛香	68	熊	398	墨	13
蝉花	336	熊胆	398	墨、墨汁	13
蝉蜕	336	熊胆粉	398	稷	190
螺蠃	327	骡	391	稷米	190
蜚虻	339	鹜	376	稷秆	190
蜚蠊	338	缩砂蜜	73	稻	188
鹗	386			稻芽	204
鹗龟	365	**十五划**		稻穰	188
鹖鸡	379			箧子	321
罂粟	195	犛	397	箭笴及簇	321
罂子桐	284	樗鸡	331	箭叶淫羊藿	48
罂子粟	195	樗叶花椒	263	黎豆	200
罂粟壳	195	樱桃	252	德国蜚蠊	338
熏陆香	277	樱桃实、核	252	鹞	387
箬	99	橡实	255	鲢鱼	349
箬叶	99	槲实	255	鲢鱼肉	349
箸	322	槲树	255	鲢鱼鳔	361
箘桂	272	槲蕨	177	鲠鱼	357
锻炉灰	13	槲实、壳斗	255	鲤鱼	349
獐	304	樟	275	鲤鱼肉	349
鲮鱼	357	樟果	275	鲤鱼胆	349
鲟鱼	357	樟脑	278	鲤鱼鳔	361
鲙残鱼	355	橄榄	257	鲤鱼鳞	362
膜荚黄芪	40	橄榄实	257	鲋鱼	352
鲜枣	242	樠藤子	169	鳗鱼	351
鲜地黄	104	豌豆	198	鲦鱼	354
豪猪	397	豌豆果、子	198	鲦鱼子	362
腐婢	197	醋	205	鲦鱼肉	354
腐婢叶	197	醉鱼草	142	鲦鱼鳔	361
韶子	260	醉鱼草、醉鱼草咀	142	鲩鱼	350
蜜蜂	326	蕨	223	鲫鱼	352
蜜蜡	325	蕨菜	223	鲫鱼肉	352
漆	283	蕤核	301	熟石灰	28
漆树	283	蕺菜	223	熟地黄	104
漆器	322	蕲蛇	347	鲨鱼	354
漆木盒	322	播娘蒿	113	澳洲鸵鸟	386
		蝎	332		

澳洲蜚蠊	338
潦水	1
鹡	373
缥草	68

十六划

橙	250
橙实	250
橘	249
橘皮	249
橘叶	249
橘实	249
橘络、橘核	249
瓢瓜	230
瓢瓜子	230
醍醐	392
薤	208
薤白	208
薯蓣	226
薇	224
薄荷	81
薏苡	195
薏苡仁粥	202
薏苡仁、薏苡果	195
蘋	173
燕	381
燕屎	381
燕窝	381
燕窠	10
燕窠土	10
鍪菜	90
鳖	314
鳖珀	314
冀地鳖	338
蟒蛇	346
鹦鹉	385
獝	402
雕鹗	387
鲮鱼	351
鲮鲤	345
鲳鱼	352
鲳鱼肉	352
鲸鱼	351

鲻鱼	351
鲵鱼	357
鹧鸪	379
磨刀石	6
磨刀及磨刀水	6
糖梨	243
糕	203
潞党参	41
凝水石	36
壁钱	332
壁钱巢幕	332

十七划

檀	286
檀香	274
檀香木	274
藏青果	289
藏羚羊角	398
蘋	173
蘋全草	173
藁本	67
藁本、藁本片	67
蓿豆	200
麹	203
鹭雉	379
螺狮	372
螺狮肉	372
螺狮泥	11
螺厣草	179
螺厣草全草	179
螳蛸	332
螳螂	328
螽虫	338
麋	400
麋鹿	400
糟	206
繁缕	219
繁缕全草	219
鼢鼠	404
鼢鼠骨	404
鼢鼠壤土	14
貘	396
爵床	80

爵床全草	80
鳙鱼	356
鳒鱼	357
檗木	280
鹩	380

十八划

藕节	268
藜	225
藜芦	134
藜全草	225
藜芦根	134
覆盆子	148
礞石	32
瞿麦	112
瞿麦、瞿麦咀	112
鹭	377
䕞	322
鼬鼠	405
鼬獾	401
翻白草	222
翻白草全草	222
鳓鲡	361
鹰	386
鹰鹃	387
瀑布流水	4
鹰鹃	376

十九划

藿香	78
藿香、藿香片	78
蘑菇	235
蘑菰蕈	235
蟾蜍	340
蟾酥	340
鳖	365
鳖甲、鳖甲胶	365
簸箕	323
簸箕舌	323
蟹	366
礜石	34
鳗鲡	356
鳗鲡鱼	356

本草纲目彩色图谱 **431**

鳙鱼	350	鳜鱼尾	353	麝香囊、麝香	400
鳙鱼肉	350	鳝鱼	356	蠡实	97
鲫鱼	352	鳟鱼	350		
鲫鱼肉	352	鳟鱼片	361	**二十二划**	
麋芜	67	鳟鱼肉	350		
麒麟竭	277	鳟鱼鲊	361	鹳	374
鹬鴠	382	鳞蛇	346		
		鳛鱼	355	**二十三划**	
二十划		魔芋	138	鹧鸪	383
蘘荷	100	糯稻	188	蠮螉	327
蘘荷根与根茎	100	糯米粥	202	鼹鼠	404
蘖米	204			鼷鼠	404
醴泉	4	**二十一划**		鳡鱼	355
鼍龙	345	露水	2		
鼩鼠	382	露蜂房	326	**二十四划**	
獾	402	鳢肠	117	蠹木	335
獾膏	402	鳢鱼	356	蠹竹	336
鳜鱼	353	鳢鱼鳞	362	蠹柳	335
鳜鱼肉	353	麝	400	蠹桃	336
鳜鱼肝	353	麝香百合	227	蠹桑	335
				蠵龟	364

英文名称索引

A

Abalone	360
Abalone	369
Acorn	255
Actynolin	30
Adder-wort	65
Aeruginous Turmeric Rhizome	76
Aesculus Wilsonii	241
Agalloch Eaglewood	274
Agar	233
Agate	20
Ailanthus Prickly Ash	263
Air Potato	159, 226
Akebia Fruit	151
Akebia Stem	162
Allium Victorialis	216
Almond	238
Alocasia Odora	145
Alpine Yarrow	86
Aluminite	38
Amaranth	220
Amber	314
American Ginseng	41
Amomi Fruit	73
Ampelopsis Root	157
Ancient Copper Cash	18
Aniseed Worm	329
Ant	333
Antelope	399
Antifebrile Dichroa Root	134
Ant-made Earth	10
Apple	247
Apricot	238
Areca	258
Areca Nut	258
Aristolochia Herb	167
Arrowhead	269
Arsenolite	33
Arsenopyrite	34
Asafoetide	279
Asarum	62
Asbest	26
Ash Bark	287
Asparagus	233
Aspongopus	329
Astrictive Grape	266
Atacamite	36
Atractylodes Rhizome	46
Azurite	31
Azurite	31
Azurite	32
Azurite	32

B

Baboon	406
Badger	402
Baikal Skullcap Root	53
Balloonflower Root	43
Balsam Pear	232
Bamboo	228
Bamboo	316
Bamboo Basket	323
Bamboo Fire	7
Bamboo Hat	319
Bamboo Rat	404
Bamboo Louse	339
Bamboo Mat	322
Bamboo Partridge	379
Bamboo Worm	336
Banana	100
Banana-plant	174
Barbados Aloe	279
Barberry	281
Barley	186
Base of Stalactitum	28
Bass	353
Bat	382

Bear	398
Beech	289
Beeswax	325
Beet	218
Beggar's—ticks	127
Belvedere Fruit	112
Berg Crystal	22
Bezoar	392
Big Clam	370
Bigcatkin Willow	290
Bighead	350
Birch	293
Birchleaf Pear	244
Birdlike Polygonum Herb	123
Bird's—nest Earth	10
Bitter Solanum	110
Bitterling	355
Bittern	35
Bittersweet	229
Bittersweet Herb	164
Black Bean	198
Black Carp	351
Black Nightshade Herb	109
Black Paper	320
Blackberrylily Rhizome	139
Blister Beetle	331
Blood	393
Bloodwort	312
Blowing Fire Tube	320
Blue Sea Water	5
Boa	346
Boar	397
Bottle Gourd	230
Bowstring	321
Bractletless Euphorbia Root	131
Broad Bean	199
Brocade	318
Bromegrass	188
Broomcorn Millet	191
Broomrape	45
Brush Cherry	302
Buckbean	236
Buckwheat	187
Buff	397
Bulbil	226
Bullring	324
Bustard	375
Butcher—bird	383
Butter	392
Butterfish	352
Butterfly Bush	142
Butterflybush Flower	310

C

Cabbage	119
Cake	203
Calabash	230
Calami Rhizome	172
Calamine	27
Calcined Furnace Ashes	13
Calcitum	26
Calomel	25
Camel	391
Camellia	309
Camphor	275
Camphor Tree	275
Canescent Wikstroemia Flower	142
Cantharides	331
Cape Jasmine	299
Caper Seed	260
Caper Euphorbia Seed	132
Capillary Wormwood Herb	87
Carambola Fruit	257
Carly Bristlethistle Herb	95
Carp	349
Carriage String	321
Cassia	272
Cassia Bark	272
Cassia Seed	112
Castanopsis Tibetana	255
Castor Bean	134
Cat	401
Catfish	357
Cattail Leaf Fan	321
Cattail Mat	321
Cattail Pollen	172

Cattle	389	Chinese Onion	208
Cedar	270	Chinese Parasol	284
Centipede	341	Chinese Pear—leaved Crabapple	247
Chalk	9	Chinese Pennisetum	193
Champignon	235	Chinese Pulsatilla Root	51
Chaulmoogra	294	Chinese Redbud	308
Cherokee Rose Fruit	302	Chinese Rose	153
Cherry	252	Chinese Salvia	50
Cherry—apple Tree	244	Chinese Saururi	122
Chestnut	241	Chinese Scholartree	286
Chicken	378	Chinese Silvergrass	61
Chickweed	219	Chinese Small Iris Fruit	97
China Fir	271	Chinese Starjasmine Stem	165
China Fur	235	Chinese Sumac Seed	264
China Ink	13	Chinese Tallow Tree	294
Chinaberry	285	Chinese Tamarisk	290
Chinaroot Greenbrier Rhizome	157	Chinese Thorowa Root	54
Chinese Angelica	66	Chinese Torreya Nut	257
Chinese aralis	312	Chinese Trumpetcreeper Flower	152
Chinese Ash	315	Chinese Wisteria	169
Chinese Azalea Flower	141	Chiton	34
Chinese Black Olive	257	Chives	207
Chinese Brush	403	Chlorite Schist	32
Chinese Cabbage	210	Chopsticks	322
Chinese Catalpa	283	Chrysanthemum Flower	85
Chinese Clematis Root	160	Cicada	336
Chinese Cypress	175	Cicada Slough	336
Chinese Cyrtiospirifer	34	Cinnabar	24
Chinese Elder Herb	118	Cinnamonvine; Chinese Yam	226
Chinese Flowering Quince	245	Circassian Bean	295
Chinese Fox—Glove Root	104	Citron	250
Chinese Gall	327	Civet Cat	401
Chinese Gentian	61	Clam	369
Chinese Gymnocladus	288	Clam	370
Chinese Herring	352	Clan	407
Chinese Holly	303	Climbing Groundsel	169
Chinese Honey Locust	288	Cloth	318
Chinese Ilex	303	Clove	274
Chinese Littleaf Box	311	Clover Fern	173
Chinese Lobelia Herb	126	Club—moss	184
Chinese Magnolcavine Fruit	147	Cluster Mallow Semen	108
Chinese Mosla	84	Coal	28
Chinese Olive	257	Coal Fire	7

本草纲目彩色图谱 **435**

Cochinchina Momordica Seed	150
Cochinchinese Asparagus Root	154
Cockroach	338
Cockscomb Flower	92
Coconut	259
Cogongrass Rhizome	61
Comb	321
Common Anemarrhena Rhizome	44
Common Bletillah Tuber	52
Common Carpsium Fruit	98
Common Cdtsfoot Flower	111
Common Cephalanoplos Herb	93
Common Cnidium Fruit	67
Common Curculigo Rhizome	49
Common Dayflower Herb	107
Common Dysosma Rhizome	139
Common Fenugreek Seed	97
Common Hogfennel Root	55
Common Monkshood Daughter Root	135
Common Perilla	82
Common Rush Pith	101
Common Selfheal Fruit—spike	90
Common Turczaninowia Herb	106
Common Vetch	224
Conch	371
Concha	369
Concha Mauritiae	371
Conch—made Mud	11
Congee	202
Conger Pike	356
Cooked Cereals	202
Cooking Basket	323
Cooking Cloth	323
Cooking Stove Earth	12
Copper Ore	16
Copper Ware	18
Copperas	38
Coptis Root	53
Coral	20
Cordate Houttuynia	223
Coriandrum	213
Cork Tree	280
Cormorant	377
Corn	191
Corn Poppy	102
Cornel	301
Corydalis; Violet	214
Cos Lettuce	221
Costus Root	70
Cotton Rose	309
Cowherb Seed	113
Cowpea	199
Cowrie	371
Crab	366
Crane	373
Creeping Oxalis	179
Creeping Rostellularia Herb	80
Crested Myna	383
Croaker	351
Crocodile	345
Croton	294
Crow	385
Crucian Carp	352
Crucible	12
Ctenizid	332
Cuckoo	385
Cucumber	231
Cudrania Cochinchinensis	297
Cuprite Red Copper	16
Cuttlefish	359
Cyanosite	32
Cynomorium Songaricum	45

D

Dace	351
Datura Flower	141
Damnacamthus Indicus	310
Dandelion	222
Dan—shen Root	50
Date Mussel	259
Date Plum Fruit	248
Dtura Flouwer	141
Daylily Root	106
Dead Lodestone	31
Decayed Bone	393
Deer	399

Dendrobium Stem	176
Densefruit Pittany Root-bark	58
Desertliving Cistanche	44
Deutzia Scabra	306
Dew	2
Dhurra	191
Diamond	34
Dill	215
Dinodon Rufozonatom	348
Divaricate Saposhnikovia Root	55
Dodder Seed	147
Dog	388
Dog's Gallbladder	393
Dolphin	358
Domestic Animal's Hearts	394
Domestic Animal's Hoofs	394
Donkey	391
Donkey-hide Gelatin	392
Doubleteeth Pubescent Angelica Root	56
Dragon	344
Dragonfly	330
Dragon's Blood	277
Dressed Hair	407
Drum Head	394
Drumfish	351
Duck	375
Duckweed Herb	173
Dung Beetle	336
Dustpan	323
Dwarf Lilyturf Tuber	106

E

Eagle	386
Earth Under Mulberry	9
Earth-ball Made by Dung-beetle	10
Earthworm	342
Earthworm-made Mud	11
East Asia Tree Fern Rhizome	46
Eaten During The Dragon Boat Festival	203
Edible Tree Fungi	234
Eel	356
Eggplant	229
Egret	377

Elephant	396
Elk	400
Elm	291
Elsholtzia	79
Emberiza Spodocephala	381
Ephedra Herb	100
Eumenes Pomifomis	327
European Verbena Herb	115
Evodia Rutaecarpa	263
Excessive Rainwater	1

F

Faggot Fire	7
Fall Stone	407
False Hellebore Root	134
Fangji Root	161
Fargrant Solomonseal Rhizome	158
Feather Cockscomb Seed	92
Feldspar	26
Felt	394
Fennel	215
Fermented Bean Curd	392
Fermented Soya Beans	201
Fernbrake	223
Fett	319
Fiberflax	185
Field Horsetail	101
Field Snail	372
Fig	260
Figwort Root	49
Fine Strain of Millet	192
Finest Cream	392
Firefly	337
Fish Scale	362
Fish Tallow	361
Fishing Basket Trap	324
Fishing Net	324
Flagger	79
Flatfish	358
Flatstem Milkvetch Seed	124
Flax	185
Fleeceflower Root	156
Flood Dragon	344

Fluoritum	23
Fly	333
Flying Squirrel	382
Fly of Dog	333
Food Steamer	323
Fortune's Drynaria Rhizome	177
Fox	401
Fragrant Plantain Lily Flower	140
Franchet Groundcherry Fruit	110
Freshwater Mussel	367
Fried Dough Twist	203
Friefly	337
Fritillary Bulb	58
Frog	341
Fructu Piperis Longi	74
Fructus Ulmi	292
Fuling	313
Funaria hygrometrica Hedw	183
Fungid	29
Fur Seal	403

G

Gadfly	339
Galangale Rhizome	72
Gambir Vine	163
Garden Burnet Root	49
Garden Sorrel Root	171
Gardenb Balsam Seed	140
Garlic	209
Gecko	346
Gemstone	21
Giant Knotweed Rhizome	122
Ginger	212
Ginger Nut	33
Ginkgo	253
Ginseng	40
Glandularstalk St. Paulswort Herb	99
Glass	21
Glauber—salt	36
Glaze	22
Globefish	358
Glossy Ganoderma	234
Glossy Privet	303

Goat	399
Gold	15
Golden Moukey	405
Golden Pheasant	379
Goldenrain Tree Flower	289
Goldfish	355
Gomuti Palm	259
Goodfriday Grass	127
Goose	374
Gorgon Fruit	269
Graceful Jessamine Herb	145
Grains	206
Granulated Sugar	267
Grape	266
Grape Fern	89
Grass Carp	350
Grass Spider	332
Grasshopper	339
Grassleaf Sweetflag Rhizome	171
Great Burdock Achene	97
Grebe	376
Green Bristlegrass	117
Green Chinese Onion	208
Greeywhitehair Raspberry Fruit	148
Gromwell Root Ashes	14
Gromwell Root or Arnebia Root	51
Grossy Ganoderma	234
Ground Beetle	338
Grub Anomala Corpulente Motschulsky	334
Gypsum	25
Gypsum Rubrum	36

H

Haematitum	31
Hail	3
Halfbeak	355
Halite	35
Halite	35
Hard Gypsum	26
Hare's Lettuce	221
Hartal	25
Hawksbill	364
Hazel	254

Heaven Tree	282	Jackal	402
Hedgehog	405	Jackdaw	385
Helkbore	108	Jade	19
Hemiculter Leucisculus	354	Japanese Alpinia Rhizome	71
Henbane Seed	133	Japanese Ardisia Herb	64
Hirsute Shiny Bungleweed Herb	79	Japanese Dock Root	171
Hispid Arthraxon Herb	123	Japanese Folwering Fern Rhizome	47
Hog Badger	402	Japanese Lygodii Spore	125
Holloysite	26	Japanese Premna Stem or Leaf	197
Hollyhock	108	Japanese Raisintree	260
Honey	267	Japanese Rose Fruit	152
Honey	325	Japanese Thistle Herb	93
Honeybee	326	Jasmine Flower	77
Honeysuckle	167	Java Amomum Fruit	73
Hongniangzi	331	Jehol Ligustium Rhizome	67
Honing Water	6	Jellyfish	359
Horse	390	Jingjie Herb	81
Horse Bezoar	393	Job's Tears	195
Horsetail Stem	101	Jujube	242
Horsewhip	321	Jujube Worm	336
Hot Spring	5	Julid	342
House Lizard	346	Junket	392
House Mouse	404		
Houseleek	182	**K**	
Hulless Buckwheat	188	Kansui Root	132
Human Placenta	407	Kaoliang	192
Humid Euphorbia	180	Kapur	278
Hyacinth Bean	200	Katsumade Galangal Seed	72
I		Katydid	343
Incense Ashes	13	Keiske Wormwood Seed	86
Indian Strawberry	149	King Crab	366
Indigo	118	King Pheasant	382
Indocalamus Leaf	99	Kingfisher	377
Inia Madder Root	160	Klein Cinquefoil Herb	115
Inula Flower	91	Knife Stone	83
Iron	18	Knotweed	119
Iron Essence	18	Konjak	138
Iron Hammer Handle	320	Kumquat	251
Iron Ware	19	Kusnezoff Monkshood Root	135
Ivy	166	**L**	
J		Lacquer Tree	283
Jachinthepulpit Tuber	137		

Lacquerware	322
Ladle	322
Lamb's—quarters	225
Lanceleaf Anisetree Leaf	143
Lapwing	374
Large Mulberry	309
Largeleaf Gentian Root	54
Laurel	273
Laver	232
Lead	17
Lead	17
Leading Rein	324
Leaven	203
Leech	333
Leechee	256
Leopard	396
Leopard Cat	401
Lettuce	221
Lichen	181
Lights	8
Lightyellow Sophora Root	57
Lignum Sappan	292
Lilac Pink Herb	112
Lilac Daphne Flower Bud	141
Lily	227
Lily Magnolia	273
Lime	28
Limonite	31
Limonitum	31
Ling	269
Lion	395
Liquor	205
Liquorice	39
Lithargite	17
Lithodes	34
Litsea Cubeba	276
Lobed Kudzuvine Toot	154
Lobster	360
Loess	9
Loggerhead	364
Longan	256
Longicorn	337
Long—noded Pit Viper	347
Loquat	251
Lotus Rhizome	268
Love Pea	295
Lowigite	38

M

Macaque	405
Maggot	333
Magnetic Ferric Oxide	18
Magnetite	30
Magnolia Bark	281
Magnolia Flower	273
Magpie	385
Malachite	20
Malachite	31
Malaytea Scurfpea Fruit	74
Maltose	204
Mandarin Duck	376
Mandarin Fish	353
Mandarin Orange	249
Mango	246
Mantis	328
Mantis Egg—Case	328
Manyflower Solomonseal Rhizome	43
Mao Bamboo	305
Marihuana	186
Marmite	12
Marmor Serpentinatum	33
Marmot	406
Massoy	272
Mastic Gum	277
Matrimony Vine	306
May Bloom	246
Mayberry	149
Medic	220
Medical stone	33
Medicated leaven	204
Medicinal Indianmulberry Root	47
Mercury	24
Mercury Flour	24
Metal Arrowhead	321
Mica	22
Middle of Stalactitum	27

Milkvetch Root	40	Natural Indigo	119
Millet	190	Nettle	145
Millet	192	Nidus Respae	326
Miniumite	17	Niter	36
Mioga Ginger	100	Notopterygium Root	56
Mirabilite	36	Nutgall	295
Mistletoe	315	Nutgrass Galingale Rhizome	77
Mocassin	348	Nutmeg	74
Mole Cricket	337	Nux prinsepiae	301
Moor Besom	307	Nux Vomica	150
Morningstar Lily	227		
Mossback	364	**O**	
Motherwort Herb	90	Occipital Bone of Fish	361
Mountain Chives	207	Octopus	359
Mountain Garlic	209	Old Brick	12
Mountain Poplar	291	Old Pot—scouring Brush	323
Mountain Spring Water	6	Old Rice	202
Mouse	404	Old Straw Rain Cape	319
Mudfish	356	Orange	250
Mugwort	86	Orangutan	406
Mugwort Fire	8	Orchid Herb	80
Mulberry	296	Oriental Waterplantain Rhizome	170
Mulberry Worm	335	Osprey	386
Mule	391	Ostrich	386
Mullet	351	Otter	403
Mung Beans	198	Owl	387
Muntjac	400	Owt	387
Mushroon	235	Oxhide Gelatin	392
Musk Deer	400	Oyster	367
Muskmelon	265		
Mussel	371	**P**	
Mustard	211	Paddy	188
Myrobalan	289	Palm	293
Myrrh	277	Palmleaf Raspberry Fruit	148
Mysorethorm Seed	133	Pan Bottom Ashes	13
		Panda	396
N		Pangolin	345
Naked Barley	187	Paniculate Swallowwort Root	63
Nanmu	275	Papaver	195
Naphtha	29	Papaya	295
Narcissus	60	Paper	320
Nardostachys Rhizome	70	Paper Mulberry	297
Native Copper	16	Parasitic Loranthus	314

Parent Silkworm	329
Paris Rhizome	139
Parrot	385
Partridge	379
Peach	240
Peach Worm	336
Peacock	385
Pear	243
Pearl	368
Peas	198
Peking Euphorbia Root	131
Pelican	374
Pelvetia Silquosa	233
Peony Root	69
Pepper	261
Pepper	262
Pepperweed Seed	113
Perrilla Leaf	82
Persimmon	247
Petrel	372
Pharbitis Seed	151
Phaseolus Calcaratus	197
Pheasant	379
Phoenix-tail Fern Herb	178
Piemarker	96
Pig	388
Pigeon	380
Pillworm	337
Pine	271
Pineapple	260
Pinellia Tuber	138
Piper Cubeba	263
Piper Wallichii	168
Pittosporum Tobira	285
Placuna Placenta	372
Plantain Seed	114
Platysternon	364
Pluck Hair	407
Plum	237
Plum	239
Poisonous Buttercup Herb	143
Pokeberry Root	130
Poking Fire Rod	320
Polished Long-Grained Nonglutinous Rice	189
Pomegranate	248
Porcupine	397
Pot Cover	323
Potentilla Discolor	222
Prince's Feather	120
Prunus Tomentosa	252
Puberulent Mokshood Herb	144
Pull-ball	184
Pumex	28
Pumpkin	231
Putchmanspipe Fruit	150
Pyrolusite	27
Pyrus Calleryana	244

Q

Quail	380
Quartz	23
Quince	246

R

Rabbit	403
Racoon Dog	401
Raddle	9
Rad-hot Needle	8
Radish	212
Radix Curcumae	75
Radix Cynanchi Atrati	63
Radix Polygonoti Officinolis	44
Radix Zanthoxyli	262
Rainwater	1
Rambutan	260
Ramie Root	95
Rangooncreeper Fruit	149
Rat Snake	348
Rat-made Earth	14
Rattletop	57
Razor Clam	370
Realgar	25
Red Bayberry	252
Red Flower	92
Red Halloysite	27
Red Leaven	204

Red and White Lotus Flower	268	Scallion	208
Red-spotted Stonecrop	178	Scandent Hop	165
Reddle	9	Scoliid	326
Reed Fire	7	Scoliid Earth	10
Reed Rhizome	99	Scorpion	332
Reeves Skimmia Leaf	143	Screen	322
Resina Liquidamberis	276	Scrod	361
Resupinate Woodbetony Herb	89	Sea Horse	360
Rhinoceros	396	Sea Lettuce	233
Rhizoma Kaempferiae	83	Sea Otter	403
Rhizoma Sparganii	76	Sea Pine	258
Rhizoma Smilacis Glabrae	158	Sea Turtle	365
Rhizoma Zingiberis	212	Seagull	377
Rhubarb	129	Sea-tangle	174
Rice Bran	206	Sea-tent	175
Ricepaper Pith	163	Seaweed	174
Rice Field Mud	11	Sedge	194
River Deer	400	Selaginella Tamariscina	183
River Sand	33	Selenite	36
Rockfish	354	Semen Sojae Germinatum	196
Roe	362	Seseli Seseloides	213
Roof Iris Rhizome	140	Sessile Stemona Root	155
Round-grained Nonglutinous Rice	189	Sevenlobed Yam Rhizome	156
Roundleaf Paris Rhizome	50	Shaddock	250
Running Water	4	Shark	354
Rush	102	Sharpleaf Galangal Fruit	73
Rust	18	Shearer's Felt Fernleaf	177
		Sheath	320

S

		Sheep	389
Saber	368	Shepherd's Purse	218
Sable	405	Shoe Made of Hemp	319
Saffron	93	Shorthorned Epimedium Herb	48
Sal Ammoniac	37	Short-tube Lycoris Bulb	60
Salamander	357	Shrimp	360
Salt Fish	361	Shron Rose	308
Samshu	205	Shuttlehead	321
Sanchi	52	Siberian Cocklebur Fruit	98
Sandalwood	302	Silk Cotton	311
Sanders	274	Silk Floss	319
Sangpiper	380	Silk Tree	287
Sapphire	19	Silks	318
Sargent Gloryvine	168	Silkworm	328
Saxifrage	179	Silver	16

Silver Carp	349	Straight Ladybell Root	41
Silver Fish	337	Straw	324
Silver Mineral	16	Straw Sandals	319
Silver Pheasant	379	Sturgeon	357
Silverfish	355	Styrax	278
Silvinine	312	Subcordatum	179
Sinapsis Alba	211	Subprostrate Sophora Root	158
Skandinavia Paederia Herb	116	Sugarcane	267
Skink	345	Sulfur	37
Slender Acanthopanax	305	Sulfur	37
Slug	342	Sulfur	37
Small Clam	368	Summer Ice	3
Smoke Glue	13	Sun Euphorbia Herb	132
Smoke Tree	281	Sunglo	315
Snail	342	Swallow	381
Snake Melon	231	Swan	375
Snake Slough	346	Sweet Basil	215
Snakehead	356	Sweet Dew	2
Snuff	8	Sweet Oak Fruit	254
Soapberry	288	Sweet Potato	226
Soft—shelled Turtle	365	Sweet Spring	4
Sokhor	404	Sweet Wormwood Herb	87
Sokhor—made Earth	14	Sweet Wormwood Herb	88
Sook Water of Indigo Plant	6	Swim Blubber	361
Sour Jujube	300	Sword Bean	200
Soybean	196	Symplocos Caudata	304
Soybean	197	Szechwan Lovage Rhizome	66
Sparrow	380		
Spatterdick	173	**T**	
Spider	332	Tabasheer	317
Spinach	217	Table Salt	35
Spiral shell	372	Taiwan Angelica Root	68
Spotted Snake	346	Talcum	26
Squid	362	Tall Buttercup Root	144
Stachys Sieboldii Chinese Artichoke	228	Tall Gastrodia Tuber	45
Stalactite	27	Tanarius Major	275
Steamed Cake	203	Tangerine	249
Steel	18	Tangshen	41
Stone Alkali	14	Tape Grass	173
Stone—like Omphalia	314	Tares	193
Storax	278	Taro	225
Stork	374	Tatarian Aster	105
Stove Black Ashes	13	Teasel Root	94

Tender Tea Leaves	264		Umbellate Pore Fungus	314
Termitid—made Mud	14		Umbilical Cord	407
Terrapin	363		Umbilicaria Esculenta	236
The Indigenous Drugs of India	248		Underground Stalactitum	28
The Root of Fangji	161		Urine Alkali	407

V

Vanessa	330
Verdigris	17
Verdolaga	220
Vermilion	29
Vetch	224
Vinegar	205
Violet	214
Vitex	307
Vulture	374
Vulture	386

Thermonatrite	38
Thick Sauce	204
Thinleaf Milkwort Root	48
Thlaspi Arvense	219
Thorny Elaeagnus	301
Three—bristle Cudrania	297
Three—nerved Spicebush Root	276
Throatroot	125
Thyme	262
Tiger	395
Tin	17
Tinkalite	37
Toad	340
Todpole	341
Tofu	201
Tortoise	364
Tough Silk	318
Towel Gourd	232
Triangular Bream	353
Trichosanthes Root	153
Trifoliate Orange	298
Trifoliate Poncirus	298
Trigonotis Peduncularis	219
Trout	350
Tu—chung	282
Tulip Flower	77
Tulip Shell	59
Tung Oil Tree	284
Tung Tree	284
Tung—oil Umbrella Paper	320
Turmeric	75
Turnip	211
Turtledove	383
Twotooth Achyranthes Root	105
Typhonii Rhizome	136

W

Walnut	253
Warbler	384
Wasp	326
Water Chestnut	269
Water Fennel	214
Water Pepper	120
Water Skipper	343
Water Snake	348
Water Speedwell	222
Watermelon	266
Wax Gourd	231
Weeping Forsythia Capsule	117
Well Bottom Mud	11
Well Water	4
Wheat	186
Wheat Bran	203
Whisk Broom	323
White Beans	198
White China	12
White Poplar	291
White Stone in Water	33
White Wax Quercifolia	329
Whiteflower Patrinia Herb	111
Wild Chrysanthemum Flower	85

U

Ulmus Parvifolia	292

Wild Convolvu Herb	152
Wild Duck	376
Wild Ginger Herb	62
Wild Goose	375
Wild Horse	397
Wild Jujube	300
Wild Mint Herb	81
Wild Pepper	262
Wild Pepper	308
Wild Rice	172
Wild Rice	194
Willow	290
Willow Worm	335
Willowleaf Swallowwort Rhizome	64
Wine	205
Wingceltis	286
Winged Spindle Tree	304
Winter Daphne Root-bark	78
Winter Frost	3
Winter Jasmine Flower	111
Winter Rape	210
Winter Snow	3
Winter Sweet	310
Wintercreeper	166
Wintergreen	110
Wolf	402
Wood Betony	83
Wooden Pail for Urine	324
Woodpecker	384
Woodworm	335
Wrinkled Gianthyssop Herb	78

X

Xiongqiong Seedling	67
Xylocopa Dissimilis	327

Y

Yak	397
Yangtao	267
Yanhusuo	58
Yellow Weasel	405
Yetbadetajo Herb	117

Z

Zaocys Dhumnade	347

日文名称索引

ア

アイ	118
アイラヒタスミズ	6
アオアカザ	225
アオイ	108
アオウオ	351
アオガエル	341
アオカズラ	168
アオカヅラ	161
アオガミ	320
アオギリ	284
アオクビガモ	376
アオサ	233
アオサンゴジュ	20
アオジ	381
アオダイショウ	348
アオダマ	19
アカガネ	16
アカガネノアラガネ	16
アカコウジ	204
アカザ	225
アカゼミ	336
アキニレ	292
アキョウ	392
アゲマキガイ	370
アサザ	174
アシクサ	86
アジマメ	200
アシミ	305
アズキ	197
アズキノハナ	197
アズサ	283
アスベスト	26
アナダマ	402
アヒル	375
アブラギク	85
アブラギリ	284
アブラッキニノコリタルアブラ	322
アブラナ	210
アマ	185
アマキッユ	2
アマナ	59
アミ	324
アメ	204
アメノウオ	350
アメンドー	238
アリ	333
アリヅカノッチ	10
アリドオシ	310
アリマキ	339
アロエ	279
アワ	192
アワビ	360
アンズ	238
アンソクコウ	278
アンラカ	246

イ

イオウ	37
イカ	359
イガイ	371
イカリソウ	48
イサザ	355
イシガニ	34
イシガメ	363
イシノチ	27
イシャダオシ	158
イズイ	44
イタチ	405
イタチハジカミ	262
イチジク	260
イチハツ	140
イチビ	96
イチヤクソウ	110
イチョウ	253
イデユ	5
イトヨリグルマノツル	321
イヌ	388
イヌガラシ	216
イヌゴマ	83
イヌザンショウ	262
イヌタデ	120
イヌノタマ	393
イヌバエ	333
イヌホオズキ	109
イネ	188
イノクソグサ	314
イノコ	388
イノシシ	397
イノソコノヒチリコ	11
イノミズ	4
イバリオケ	324
イバリノオリ	407
イボタロウ	329
イマリヅチ	9
イラクサ	145
イルカ	358
イレイセン	160
イワコンゼウ	32
イワタケ	236
イワツボ	31
イワヒバ	183
インチンコウ	87

ウ

ウイキョウ	215
ウイキョウノムシ	329
ウオノアブラ	361
ウオノカシラノホネ	361
ウオノコ	362
ウキソウ	173
ウキブクロ	361

ウキュウボク …………… 294	**オ**	ガイノウコウ …………… 83
ウグイス ………………… 384		カイノタマ ……………… 368
ウコギ …………………… 305	オウギ …………………… 40	カイバ …………………… 360
ウゴマ …………………… 185	オウゴン ………………… 53	カエデノヤニ …………… 276
ウコン …………………… 75	オウセイ ………………… 43	カエル …………………… 340
ウサギ …………………… 403	オウフルギョウ ………… 113	カガミグサ ……………… 212
ウシ ……………………… 389	オウム …………………… 385	カキ ……………………… 247
ウシノツナギナワ ……… 324	オウヤクシ ……………… 159	カキノコケ ……………… 182
ウスイ …………………… 1	オウレン ………………… 53	カクコウ ………………… 78
ウズラ …………………… 380	オオアワ ………………… 192	カクコウ ………………… 91
ウッコンコウ …………… 77	オオカミ ………………… 402	カクシュノテツノセイヒン
ウナギ …………………… 356	オオケタデ ……………… 120	…………………… 19
ウニウ …………………… 403	オオコウモリ …………… 382	カクシュノドウノセイヒン
ウノメイオウ …………… 37	オオシカ ………………… 400	…………………… 18
ウマ ……………………… 390	オオスッポン …………… 365	カグバミ ………………… 179
ウマゴヤシ ……………… 220	オオツバメノスノッチ …… 10	カゴソウ ………………… 90
ウマノムチ ……………… 321	オオナヅナ ……………… 219	カササギ ………………… 385
ウマビユ ………………… 220	オオネギ ………………… 208	カシノミ ………………… 254
ウミウチワ ……………… 175	オオノガイ ……………… 370	カジヤノカマドノハイ …… 13
ウミエビ ………………… 360	オオバギボウシ ………… 140	カシュウ ………………… 155
ウミガメ ………………… 364	オオビル ………………… 209	カシュウイモ …………… 226
ウミノミズ ……………… 5	オオムギ ………………… 186	ガジュツ ………………… 76
ウミベノサレタルカイガラ	オカズキ ………………… 404	カス ……………………… 206
…………………… 369	オグツ …………………… 319	カタシログサ …………… 122
ウメ ……………………… 239	オケラ …………………… 46	カタツムリ ……………… 342
ウヤク …………………… 276	オシドリ ………………… 376	カタナノサヤ …………… 320
ウリョウセキ …………… 31	オタマジョクシ ………… 341	カタンボソウ …………… 121
ウルキ …………………… 90	オトコヨモギ …………… 89	カチクノシンゾウ ……… 394
ウルシ …………………… 283	オヘビイチゴ …………… 115	カチクノヒヅメ ………… 394
ウルシネ ………………… 189	オメムシ ………………… 338	ガチョウ ………………… 374
ウロコ …………………… 362	オランウータン ………… 406	カッコン ………………… 154
	オリーブ ………………… 257	カナヅチノエ …………… 320
エ	オレンジ ………………… 249	カニ ……………………… 366
	オンジ …………………… 48	カニグサ ………………… 125
エイ ……………………… 359		カニツツジ ……………… 141
エゴマ …………………… 82	**カ**	カニュウセキ …………… 33
エツ ……………………… 352		カノコソウ ……………… 68
エナ ……………………… 408	カイコ …………………… 328	カノコドリ ……………… 379
エノコログサ …………… 117	カイコウ ………………… 215	カバノキ ………………… 293
エビ ……………………… 360	カイコン ………………… 121	カブトガニ ……………… 366
エンカアンモニウム …… 37	カイソウ ………………… 174	カブラ …………………… 211
エンゴサク ……………… 58	カイタイ ………………… 174	カベクサ ………………… 166
エンジュ ………………… 286	カイツブリ ……………… 376	カボチャ ………………… 231
エンタン ………………… 17	カイドウ ………………… 244	

ガマ……172	カンショウ……70	ギンノコウセキ……16
ガマウチワ……321	カンズイ……132	**ク**
カマキリ……328	カンゾウ……39	クコクコノコンピ……306
カマズミ……287	カンボクノヤニ……277	クサイチゴ……148
カマドウマ……338	**キ**	クサビライシ……29
カマドノシタヒノスミ……13	キイチゴ……149	クシ……321
カマノヘソノスミナベスミ……13	ギギ……358	クシケズリガミ……407
ガマムシロ……321	キギス……379	クジャク……385
カミ……320	キキョウ……43	クジャクセキ……31
カミキリムシ……337	キク……85	クジン……57
カミソリトギ……33	キクイムシ……335	クスノキ……275
カムルチ……356	キクラゲ……234	クスリコウジ……204
カモ……394	キケン……99	クセキ……46
カモメ……377	キツツキ……384	クソウ……173
カヤ……257	キツネ……401	クソウズノアブラ……29
カユ……202	キツネノコマクラ……28	クソニンジン……88
カラカサガミ……320	キツネノボタン……144	クソムシ……336
カラシ……211	キトクユウ……63	クチナシ……299
カラス……385	キヌ……318	クチナワジャウゴ……80
ガラス……21	キヌザル……405	クネンボ……250
カラスウリ……154	キハダ……280	クバク……112
カラスノサンショウ……263	キビ……190	クハリン……245
カラスヘビ……347	ギプス……25	クフ……94
カラスムギ……187	ギャウジャニンニク……216	クマ……398
カラタチ……298	キャベツ……119	クマザサ……99
カラタチ……298	キュウカンチョウ……383	クマバチ……326
カラノカシラ……397	キュウリ……231	グミ……301
カリヤス……123	キョウオウ……75	クモ……332
カリロク……289	ギョウカ……142	クラゲ……359
カルイシ……28	キョウカツ……56	クリ……241
カロ……153	ギョウスイセキ……36	クリスタル……22
カロメル……25	キョクセツソウ……103	クルミ……253
カワウ……377	キョリュウ……290	クレノハジカミ……212
カワウソ……403	キョン……400	クロウメモドキ……302
カワヅナ……33	キラ……22	クロガネノサビ……18
カワヂサ……222	キリ……284	クロガネノホコリ……18
カワヤナギ……290	キンカン……251	クロクワイ……269
カワラケト……219	キンギョ……355	クロゴハク……314
カワラヲヤクムロノウエノスミ……13	キンケイ……379	クロマメノコウジ……201
ガン……375	キンシソウ……65	クロマメノモヤシ……196
カンアオイ……62	キンセイソウ……180	クロモジ……276
カンガラス……385	キンセンギク……113	クワ……296

クワイ……………………… 269	ゴウウ……………………… 393	サソリ……………………… 332
クワノキノネノシタノッチ… 9	コオウレン………………… 53	サツマイモ………………… 226
クワノキヲタクヒ………… 7	コオリグサ………………… 186	サトイモ…………………… 225
クワノコチ………………… 183	コオリザトウ……………… 267	サトウキビ………………… 267
クワノムシ………………… 335	コガシ……………………… 203	サネブトナツメ…………… 300
クワノヤドリギ…………… 314	コガネ……………………… 15	サフラン…………………… 93
グンゼウ…………………… 32	コキビ……………………… 191	ザボン……………………… 250
ケ	ゴキブリ…………………… 338	サメ………………………… 354
ケイカンカ………………… 92	コクレン…………………… 350	サヨウ……………………… 45
ゲイシュンカ……………… 111	コジソウ…………………… 179	サヨリ……………………… 355
ケシ………………………… 195	ゴシツ……………………… 105	サラメ……………………… 267
ケシアザミ………………… 221	コジュケイ………………… 379	サルビア…………………… 116
ケタデ……………………… 121	コシュユ…………………… 263	サワオグルマ……………… 115
ケツメイシ………………… 112	コショウ…………………… 262	サワラン…………………… 79
ゲドクシ…………………… 159	コジョウ…………………… 122	サンキョウ………………… 71
ケモノノタマ……………… 393	コツサイホ………………… 177	サンゴ……………………… 20
ケヤキ……………………… 289	コノテガシワ……………… 270	サンザシ…………………… 246
ケラ………………………… 337	コノミドリ………………… 405	サンシチ…………………… 52
ゲンカ……………………… 141	コハク……………………… 314	サンシュユ………………… 301
ケンゴシ…………………… 151	コヒゲイ…………………… 101	サンショウ………………… 261
ケンシュショウ…………… 128	ゴボウシ…………………… 97	サンショウウオ…………… 357
ケンジン…………………… 65	ゴミシ……………………… 147	サンボ……………………… 171
ゲンジン…………………… 49	コムギ……………………… 186	シ
ゲンセイセキ……………… 36	コヤスガイ………………… 371	シイタケ…………………… 235
ケンボナシ………………… 260	コリンゴ…………………… 244	シオ………………………… 35
ゲンミョウフン…………… 36	ゴレンシ…………………… 257	シオウ……………………… 25
コ	コロハ……………………… 97	ジオウ……………………… 104
コイ………………………… 349	コンキク…………………… 79	シオノカタマリ…………… 35
ゴウカイ…………………… 346	コンニャクダマ…………… 138	シオフキ…………………… 370
コウジ……………………… 203	コンブ……………………… 174	シオン……………………… 105
コウジュ…………………… 79	サ	シカ………………………… 399
コウゾ……………………… 297	サイ………………………… 396	ジガバチノスノッチ……… 10
コウトウ…………………… 163	サイカチ…………………… 288	シギ………………………… 380
コウノトリ………………… 374	サイコ……………………… 54	シキヌノ…………………… 323
コウボウムギ……………… 194	サイシン…………………… 62	シキミ……………………… 143
コウボク…………………… 281	サギ………………………… 377	シキントウ………………… 167
コウホネ…………………… 173	ザクロ……………………… 248	シグモ……………………… 332
コウホン…………………… 67	サケ………………………… 205	シクンシ…………………… 149
コウモリ…………………… 382	サケ………………………… 387	シコクムギ………………… 195
コウランカ………………… 92	サケノイズミ……………… 4	シコン……………………… 51
コウリョウキョウ………… 72	ササクサ…………………… 107	シシ………………………… 395
コウロノハイ……………… 13	ササグモ…………………… 332	シジミ……………………… 368
	ササゲ……………………… 199	

シゼンドウ …… 16	ショウリク …… 130	スズメノツボ …… 328
シソウ …… 82	ジョセイ …… 116	スダレ …… 322
シタビラメ …… 358	ジョチョウケイ …… 63	スッポン …… 365
シッキ …… 322	シラカシ …… 255	スホウ …… 292
シトロン …… 250	シラクチ …… 267	スミ …… 13
シナノガキ …… 249	シラモ …… 233	スミビ …… 7
シブガキ …… 248	シラヤマギク …… 218	スミレ …… 126
シブキ …… 223	シロアズキ …… 198	スモモ …… 237
シブクサ …… 171	シロウオ …… 355	スルメイカ …… 362
ジフシ …… 112	シロウリ …… 231	
シミ …… 337	シロガネ …… 15	**セ**
ジムカデソウ …… 125	シロガラシ …… 211	セイコウ …… 87
ジムシ …… 334	シロセキエイ …… 23	セイソウ …… 160
ジャオウ …… 34	シロヂサ …… 221	セイソウシ …… 92
シャカン …… 139	シロデノチャワン …… 12	セイタイ …… 119
シャクショウ …… 80	シロヨモギ …… 88	セイヨウニンジン …… 41
シャクヤク …… 69	シワスノユキ …… 3	セイロウ …… 323
シャクラゲ …… 307	ジンキョウ …… 54	セイロンニッケイ …… 272
ジャケツイバラ …… 133	ジンコウ …… 274	セキイ …… 177
ジャコウジカ …… 400	シンシャ …… 24	セキエン …… 34
ジャコウネコ …… 401	シンシャヲスルイシノスリゴ	セキセッソウ …… 81
ジャショウシ …… 67	キ …… 322	セキタン …… 28
シャジン …… 41		セキタン …… 32
ジャスミン …… 77	**ス**	セッカイ …… 28
シャゼンシ …… 114	ス …… 205	セッカイノヤキカス …… 12
シャボン …… 14	スイカ …… 266	セッケツメイ …… 369
シュ …… 29	スイカヅラ …… 167	セツブンソウ …… 108
シュクシャミツ …… 73	スイギン …… 24	セミタケ …… 336
ジュズカケバト …… 383	スイココン …… 107	セリ …… 214
シュロ …… 293	スイセン …… 60	センキュウ …… 66
シュロソウ …… 134	スガル …… 327	ゼンコ …… 55
シュンキク …… 213	スギ …… 271	センザンコウ …… 345
ジュンサイ …… 175	スギタケ …… 235	センダン …… 285
ショウガイシ …… 33	スキニカワ …… 392	センダングサ …… 127
ショウケイ …… 93	ズク …… 73	センチコガネムシノマロカ
ショウザン …… 134	スゴウコウ …… 278	セッチ …… 10
ショウセイ …… 96	スシ …… 361	センプクカ …… 91
ショウセキ …… 36	スズ …… 17	センボウ …… 49
ショウチュウ …… 205	ススキ …… 61	ゼンマイ …… 224
ショウノウ …… 278	スズキ …… 353	センリキュウ …… 169
ショウブ …… 171	スズメ …… 380	
ショウマ …… 57	スズメノタマゴ …… 236	**ソ**
	スズメノチャヒキ …… 188	ゾウ …… 396

本草纲目彩色图谱 451

ソウカ …………………… 72	タニシ …………………… 372	ツバキ …………………… 309
ソウキュウ ……………… 139	タヌキ …………………… 401	ツバメ …………………… 381
ソウジ …………………… 98	タヌキマメ ……………… 178	ツミ ……………………… 297
ソウズク ………………… 72	タノナカノヒチリコ …… 11	ツメ ……………………… 407
ソウヒョウショウ ……… 328	タマ ……………………… 19	ツメレンゲ ……………… 182
ソバ ……………………… 187	タマツバキ ……………… 282	ツユクサ ………………… 107
ソビ ……………………… 377	タラノキ ………………… 312	ツユミズ ………………… 2
ソヨゴイ ………………… 303	タルカン ………………… 26	ツル ……………………… 373
ソラマメ ………………… 199	タンキリマメ …………… 198	ツルバミ ………………… 255
ソリカミ ………………… 407	タンキリマメ …………… 224	ツルムラサキ …………… 223
	ダンゴ …………………… 203	ツルレイシ ……………… 232
タ	タンジン ………………… 50	
ダイオウ ………………… 129	タンポポ ………………… 222	**テ**
ダイケイ ………………… 93		テイレキシ ……………… 113
ダイコンソウ …………… 125	**チ**	テッセンソウ …………… 64
タイシャヤキ …………… 31	チガヤ …………………… 61	デンジソウ ……………… 173
ダイズ …………………… 197	チカラグサ ……………… 193	テンセントウ …………… 167
ダイセイ ………………… 96	チグサ …………………… 164	テントウムシ …………… 331
ダイトウゴメ …………… 189	チサ ……………………… 221	テンナンショウ ………… 137
ダイフウシ ……………… 294	チチノハグサ …………… 50	テンマ …………………… 45
ダイフクシ ……………… 258	チネズミノアナヲウガット	テンモンドウ …………… 154
タイマイ ………………… 364	キウエヘダスッチ …… 14	
ダイヤモンド …………… 34	チマキ …………………… 203	**ト**
タイラギ ………………… 372	チモ ……………………… 44	トウ ……………………… 168
タウコギ ………………… 116	チャウジガシラ ………… 8	トウアズキ ……………… 295
タウナギ ………………… 356	チユ ……………………… 49	トウガン ………………… 231
タカ ……………………… 386	チュウゴクパセリ ……… 213	トウキ …………………… 66
タカトウダイ …………… 131	チョウザメ ……………… 357	トウキビ ………………… 191
タカムシロ ……………… 322	チョウジ ………………… 274	トウジン ………………… 41
タガラシ ………………… 143	チョマ …………………… 95	トウシンソウ …………… 102
タクシャ ………………… 170	チョロギ ………………… 228	トウジンマメ …………… 295
タケ ……………………… 316	ヂンチョウゲ …………… 78	トウダイソウ …………… 132
タケカゴ ………………… 323		トウヂシャ ……………… 218
タケノコ ………………… 228	**ツ**	トウチャ ………………… 264
タケノムシ ……………… 336	ツウダッボク …………… 163	トウナ …………………… 210
タケバチ ………………… 327	ツグ ……………………… 259	トウネズミモチ ………… 303
タケヲモヤシタルヒ …… 7	ツクリチ ………………… 392	トウフ …………………… 201
タコ ……………………… 359	ツクリチノウバ ………… 392	トウモロコシ …………… 191
タコマクラ ……………… 372	ツタウルシ ……………… 145	トカゲ …………………… 345
タズノキ ………………… 118	ツチナ …………………… 222	トガリヒラウオ ………… 353
ダチョウ ………………… 386	ツチハジカミ …………… 212	トギミズ ………………… 6
タデ ……………………… 119	ツチバチ ………………… 326	トクゾク ………………… 101
タツ ……………………… 344	ツチハンミョウ ………… 331	トコロ …………………… 156

トコロテングサ …… 233	ナンテン …… 305	ノラマメ …… 198
トシシ …… 147	ナントウ …… 168	ノリ …… 232
ドジョウ …… 356	ナンボク …… 275	ノロ …… 400
トチノミ …… 241		
トチュウ …… 282	ニ	ハ
ドッカツ …… 56	ニガヒサゴ …… 230	ハイショウソウ …… 111
トネリコ …… 287	ニクジュヨウ …… 44	パイナップル …… 260
トビ …… 387	ニクヅク …… 74	ハウクケ …… 235
ドブガイ …… 367	ニシキ …… 318	ハエ …… 333
ドブクリョウ …… 157	ニシキギ …… 304	ハエノコ …… 333
トベラ …… 285	ニシキヅダ …… 180	パートリッジ …… 379
トマリオシロイ …… 17	ニシキヘビ …… 346	ハガネ …… 18
トモシビ …… 8	ニッケイノキ …… 272	ハクエイ …… 164
トラ …… 395	ニナ …… 372	ハクカサイ …… 216
トリカブト …… 135	ニナノドロ …… 11	ハクキョク …… 300
トリカブトノネ …… 135	ニベ …… 351	ハクセンピ …… 58
トロロアオイ …… 109	ニュウコウ …… 277	ハクチョウ …… 375
トンボウ …… 330	ニラ …… 207	ハクトウオウ …… 51
トンボソウ …… 136	ニレ …… 291	ハクノキヌ …… 318
	ニワウメ …… 302	ハクボウコウ …… 84
ナ	ニワタズミ …… 1	ハクモンドウ …… 106
ナガレミズ …… 4	ニワツツ …… 332	ハクヤクシ …… 159
ナシ …… 243	ニワトコ …… 312	ハクラクカイ …… 146
ナスビ …… 229	ニワトリ …… 378	ハクレン …… 349
ナタマメ …… 200	ニンジン …… 40	ハゲキテン …… 47
ナツゴ …… 329	ニンジンボク …… 307	ハゲワシ …… 374
ナヅナ …… 218		ハコネンウ …… 178
ナツノコオリ …… 3	ヌ	ハコベラ …… 219
ナツメ …… 242	ヌカゴ …… 226	ハコヤナギ …… 291
ナツメノムシ …… 336	ヌノ …… 308	ハシ …… 322
ナツメヤシ …… 259		ハシバミ …… 254
ナニワイバラ …… 302	ネ	ハズ …… 294
ナベガネノトビクズ …… 18	ネギ …… 208	ハスノハカズラ …… 158
ナベナ …… 94	ネコ …… 401	ハゼグサ …… 124
ナベブタ …… 323	ネズミ …… 404	ハゼノキ …… 281
ナマス …… 361	ネヂギ …… 293	バセンコウ …… 89
ナマズ …… 357	ネムノキ …… 287	ハタケゼリ …… 214
ナマリ …… 17	ネリ …… 18	ハチスノネ …… 268
ナミマガシワ …… 367		ハチミツ …… 325
ナメクジ …… 342	ノ	ハッカ …… 81
ナルハジカミ …… 261	ノカン …… 375	ハツカクレン …… 139
ナワ …… 324	ノビル …… 209	バッカツ …… 157
ナンキンウメ …… 310	ノヘイ …… 81	ハッショウマメ …… 200

ハト	380	
バトウレイ	150	
ハナアオイ	108	
ハナズオウ	308	
バナナ	103	
ハナヒリグサ	179	
ハナワラビ	89	
パパイア	295	
ハハクリ	58	
ハハコグサ	128	
ハハソノミ	255	
バブーン	406	
バベンソウ	115	
ハマウツボ	45	
ハマグリ	369	
ハマスゲ	77	
ハマハヒ	308	
ハマビシ	124	
ハモ	356	
ハヤ	354	
バラノハナ	153	
ハラヤ	24	
ハリネズミ	405	
バリン	97	
ハルシャジオ	35	
パン	203	
バンウコン	83	
ハンゲ	138	
パンダ	397	
ハンベンレン	126	
ハンミョウ	331	
パンヤ	311	

ヒ

ヒイラギ	303
ヒエ	193
ヒオドシチョウ	330
ヒカゲノカズラ	184
ヒカソグサ	181
ヒキガエル	340
ヒキザクラ	292
ヒグチノイオウ	37
ヒサギ	283
ヒサゴ	322
ヒサメ	3
ヒザラガイ	34
ヒシノミ	269
ヒソウセキ	32
ヒツジ	389
ヒッチョウカ	263
ヒトノハラノムシ	343
ヒトリシヅカ	62
ヒナゲシ	102
ビブ	67
ヒフキダケ	320
ヒマシ	134
ヒメッゲ	311
ヒメユリ	227
ビャクギュウ	52
ビャクシ	68
ビャクゼン	64
ビャクダン	274
ビャクブ	155
ビャクレン	157
ヒユ	220
ヒョウタン	230
ヒラ	352
ヒラタグモ	332
ヒル	209
ヒル	333
ヒルガオ	152
ヒレン	95
ビワ	251
ヒヲカキダスキ	320
ビンロウ	258

フ

フウジュノヤドリギ	315
フキノトウ	111
フグ	358
フクボンシ	148
ブクリュウカン	12
フクロウ	387
フジ	169
フジウツギ	142
フシノキノミ	264
フジバカマ	80
フソウ	309
ブドウ	266
ブドウシュウ	205
フナ	352
フナクラ	63
フノリ	233
フユノシモ	3
フヨウ	309
フルキ	405
フルキササラ	323
フルキシキガワラ	12
フルキゼ	18
フルキホウキ	323
フルキミノ	319
フルゴメ	202
フルフデ	403
ブンドウ	198

ヘ

ヘチマ	232
ベニリンゴ	247
ヘビイチゴ	149
ヘビノモヌケ	346
ペリカン	374
ベンケイウ	178
ヘンチク	123

ホ

ホウカイセキ	26
ホウシ	110
ホウシャ	37
ホウセキ	21
ホウセンカ	140
ボウフウ	55
ホウレンソウ	217
ホオズキ	110
ボクカンレン	117
ボクショウ	36
ボケ	245
ホコツシ	74
ホコリタケ	184
ボサツイシ	26

ホゾノオ ……………… 408	ミクリ ………………… 76	**モ**
ホダシ ………………… 324	ミサゴ ………………… 386	モウセキ ………………… 32
ホタル ………………… 337	ミズガシワ …………… 236	モクキン ……………… 308
ボタンヅル …………… 158	ミズクモ ……………… 343	モクゲンジ …………… 289
ボタンピ ………………… 69	ミズタデ ……………… 120	モクコウ ………………… 70
ホトトギス …………… 385	ミズチ ………………… 344	モグサ ………………… 86
ボラ …………………… 351	ミズブキノシ ………… 269	モグサノヒ ……………… 8
ホラガイ ……………… 371	ミズヘビ ……………… 348	モクツウ ……………… 162
ホラシノブ …………… 183	ミソ …………………… 204	モクベツシ …………… 150
ホルトソウ …………… 132	ミゾソバ ……………… 188	モグラジネズミノモチタル
	ミツバチ ……………… 326	ッチ ………………… 14
マ	ミツモウカ …………… 310	モクレン ……………… 273
マオウ ………………… 100	ミツロウ ……………… 325	モクレン ……………… 165
マグネット ……………… 30	ミノガメ ……………… 364	モズ …………………… 383
マクワウリ …………… 265	ミノシタ ……………… 323	モチアワ ……………… 192
マコモノミ …………… 194	ミミズ ………………… 342	モツヤク ……………… 277
マサキカズラ ………… 164	ミミズノフン …………… 11	モノアラガイ ………… 343
マサキカヅラ ………… 166	ミミフシ ……………… 327	モモ …………………… 240
マス …………………… 350	ミヤマシキミ ………… 143	モモノムシ …………… 336
マタタビ ……………… 312	ミョウガ ……………… 100	モヤシ ………………… 204
マチン ………………… 150	ミョウバンセキ ………… 38	モンケイ ……………… 101
マツ …………………… 271	ミル …………………… 175	
マツノコケ …………… 315		**ヤ**
マツノミ ……………… 258	**ム**	ヤガラナラビニヤジリ …… 321
マツホド ……………… 313	ムカデ ………………… 341	ヤギ …………………… 399
マテガイ ……………… 368	ムギメシイシ …………… 33	ヤキコク ……………… 176
マナガツオ …………… 352	メクロジ ……………… 288	ヤキナベ ………………… 12
マナヅル ……………… 374	ムササビ ……………… 382	ヤキバ …………………… 8
マハタ ………………… 354	ムジナ ………………… 401	ヤク …………………… 397
マムシ ………………… 347	ムツ …………………… 354	ヤクモソウ ……………… 90
マムシ ………………… 348	ムバラノミ …………… 152	ヤシ …………………… 259
マメ …………………… 196	ムミョウイ ……………… 27	ヤスデ ………………… 342
マメハンミョウ ……… 331	ムラサキセキエイ ……… 23	ヤセイノウマ ………… 397
マユミ ………………… 286	ムラサキゾクノネノハイ … 14	ヤナギ ………………… 290
マルメロ ……………… 246		ヤナギノムシ ………… 335
マンシュウイモ ……… 145	**メ**	ヤナギノヤドリギ …… 315
マンシュウカワメバル … 353	メギ …………………… 280	ヤノウエノコケ ……… 182
マンジュシャゲ ………… 60	メクライシ ……………… 33	ヤブケマン …………… 214
マンダラカ …………… 141	メザマシグサ ………… 264	ヤブコウジ ……………… 64
マンリョウ ……………… 65	メシ …………………… 202	ヤブジラミ …………… 164
	メシカゴ ……………… 323	ヤブソテツ ……………… 47
ミ	メタカラガイ ………… 371	ヤブタバコ ……………… 98
ミカン ………………… 249	メノウ ………………… 20	

本草綱目彩色図譜 455

ヤブドウ……………… 266	ラッコ……………… 403	ワスレグサ………… 106
ヤブニクケイ………… 272	ラバ………………… 391	ワタ………………… 319
ヤブニッケイ………… 273	ラロク……………… 215	ワニ………………… 345
ヤブミョウガ………… 71	**リ**	ワラグツ…………… 319
ヤブレガサノホネ…… 319	リセキ……………… 25	ワラジムシ………… 337
ヤマアラシ………… 397	リッソウ…………… 165	ワラビ……………… 223
ヤマアララギ……… 273	リュウガン………… 256	
ヤマイヌ…………… 402	リュウキドソウ…… 91	
ヤマウソ…………… 406	リュウシュ………… 109	
ヤマカガシ………… 348	リョウショウカ…… 152	
ヤマガメ…………… 364	リュウゼツソウ…… 175	
ヤマザクラ………… 252	リュウタン………… 61	
ヤマドリ…………… 382	リュウノウ………… 278	
ヤマトリカブト…… 136	リンゴ……………… 247	
ヤマドリソウ……… 122	**ル**	
ヤマナシ…………… 244	ルツボ……………… 12	
ヤマニラ…………… 207	ルリ………………… 22	
ヤマニンジン……… 213	**レ**	
ヤマノイモ………… 226	レイシ……………… 234	
ヤマノイワヨリナガレルミ	レイシ……………… 256	
ズ………………… 6	レイジンソウ……… 144	
ヤマバチノス……… 326	レイリョウコウ…… 84	
ヤマモモ…………… 252	レース……………… 9	
ヤモリ……………… 346	レオパード………… 396	
ユ	レッドル…………… 9	
ユウオウ…………… 25	レンギョウ………… 117	
ユガメノナカノオリ… 38	レンゲンソウ……… 224	
ユスラウメ………… 252	**ロ**	
ユミナラビニオオユミノッ	ロウトウシ………… 132	
ル………………… 321	ロウドク…………… 130	
ユリ………………… 227	ロウハ……………… 38	
ヨ	ロウロ……………… 94	
ヨウキセキ………… 30	ロカス……………… 17	
ヨシ………………… 99	ロカンセキ………… 27	
ヨシヲモヤシタルヒ… 7	ロクショウ………… 17	
ヨチシ……………… 151	ロバ………………… 391	
ラ	**ワ**	
ラクセキトウ……… 165	ワシ………………… 386	
ラクダ……………… 391		
ラッキョウ………… 208		

拉丁文名称索引

A

Abelmoschus manihot (L.) Medic. ……… 109
Abrus prccatorius L. ……… 295
Abutilon thephrasti Medic ……… 96
Acanthopanax gracilistylus W. W. Smith ……… 305
Accipiter gentilis (L.) ……… 386
Achillea alpina L. ……… 86
Achyranthes bidentata Bl. ……… 105
Acipenser sinensis Gray ……… 357
Aconitum barbatum Pers. var. puberulum Ledeb. ……… 144
Aconitum carmichaeli Debx. ……… 135
Aconitum kusnezoffii Reichb ……… 136
Aconitum soongaricum Stpf var. augustus W. T. Wang ……… 135
Acorus calamus L. ……… 172
Acorus gramineus Soland. ……… 171
Acridotheres cristatellus (L.) ……… 383
Actinidia chinensis Planch. ……… 267
Actinidia chinensis Planch. var. sitosa L. ……… 267
Actinidia polygama (Sieb. et Zucc.) Miq. ……… 312
Adenanthera pavonina L. ……… 295
Adenophora polyantha Nakai ……… 42
Adenophora stricta Miq. ……… 41
Adenophora trachelioides Maxim. ……… 42
Adenophora wawreana A. Zahlbr. ……… 41
Aegypius monachus (L.) ……… 374
Aeschna melanictera Selys ……… 330
Aesculus wilsonii Rehd. ……… 241
Agaricus campestris L. ex Fr. ……… 235
Agastache rugosus (Fisch. et Mey.) O. Ktze. ……… 78
Agelena labyrinthica (Clerck) ……… 332
Agkistrodon acutus (Guenther) ……… 347
Agkistrodon halys (Pallas) ……… 348
Agriophyllum arenarium Bieb. ……… 194
Ailanthus altissima (Mill.) Swingle ……… 282
Ailuropoda melanoleuca (David.) ……… 396
Aix galericulata (L.) ……… 376
Akebia quinata (Thunb.) Decne. ……… 151
Akebia trifoliata (Thunb.) Koidz. var. australis (Diels) Rehd. ……… 162
Alauda gugula Franklin ……… 381
Albizzia julibrissin Durazz. ……… 287
Alcedo atthis (L.) ……… 377
Aleurites fordii Hemsl. ……… 284
Alisma orientalis (Sam.) Juzep. ……… 170
Alligator mississi Pensis ……… 345
Alligator sinensis Fauvel ……… 345
Allium ascalonicum L. ……… 208
Allium chinense G. Don ……… 208
Allium fistulosum L. ……… 208
Allium japonicum Reg. ……… 207
Allium nipponicum Fr. Et Sav. ……… 209
Allium sativum L. ……… 209
Allium scorodoprasum L. ……… 209
Allium tuberosum Rottler ……… 207
Allium victorialis L. ……… 216
Allolobophora caliginosa trapezoides (Duges) ……… 342
Allomyrina dichotoma (L.) ……… 336
Alocasia macrorrhiza (L.) Schott ……… 145
Aloe vara L. ……… 279
Alpinia chinensis (Retz.) Rosc. ……… 71
Alpinia japonica (Thunb.) Miq. ……… 71
Alpinia katsumadai Hayata ……… 72
Alpinia officinarum Hance ……… 72
Alpinia oxyphylla Miq. ……… 73
Althaea rosea (L.) Cav. ……… 108
Amaranthus blitum L. ……… 220
Amaranthus mangostanus L. ……… 220
Amauroderma roderma (Berk.) Pat. ……… 234
Amauroderma rude (Berk.) Pat. ……… 234
Amomum compactum Soland. ex Maton ……… 73
Amomum tsao-ko Crevost et Lemarie ……… 72
Amomum villosum Lour. ……… 73
Amorphophallus rivieri Durieu ……… 138

Ampelopsis japonica (Thunb.) Makino	157	Arisaema thunbergii Bl.	137
Anas acuta (L.)	376	Aristichthys nobilis (Richardson)	350
Anas crecca (L.)	376	Aristolochia contorta Bunge	150
Anas platyrhynchos L.	376	Aristolochia debilis Sieb. et Zucc.	150
Anas poecilorhyncha (Forster)	376	Aristolochia fangchi Y. C. Wu ex L. D. Chow et S. M. Hwang	161
Anemarrhena asphodeloides Bunge	44		
Anethum graveolens L.	215	Aristolochia manshuriensis Kom.	162
Angelica dahurica (Fish. ex Hoffm.) Benth. et Hook. f.	68	Aristolochia mollissima Hance	168
		Armadillidium vulgare (Latreille)	337
Angelica dahurica (Fish. ex Hoffm.) Benth. et Hook. f. var. formosana (Boiss.) Shan et Yuan	68	Arnebia euchroma (Royle) Johnst.	51
		Artemisia annua L.	88
		Artemisia anomala S. Moore	91
Angelica pubescens Maxim. f. biserrata	56	Artemisia apiacea Hance	87
Angelica sinensis (Oliv.) Diels	66	Artemisia argri Lévl. et Vant.	86
Anguilla japonica Temminck et Schlegel	356	Artemisia capillaris Thunb.	87
Anodenta wioodiana (Lea)	367	Artemisia japonica Thumb.	89
Anomala corpulente Motschulsky	334	Artemisia keiskeana Miq.	86
Anomala exoleta Faldermann	334	Artemisia scoparia Waldst. et Kit.	87
Anser anser (L.)	375	Artemisia sieversiana Ehrh.	88
Anser cygnoides (L.)	375	Artemisia vulgaris L.	88
Anser cygnoides orientalis (L.)	374	Arthraxon ciliaris Beauv.	123
Anser indicus (L.)	375	Artocarpus heterophyllus Lam.	260
Anser platyrhynchos domestica (L.)	375	Asarum forbesii Maxim.	62
Anthropoides virgo (L.)	373	Asarum heterotropoides Fr. Schmidt var. mandshuricum (Maxim.) Kitag.	62
Apis cerana Fabr.	325		
Apis mellifera L.	326	Asarum sieboldii Miq.	62
Apium graveolens L. var. dulce DC.	214	Ascaris lumbricoides	343
Apriona germari (Hope)	335	Asio flammeus (Pontoppidan)	387
Aquila chrysaetos L.	386	Asparagus cochinchinensis (Lour.) Merr.	154
Aquilaia sinensis (Lour.) Gilg	274	Aspongopus chinensis Dallas	329
Aralia chinensis L.	312	Aster scaber Thunb.	218
Aralia cordata Thunb.	56	Aster tataricus L. f.	105
Aranea ventricosa (L. Koch)	332	Asterina pectinifera (Miiller et Troschel)	372
Arca (Anadara) granosa L.	370	Astilbe chinensis (Maxim.) Franch.	57
Arca (Anadara) subcrenata Lischke	370	Astragalus complanatus R. Br.	124
Arctium lappa L.	97	Astragalus membranaceus (Fisch.) Bge.	40
Arctonyx collaris F. Cuvier	402	Atractylodes chinensis Koidz.	46
Ardisia crenata Sims	65	Atractylodes lancea (Thunb.) DC.	46
Ardisia japonica (Hornsted.) Blume	64	Atractylodes macrocephala Koidz.	46
Areca catechu L.	258	Atylotus bivittateinus Takahasi	339
Arenga pinnata (Wurmb.) Merr.	259	Aucklandia lappa Decne.	70
Arisaema amurense Maxim.	137	Auricularia auricula (L. ex Hook.) Vnderw.	234
Arisaema consanguineum Schott	137	Averrhoa carambola L.	257

B

Bambusa ventricosa Chure 317
Bambusicola thoracica (Temminck) 379
Basella rubra L. 223
Batocera horsfieldi (Hope) 337
Batrachuperus pinchonii (David) 357
Belamcanda chinensis (L.) DC. 139
Benincasa hispida (Thunb.) Cogn. 231
Berberis amurensis Rupr. 281
Berberis polyantha Hemsl. 281
Beta vulgaris L. var. cicla L. 218
Betula platyphylla Suk. 293
Betula platyphylla Suk. var. japonica (Sieb.)
　　Hara 293
Bidens parviflora willd. 127
Bidens pilosa L. 127
Bidens tripartita L. 116
Biota orientalis (L.) Endl. 270
Blattela germanica L. 338
Bletilla striata (Thunb.) Reichb. f. 52
Bluebeard 122
Blumea balsamifera (L.) DC. 83
Boehmeria nivea (L.) Gaud. 95
Bombyx mori L. 328
Bos grunniens L. 397
Bos taurus domesticus Gmelin 389
Botrychium ternatum (Thunb.) Sweet 89
Brasenia schreberi J. F. Gmel. 175
Brassica alba (L.) Boiss. 211
Brassica campestris L. var. oleifera DC. ... 210
Brassica caulorapa Pasq. 119
Brassica chinensis L. 210
Brassica juncea (L.) Czern. et Coss. 211
Bridlike polygonum Herb 123
Brassica rapa L. 211
Bromus japonicus Thunb. 188
Broussonetia papyrifera (L.) Vent. 297
Bubalus bubalis L. 389
Bubo bubo (L.) 387
Bubulcus ibis (L.) 377
Buddleja lindleyana Fort. 142
Buddleja officinalis Maxim. 310

budorcas taxicolor 397
Bufo bufo andrewsi Schmidt 340
Bufo bufo gargarizans Cantor 340
Bufo melanostictus Schneider 340
Bungarus fasciatus (Schneider) 347
Bungarus multicinctus multicinctus (Blyth) ... 347
Bupleurum chinense DC. 54
Bupleurum scorzonerifolium Willd. 54
Buthus martensi Karsch 332
Buxus microphylla Sieb. et Zucc. var. sinica
　　Rehd. et Wils. 311

C

Caesalpinia sappan L. 292
Caesalpinia sepiaria Roxb. 133
Calendula officinalis L. 113
Calvatia gigantea (Batsch ex Pers.) Lloyd ... 184
Calystegia sepium (L.) R. Brown 152
Camellia japonica L. 309
Camellia sinensis O. Ktze. 264
Camellia sinensis O. Ktze. var. macrophylla Sieb.
　　.................................. 264
Camelus bactrianus L. 391
Camelus dromedarius L. 391
Campsis grandiflora (Thunb.) Loisel. 152
Canabis sativa L. 186
Canarium album (Lour.) Raeusch. 257
Canarium pimela Koenig 257
Canavalia gladiata (Jacq.) DC. 200
Canis familiaris L. 388
Canis lupus L. 402
Cannabis sativa L. 186
Capra hircus L. 389
Caprimulgus indicus (Latham) 386
Capsella bursa—pastoris (L.) Medic. 218
Carassius auratus auratus (L.) 352
Carassius auratus (L. var. Goldfish) 355
Carduus crispus L. 95
Caretta caretta olivacea (Eschscholtz) 364
Carex kobomugi Ohwi. 194
Carex siderosticta Hance 180
Carica papaya L. 295
Carpesium abrotanoides L. 98

Carthamus tinctorius L.	92	Cibotium barometz (L.) J. Sm.	46
Cassia obtusifolia L.	112	Ciconia ciconia boyciana Swinhoe	374
Castanea mollissima Bl.	241	Ciconia nigra (L.)	374
Castanopsis eyrei (champ. ex Benth.) Tutch.	254	Cimicifuga dahurica (Turcz.) Maxim.	57
Castanopsis sclerophylla (Lindl.) Schottky	254	Cimicifuga foetida L.	57
Castanopsis sp.	254	Cinnamomum camphora (L.) Presl	275
Castanopsis tibetana Hance	255	Cinnamomum cassia Presl	272
Catalpa bungei C. A. Mey.	283	Cinnamomum japonicum Sieb.	272
Catalpa ovata G. Don	283	Cinnamomum zeylanicum Bl.	272
Catharsius molossus L.	336	Cipangopaludina cathyensis (Heude)	372
Cayratia japonica (Thunb.) Gugnep	164	Cipangopaludina chinensis (Gray)	372
Celosia argentea L.	92	Circus cyaneus cyaneus (L.)	387
Celosia cristata L.	92	Cirrhina molitorella (Cuvier et Valenciennes)	351
Centella asiatica (L.) Urban	81	Cirsium japonicum DC.	93
Centipeda minima (L.) A. Braun et Aschers	179	Cirsium lineare (Thunb.) Sch. —Bip.	94
Cephalanoplos segetum (Bunge) Ketam.	93	Cistanche deserticola Y. C. Ma.	44
Cephalotaxus sinensis (Rehd. et Wils.) Li	257	Citellus dauricus Brandt	405
Ceraeri kiangsu Tsai	339	Citrullus vulgaris Schrad.	266
Cercis chinensis Bge.	308	Citrus chachinensis Hort.	249
Cerostoma sasakii Matsumura	336	Citrus grandis (L.) Osbeck	250
Cervus elaphus L.	399	Citrus junos Tanaka	250
Cervus nippon Temminck	399	Citrus medica L.	250
Cetrus aurantium L.	298	Citrus medica L. var. sarcodactylis (Noot.) Swingle	250
Chaenomeles lagenaria (Loisel.) Koidz.	245	Citrus tangerina Hort. et Tanaka	249
Chaenomeles lagenaria (Loisel.) Koidz. var. cathayensis (Hemsl.) Rehd.	245	Clematis armandi Franch.	162
Chaenomeles sinensis (Thouin) Koehne	245	Clematis chinensis Osbeck	160
Chelonia mydas (L.)	365	Clematis hexapetala Pall.	160
Chenopodium album L.	225	Clematis mandshurica Rupr.	160
Chenopodium serotinum L.	225	Clematis maximowicziana Franch.	164
Chiloscyllium plagiosum (Bennett)	354	Clemmys bealei (Gray)	363
Chimonanthus praecox (L.) Link	310	Clemmys mutica (Cantor)	363
Chinemys reevesii (Gray)	363	Cleome gynandra L.	216
Chloranthus japonicus Sieb.	63	Clerodendron cyrtophyllum Turcz.	96
Chloranthus serratus (Thunb.) Roem.	62	Cnidium monnieri (L.) Cuss.	67
Choenopis atrata	375	Cnidocampa flavescens Walker	328
Chrysanthemum coronarium L. var. spatiosum Bailey	213	Cocculus trilobus (Thunb.) DC.	161
		Cocos nucifera L.	259
Chrysanthemum indicum L.	85	Codonopsis pilosula (Franch.) Nannf.	41
Chrysanthemum morifolium Ramat.	85	Codium fragile (Sur.) Hariot	175
Chrysolophus amberstiae (Leadbeater)	379	Coix lacryma—jobi L. var. ma—yuen (Roman.) Stapf	195
Chrysolophus pictus (L.)	379	Collybia albuminosa (Berk.) Petch	235

Colocasia esculenta (L.) Schott	225	Cuscuta japonica Choisy	147
Columba livia domestica L.	380	Cyathula officinalis Kuan	105
Commelina communis L.	107	Cyclemys mouhotii Gray	366
Coptis chinensis Franch.	53	Cyclina sinensis (Gmelin)	369
Coriandrum sativum L.	213	Cydonia oblonga Mill.	246
Cornus officinalis Sieb. et Zucc.	301	Cygnus cygnus (L.)	375
Corvus frugilegus L.	385	Cymbopogon citratus (DC.) Stapf	84
Corvus monedula (L.)	385	Cynanchum atratum Bge.	63
Corydalis bungeana Turcz.	126	Cynanchum ouriculatum Royle ex Wight	163
Corydalis edulis Maxim.	214	Cynanchum paniculatum (Bge.) Kitag.	63
Corydalis yanhusuo W. T. Wang	58	Cynanchum stauntonii (Decne.) Schltr. et Levl.	64
Corylus heterophylla Fisch. ex Bess.	254	Cynodon dactylon (L.) Pers.	64
Cossus cossus L.	335	Cynomorium songaricum Rupr.	45
Cotinus coggygria Scop.	281	Cyperus rotundus L.	77
Coturnix coturnix (L.)	380	Cyprinus carpio L.	349
Crataegus cuneata Sieb. et Zucc.	246		
Crataegus pinnatifida Bge. var. major N. E. Br.	246	**D**	
Cremastra appendiculata (D. Don) Makino	59	Dalbergia hupeana Hance	286
Crocodylus porosus	345	Dalbergia odorifera T. Chen	275
Crocus sativus L.	93	Damnacanthus indicus Gaertn. f.	310
Croton tiglium L.	294	Daphne genkwa Sieb. et Zucc.	141
Cryptotympana pastulata (Fabricius)	336	Daphne odora Thunb.	78
Ctenopharyngodon idellus (Cuvier et Valenciennes)	350	Daphne odora Thunb. var. atrocaulis Rehd.	78
		Dasyatis akajei Müller et Henle	359
Cuculus canorus L.	385	Datura stramonium L.	141
Cucumis melo L.	265	Delichon urbica (L.)	381
Cucumis milo L. var. conomon (Thunb.) Mak.	231	Dendrobium fimbriatum Hook. var. oculatum Hook.	176
Cucumis sativus L.	231	Dendrobium nobile Lindl.	176
Cucurbita moschata Duch.	231	Dendrobium officinale Kimura et Migo	176
Cudrania cochinchinensis (Lour.) Kudo et Masam.	297	Dendrocopos majar (L.)	384
		Descurainia sophia (L.) Webb ex Prantl	113
Cudrania tricuspidata (Carr.) Bur.	297	Deutzia grandiflora Bge.	306
Cunninghamia lanceolata (Lamb.) Hook.	271	Deutzia scabra Thunb.	306
Cuon alpinus Pallas	402	Dianthus chinensis L.	112
Cuora flavomarginata (Gray)	364	Dianthus superbus L.	112
Cuora trifasciata (Bell)	363	Dichroa febrifuga Lour.	134
Curculigo orchioides Gaertn.	49	Dicranum majus Turn.	183
Curcuma aeruginosa Roxb.	76	Dictamnus dasycarpus Turcz.	58
Curcuma aromatica Salisb.	75	Dictyophona indusiata (Vent. et Pers.) Fisch.	236
Curcuma longa L.	75		
Cuscuta chinensis Lam.	147	Digitaria ischaemum (Schreb.) Muhlenb.	123

Digitaria sanguinalis (L.) Scop.	122	Epinephelus awoara (Temminck et schlegel)	354
Dinodon rufozonatum (Cantor)	348	Equisetum arvense L.	101
Dioscorea bulbifera L.	159	Equisetum hiemale L.	101
Dioscorea hypoglauca Palibin	156	Equus asinus L.	392
Dioscorea opposita Thunb.	226	Equus caballus orientalis Noack	390
Dioscorea septemloba Thunb.	156	Equus callus orientalis Noack	390
Diospyros embryopteris Pers	248	Equus hemionus Pallas	391
Diospyros kaki L. f.	247	Equus przewalskii Poliakov	397
Diospyros lotus L.	248	Eretmochelys imbricata (L.)	364
Dipsacus japonicus Miq.	94	Ericerus pela (Chavannes)	329
Discolia vittifrons Sch.	326	Erinaceus europaeus L.	405
Dolichos lablab L.	200	Eriobotrya japonica (Thunb.) Lindl.	251
Domestica vicina Macq.	333	Eriocaulon buergerianum Koern.	124
Dracaena ombet Kolschy	277	Eriocheir sinensis H. Milne—Edwards	366
Dromaius novaehollandeae	386	Erythrina variegata L. var. orientalis (L.) Merr.	285
Drynaria fortunei (Kze.) J. Sm.	177	Eucheuma gelatinae (Esp.) J. Ag.	233
Dryopteris crassirhizoma Nakai	47	Eucommia ulmoides Oliv.	282
Duchesnea indica (Andr.) Forke	149	Eumeces chinensis (Gray)	345
Dueraria lobata (Willd.) Ohwi	154	Eumeces elegans Boulenger	345
Dysosma versipellis (Hance.)	139	Eumenes petiolata (Fabr.)	327
		Euonymus alatus (Thunb.) Sieb.	304
E		Euonymus fortunei (Turcz.) Hand.—Mazz.	166
Echinochloa crusgalli (L.) Beauv.	193	Eupatorium fortunei Turcz.	80
Echinops latifolius Tausch.	94	Euphorbia ebracteolata Hayata	132
Ecklonia kurome Okam.	175	Euphorbia fischeriana Steud.	132
Eclipta prostrasta L.	117	Euphorbia helioscopia L.	132
Egretta alba (L.)	377	Euphorbia humifusa Willd.	180
Egretta garzetta (L.)	377	Euphorbia kansui T. N. Liou ex T. P. Wang	132
Elaeagnus pungens Thunb.	301	Euphorbia lathyris L.	132
Elaphe aeniurus Cope	348	Euphorbia pekinnensis Rupr.	132
Elaphe carinata (Günther)	346	Euphoria longan (Lour.) Steud.	256
Elaphurus davidianus Milne—Edwards	400	Eupolyphaga sinensis (Warker)	338
Elatostema radicans (Sieb. et Zucc.) Wedd.	80	Euryale ferox Salisb.	269
Elephas maximus L.	396	Eutada phaseoloides (L.) Merr	169
Elsholtzia splendens Nakai ex F. Maekawa	79	Evodia rutaecarpa (Juss.) Benth.	263
Enhydris chinensis (Gray)	348		
Ephedra equisetina Bge.	100	**F**	
Ephedra sinica Stapf	100	Fagopyrum esculentum Moench	187
Epicauta chinensis Laporte	331	Fagopyrum tataricum Gaertn.	188
Epicauta gorhami Mars.	331		
Epicauta waterhousei Haag—Rutenberg	331		
Epimedium grandiflorum Morr.	48		

Felis ocreata domestica Brisson ············ 401	Glycyrrhiza pallidiflora Maxim. ············ 39
Felis bengalensis Kerr ·················· 401	Glycyrrhiza uralensis Fischer ············ 39
Ferula assafoetida L. ·················· 279	Gnaphalium offine D. Don ·············· 128
Ficus carica L. ······················· 260	Gorgonia flabellum L. ················· 175
Ficus pumila L. ······················ 165	Gorilla gorilla (Savege et Wyman)······· 406
Firmiana simplex (L.) W. F. Wight ······· 284	Gossoptilon auritam ·················· 379
Foeniculum vulgare Mill. ················ 215	Gracilaria verrucosa (Huds.) Papenf. ······ 233
Formica fusca L. ···················· 333	Granoderma japonicum (Fr.) Lloyd ······ 234
Forsythia suspensa (Thunb.) Vahl ········· 117	Granoderma Lucidum (Leyss. ex Fr.) Karst.
Fortunella margarita (Lour.) Swingle ······ 251	································· 234
Francolinus pintadeanus (Scopoli) ········· 379	Grossampinus malabarica (DC.) Merr. ····· 311
Fraxinus chinensis Roxb. ··············· 287	Grossypium herbaceum L. ·············· 311
Fritillaria pallidiflora Schrenk ············ 59	Grus antigont ······················· 373
Fritillaria thunbergii Miq. ·············· 58	Grus japonensis (P. L. S Muller) ········ 373
Fritillaria unibracteat Hsiao et K. C. Hsia ····· 58	Grus nigricollis ······················ 375
Fruticicola ravida (Benson)············· 342	Grus vipio (Pallas) ··················· 373
Fugu vermicularis (Temminck et Schlegel) ··· 358	Gryllodes sigillatus (Walker) ············ 338
Funaria hygrometrica Hedw. ············ 183	Gryllotalpa africana Palisot et Beauvois ····· 337
	Gryllotalpa unispina Saussure ··········· 237
G	Gymnocladus chinensis Baill. ············· 288
Gallus gallus domesticus Brisson ·········· 378	Gynura segetum (Lour.) Merr. ·········· 128
Ganoderma japonicum (Fr.) Lloyd ········ 234	Gyps pulvus (L.) ···················· 374
Ganoderma lucidum (Leyss. ex Fr.) Karst.	
································· 234	**H**
Gardenia jasminoides Ellis ·············· 299	Haliotis discus hannai Ino ·············· 360
Gastrodia elata Blume ················· 45	Haliotis diversicolor Reeve ·············· 369
Gastropacha quercifolia L. ·············· 329	haliotis ovina Gmelin ·················· 369
Gazella subguturosa Güldenstaedt ········· 398	Hedera helix L. ······················ 166
Gekko gekko (L.) ···················· 346	Hedera nepalensis K. Koch var. sinensis
Gekko swinhoana Günther ·············· 346	(Tobl.) Rehd. ···················· 166
Gelsemium elegans (Gardn. et Champ.) Benth.	Heleocharis dulcis (Burm. f.) Trin. ex Henschel
································· 145	································· 269
Gentiana macrophylla Pall. ·············· 54	Hemerocallis fulva L. ·················· 106
Gentiana scabra Bge. ·················· 61	Hemiculter leucisculus (Basil.) ··········· 354
Geum japonicum Thunb. ··············· 125	Hemirhamphus sajori (Temminek et Schlegel)
Ginkgo biloka L. ······················ 253	································· 355
Girardinia cuspidata Wedd. ·············· 145	Hemisalanx prognathus Regan ············ 355
Glaucidium brodiei (Burton) ············· 387	Hibiscus mutabilis L. ·················· 309
Glaucidium cuculoides Whiteleyi (Blyth) ····· 387	Hibiscus rosa－sinensis L. ·············· 309
Gleditsia sinensis Lam. ················· 288	Hibiscus syriacus L. ··················· 308
Glehnia littoralis Fr. Schm. ex Miq. ········ 42	Hippocampus histrix Kaup ·············· 360
Gloiopeltis furcata (Post. et Rupr.) J. Ag. ··· 233	Hippocampus kuda Bleeker ·············· 360
Glycine max (L.) Merr. ················ 196	Hippocampus trimaculatus Leach ·········· 360

Hipposideros armiger Hodgson	382
Hirundo daurica L.	381
Hirundo nipponica (Whitman)	333
Holococerus vicarius walker	335
Hordeum vulgare L.	186
Hordeum vulgare L. var. nudum Hook. f.	187
Hosta plantaginea (Lam.) Aschers.	140
Houttuynia cordata Thunb.	223
Hovenia dulcis Thunb.	260
Huechys sanguinea (De Geer)	331
Humulus scandens (Lour.) Merr.	165
Hydnocarpus anthelmintica Pier.	294
Hydropotes inermis Swinhoe	400
Hydrotrechus remigator Hor	343
Hyoscyamus niger L.	133
Hypophthalmichthys molitrix (Cuvier et Valen—ciennes)	349
Hyriopsis cumingii (Lea)	368
Hystrix hodgsoni (Gray)	397

I

Ilex chinensis Sins	303
Ilex cornuta Lindl.	303
Ilex latifolia Thunb.	303
Ilisha elongata (Bennett)	352
Illicium lanceolatum A. C. Smith	143
Impatiens balsamina L.	139
Imperata cylindrica (L.) P. Beauv. var. major (Mees) C. E. Hubb.	61
Incarvillea sinensis Lam.	91
Indigofera tinctoria L.	96
Indocalamus tessellatus (Munro) Keng f.	99
Inula japonica Thunb.	91
Ipomoea batatas (L.) Lam.	226
Iris lactea pall. var. chinensis (Fisch. Koidz.)	97
Iris tectorum Maxim.	140
Isatis indigotica Fort.	118

J

Jasminum nudiflorum Lindl.	111
Jasminum sambac (L.) Aiton	77
Juglans regia L.	253
Juncus effusus L.	102
Juncus effusus L. var. decipiens Buchen. f. utilis Mak.	101

K

Kadsura longipedunculata Finet et Gagn.	167
Kaempferia galanga L.	83
Kalimeris indica (L.) Schi—Bip.	79
Knoxia valerianoides Thorel et Pitard	131
Kochia scoparia (L.) Schrad.	112
Koelreuteria paniculata Laxm.	289
Kyllinga brerifolia Rottb.	127

L

Laccifer lacca kerr.	327
Lactuca sativa L. var. angustata Irisch ex Bremer	221
Lactuca sativa L. var. romana Hort.	221
Lagenaria siceraria (Molina) Standl. var. depressa Ser.	230
Lagenaria siceraria (Molina) Standl. var. gourda	230
Laminaria japonica Aresch.	174
Lanius cristatus	383
Larus ridibundus L.	377
Lateolabrax japonicus (Cuvier et Valenciennes)	353
Latoia hilarata (Staudinger)	328
Latouchia davidi (Simon)	332
Laurus nobilis L.	273
Lemmaphyllum microphyllum Presl	179
Lemna minor L.	173
Lentinus edodes (Berk.) Sing.	235
Leonurus heterophyllus Sweet	90
Leonurus pseudo—macranthus Kitag.	90
Lepidium apetalum Willd.	113
Lepisma saccharina L.	337
Lepus capensis L.	403
Leucodon secundus (Harv.) Mitt.	184
Ligusticum chuanxiong Hort.	66
Ligusticum jeholense Nakai et Kitag.	67
Ligustrum lucidum Ait	303
Lilium brownii F. E. Brown var. colchesteri Wils.	227

Lilium concolor Salisb.	227
Lilium dahuricum Ker—Gawl.	227
Lilium longiflorm Thunb.	227
Limax fravus L.	342
Limnea stagnalis (L.)	343
Lindera obtusiloba Bl.	276
Lindera strychnifolia (Sieb. et Zucc.) Villar	276
Lindera umbellata Thunb.	276
Linum usitatissimum L.	185
Liquidambar taiwaniana Hance	276
Liriope spicata Lour.	107
Litchi chinensis Sonn.	256
Lithospermum erythrorhizon Sieb. et Zucc.	51
Litsea cubeba (Lour.) Pers.	263
Lobelia chinensis Lour.	126
Locusta migraatoria (L.)	339
Lonicera japonica Thunb.	167
Lophatherum gracile Brongn.	107
Lophura leucomelana (Latham)	379
Lophura nycthemera (L.)	379
Luciobrama macrocephalus (Lacepede)	351
Luciola vitticollis Kies.	337
Luffa cylindrica (L.) Roem.	232
Lutra lutra L.	403
Lutra perspicillata Geoffroy	403
Luzula capitata (Miq.) Miq.	127
Lycium barbarum L.	306
Lycium chinense Mill.	306
Lycopodium clavatum L.	184
Lycopus lucidus Turcz.	79
Lycoris aurea (L'Herit) Herb.	60
Lycoris radiata (L'Herit) Herb.	60
Lycoris squamigera Maxim.	60
Lyctus brunneus Steph.	336
Lygodium japonicum (Thunb.) Sw.	125
Lyonia ovalifolia (Wall.) Drude	293
Lysimachia capillipes Hemsl.	84
Lysimachia christinae Hance	125
Lysimachia foenum—graecum Hance	84

M

Macaca mulatta Zimmermann	405
Macleaya cordata (Willd.) R. Br.	146
Macrobrachium mipponensis (De Huan)	360
Macrura reeresii (Richardson)	352
Mactra veneriformis (Deshayes)	370
Magnolia biloba (Rehd. et Wils.) Cheng	281
Magnolia biondii Pamp.	273
Magnolia denudata Desr.	273
Magnolia liliflora Desr.	273
Magnolia officinalis Rehd. et Wils.	281
Malus asiatica Nakai	247
Malus kansuensis (Batal.) Schneid.	244
Malus micromalus Mak.	244
Malus pumila Mill.	247
Malva parviflora L.	108
Malva verticillata L.	108
Mangifera indica L.	246
Manis pentadactyla L.	345
Marchantia polymarpha L.	181
Marmota bobak Radde	406
Martes zibellina L.	405
Marsilea quadrifolia L.	173
Mauritia (Arabica) arabica (L.)	371
Medicago sativa L.	220
Megalobatrachus japonicus davidianus (Blanchard)	357
Megalobrama terminalis (Richardson)	353
Meles meles L.	402
Melia azedarach L.	285
Melia toosendan Sieb. et Zucc.	285
Melica scabrosa Trim.	65
Meloe coarctatus Motsch.	332
Melogale moschata Gray	402
Menispermum dauricum DC.	158
Mentha haplocalyx Briq.	81
Menyanthes trifoliata L.	236
Meretrix meretrix L.	369
Metaplexis japonica (Thunb.) Makino	164
Miscanthus sinensis Anders	61
Misgurnus anguillicaudatus (Cantor)	356
Momordica charantia L.	232
Momordica cochinchinensis (Lour.) Spreng.	150
Monetaria (Ornamentaria) annulus (L.)	371
Monochoria vaginalis Presl var. pauciflora (Bl.) Merr.	175

Monopterus albus (Zuiew)	356
Morinda officinalis How	47
Morus alba L.	296
Moschus berezovskii Flerov	400
Mosla chinensis Maxim.	83
Mosla remotiflora Sun	83
Mugil cephalus L.	351
Muntiacus muntjak (Zimmermann)	400
Muntiacus reevesi Ogilby	400
Muraenesox cinereus (Forskal)	356
Musa paradisiaca L. var. sapientum (L.) O. Ktze.	103
Musca domestica Vicina Macq.	333
Mustela sibirica Pallas	405
Mylabris cichcrii L.	331
Mylabris phalerata Pallas	331
Mylopharyngodon piceus (Richardson)	351
Myospalax fontanieri (Milne—Edwards)	404
Myrica rubra Sieb. et Zucc.	252
Myristica fragrans Hortt.	74
Mytilus crassitesta Lischke	371
Mytilus edulis L.	371

N

Namenius madagascariensis (L.)	380
Nandina domestica Thunb.	305
Naphar pumilum (Hoffm.) DC.	173
Narcissus tazetta L. var. chinensis Roem.	60
Nardostachys chinensis Batal.	70
Nelumbo nucifera Gaertn.	268
Neomeris phocaenoides G. Cuvier	358
Nephelium lapaceum L. var. topengii (Merr.) How et Ho	260
Ninox scutulata ussuriensis Buturlin	387
Nostoe commune Vanch.	236
Notopterygium incisum Ting ex H. T. Chang	56
Nuphar pumilum (Hoffm.) Dc.	173
Nyctereutes procynoides Gray	401
Nymphoides peltatum (Gmel.) O. Kuntze	174

O

Ocadia sinensis (Gray)	363
Ocimum basilicum L.	215
Octopus variabilis (Sasaki)	359
Octopus ocellatus Gray	359
Oenanthe javanica (BL.) DC.	214
Ommatostrephes sloani pacificus Pfeffer	362
Ophicephalus argus Cantor	356
Ophiopogon japonicus (Thunb.) Ker—Gawl.	106
Opisthoplatia orientalis Burmeister	338
Oriolus chinensis (L.)	384
Oris aries L.	389
Orobanche coerulescens Steph.	45
Orobanche pycnostachya Hance	45
Orostachys fimbriatus (Turcz.) Berger	182
Oryctolagus cuniculus domesticus (Gmelin)	403
Oryza sativa L.	189
Oryza sativa L. var. glutinosa Matsum	188
Osmunda japonica Thunb.	47
Ostrea gigas Thunberg	367
Ostrea talienwhanensis Crosse	367
Otis tarda L.	375
Ottelia alismoides (L.) Pers.	175
Oxalis corniculata L.	179
Oxalis corymbosa DC.	179
Oxya chinensis (Thunbeg)	339

P

Paederia scandens (Lour.) Merr.	116
Paeonia lactiflora Pall.	69
Paeonia obovata Maxim.	69
Paeonia suffruticosa Andr.	69
Pan troglodytes (Blumenbach)	406
Panax ginseng C. A. Mey.	40
Panax notoginseng (Burk.) F. H. Chen	52
Panax quinquefolium L.	41
Pandion haliaetus L.	386
Panicum miliaceum L.	190
Panthera Leo L.	395
Panthera pardus L.	396
Panthera tigris L.	395
Panulirus stimpsoni Holthuis	360
Papaver rhoeas L.	103
Papaver somniferum L.	195

Papilio machaon L. ……………………… 329	henonis (Mit—f.) Stapf ex Rendle ……… 316
Papilio xuthus L. ………………………… 330	Phyllostachys pubescens Mazel ex H. de Lehaie
Papio hamadryas ………………………… 406	……………………………………… 228
Paralichthy olivaceus (Temminck et Schlegel)	Phymatopsis griffithiana (Hook.) J. Sm. …… 180
……………………………………… 358	Phymatopsis hastata (Thunb.) Kitag. ……… 180
Parasarcophaga albiceps (Meigen) ………… 333	Physalis alkekeryi L. var. franchetii (Mast.)
Parasilurus asotus (L.) ………………… 357	Mak. ……………………………… 110
Paris delavayi Franch. …………………… 50	Phytolacca acinosa Roxb. ………………… 130
Paris polyphylla Smith var. chinensis (Franch.)	Phytolacca americana L. ………………… 130
Hara ……………………………… 139	Pica pica (L.) …………………………… 385
Parmelia saxafilis (L.) ………………… 183	Picus canus Gmelin ……………………… 384
Parutenodera sinensis Saussure …………… 328	Pinellia pedatisecta Schott ……………… 137
Passer montonus saturatus Stejneger ……… 380	Pinellia ternata (Thunb.) Breit …………… 138
Patrinia scabiosaefolia Fisch. …………… 111	Pinus koraiensis Sieb. et Zucc. …………… 258
Paulownia fortunei (Scem.) Hemsl. ……… 284	Pinus massoniana Lamb. ………………… 171
Pavo muticus (L.) ……………………… 385	Pinus tabulaeformis Carr. ………………… 171
Pedicularis tatarinowii Maxim. …………… 89	Piper longum L. …………………………… 74
Pelecanus philipensis Gmelin …………… 374	Piper nigrum L. ………………………… 262
Pelochelys bibroni (Owen) ……………… 365	Piper wallichii (Miq.) Hand.—Mazz. …… 168
Penaeus orientalis Kishinouye …………… 360	Pisum sativum L. ………………………… 198
Pennisetum alopecuroides (L.) Spr. ……… 193	Placuna placenta (L.) …………………… 372
Perilla frutescens (L.) Britt. ……………… 82	Plantago asiatica L. ……………………… 114
Periplaneta australasiae (L.) …………… 338	Plantago depressa Willd. ………………… 114
Petaurista petaurista (Pallas) …………… 382	Plantago lessingii Fisch. et Mey. ………… 114
Peucedanum decursirum (Miq.) Maxim. …… 55	Platycodon grandiflorum (Jacq.) A. DC. …… 43
Peucedanum praeruptorum Dunn ………… 55	Platysternon megacephalum Gray ………… 364
Phalacrocorax carbo (L.) ………………… 377	Pleioblastus amarus (Keng) Keng f. ……… 316
Pharbitis nil (L.) Choisy. ……………… 151	Pleurotus ostreatus (Jacq. Fr.) …………… 235
Pharbitis purpurea (L.) Voight ………… 151	Podiceps ruficollis (Pallas) ……………… 376
Phaseolus calcaratus Roxb. ……………… 197	Pogestemon cablin (Blanco) Benth. ………… 78
Phaseolus radiatus L. …………………… 198	Polistes mandarinus Saussure …………… 326
Phasianus colchicus L. ………………… 379	Pollia japonica Thunb. …………………… 71
Phellodendron amurense Rupr. ………… 280	Polygala sibirica L. ……………………… 48
Phellodendron chinense Schneid. ………… 280	Polygala tenuifolia Willd. ………………… 48
Pheretima tschiliensis (Michaelsen) ……… 342	Polygonatum macropodium Turcz. ………… 43
Phoca vitulina (L.) ……………………… 403	Polygonatum odoratum (Mill.) Druce …… 44
Phoebe nanmu (Oliv.) Gamble …………… 275	Polygonatum sibiricum Red. ……………… 43
Phoenix dactylifera L. …………………… 259	Polygonum aviculare L. ………………… 123
Photinia glabra (Thunb.) Maxim. ……… 307	Polygonum barbatum L. ………………… 121
Photinia serrulata Lindl. ………………… 307	Popygonum bistorta L. …………………… 65
Phragmites communis Trin. ……………… 99	Polygonum chinense L. …………………… 121
Phyllostachys glauca Mcclure …………… 316	Polygonum cuspidatum Sieb. et Zucc. …… 122
Phyllostachys nigra (Lodd.) Munro var.	Polygonum hydropiper L. ………………… 120

Polygonum lapathifolium L.	119
Polygonum longisetum De Bruyn	120
Polygonum multiflorum Thunb.	120,156
Polygonum orientale L.	120
Polygonum sibiricum Laxm.	121
Polygonum tinctorium Ait.	118,119
Polyphaga plancyi Bolivar	338
Polyporus mylittae Cook. et Mass.	314
Polyporus umbellatus (Pers.) Fries	314
Poncirus trifoliata (L.) Raf.	298
Populus davidiana Dobe	291
Populus tomentosa Carr.	291
Poria cocos (Schw.) Wolf	313
Porphyra tenera Kjellm.	232
Portulaca oleracea L.	220
Portunus trituberculatus (Miers)	366
Porzana paykullii (Ljungh)	374
Potamon denticulatun (H. Milne—Edwands)	366
Potentilla discolor Bge.	222
Potentilla kleiniana Wight et Arn.	115
Premna microphylla Turcz.	197
Prinsepia uniflora Batal.	301
Prospirobolus joannsi (Brolemann)	342
Prunella vulgaris L.	90
Prunus amygdalus Batsch	238
Prunus armeniaca L.	238
Prunus armeniaca L. var. ansu Maxim.	238
Prumus japonica Thumb.	302
Prunus mume Sieb. et Zucc. f. viridicalyx T. V. Chen	239
Prunus mume Sieb. et Zucc. var. alphandii Rehd.	239
Prunus mume (Sieb.) Sieb. et Zucc.	239
Prunus persica (L.) Batsch	240
Prunus pseudocerasus Lindl.	252
Prunus salicina Lindl.	237
Prunus tomentosa Thunb.	252
Psephurus gladius (Martens)	357
Pseudobagrus fulvidraco (Richardson)	358
Pseudois nayaur (Hodgson)	399
Pseudosciaena crocea (Richardson)	351
Pseudosciaena polyactis Bleeker	351
Psittacula alexadri (L.)	385
Psoralea corylifolia L.	74
Pteridium aquilinum (L.) Kuhn var. latiusculum (Desv.) Underw.	223
Pteris multifida Poir.	178
Pterocarya stenoptera DC.	315
Pulsatilla chinensis (Bge.) Regel	51
Punica granatum L.	248
Pyrameis indica L.	330
Pyrola rotundifolia L. subsp. chinensis H. Andres	110
Pyrrosia petiolosa (Christ) Ching	177
Pyrrosia sheareri (Bak.) Ching	177
Pyrus betulaefolia Bge.	244
Pyrus calleryana Decne.	244
Pyrus bretschneideri Rehd.	243
Python molurus bivittatus Schlegel	346
Python reticulatus	346

Q

Quercus acutissima Carr.	255
Quercus dentata Thunb.	255
Quisqualis indica L.	149

R

Rana catesbiana	341
Rana guentheri Boulenger	341
Rana mgromaculata Hallowell	341
Rana spinosa David	341
Ranunculus japonicus Thunb.	144
Ranunculus sceleratus L.	143
Rapana thomasiana Crosse	371
Raphanus sativus L.	212
Rattus norvegicus (Berkenhout)	404
Rehmannia glutinosa Libosch.	104
Rhamnus davurica Pall.	302
Rhamnus parvifolia Bge.	302
Rhaponticum uniflorum (L.) DC.	94
Rheum franzenbachii Munt.	130
Rheum officinale Baill.	129
Rheum palmatum L.	129
Rheum tanguticum Maxim. ex Balf.	129
Rhincodon typus (Smith)	354

Rhinoceros bicornis L.	397
Rhinoceros simus Burchell	397
Rhinoceros unicornis L.	397
Rhinolophus ferrumequinum Schreber	382
Rhinopithecus roxellanae (Milne—Edwards)	405
Rhizomys sinensis Thomas	404
Rhodeus sinensis Günther	355
Rhodobryum roseum (Hedw.) Limpr.	182
Rhododendron luteum Sweet	141
Rhopilema esculenta Kishinouye	359
Rhus chinensis Mill.	264
Rhus verniciflua Stokes	283
Rhynchosia volubilis Lour	224
Ricinus communis L.	134
Rorippa montana (Wall.) Small	216
Rosa chinensis Jucq.	153
Rosa laevigata Michx.	302
Rosa multiflora Thunb.	152
Rostellularia procumbens (L.) Nees	80
Rubia cordifolia L.	160
Rubus chingii Hu	148
Rubus palmatus Thunb.	149
Rubus tephrodes Hance	148
Rumex acetosa L.	171
Rumex crispus L.	171
Rumex japonicus Houttl	171

S

Sabia japonica Maxim.	168
Saccharum sinensis Roxb.	267
Sagittaria sagittifolia L.	269
Salix babylonica L.	290
Salix purpurea L.	290
Salvia chinensis Benth.	50
Salvia japonica Thunb.	116
Salvia miltiorrhiza Bge.	50
Sambucus chinensis Lindl.	118
Sambucus wolliamsii Hance	312
Sanguisorba officinalis L.	49
Santalum album L.	274
Sapindus mukorossi Gaertn.	288
Sapium sebiferum (L.)	294
Saposhnikovia divaricata (Turcz.) Schischk.	55
Sargassum fusiforme (Harv.) Setch.	174
Sargassum pallidum (Turn.) C. Ag.	174
Sargentodoxa cuneata (Oliv.) Rehd. et Wils.	168
Saururus chinensis (Lour.) Baill.	122
Saxifraga stolonifera (L.) Meerb.	179
Schisandra chinensis (Turcz.)	147
Schisandra sphenanthera Rehd. et Wils.	148
Schizonepeta tenuifolia Briq.	81
Scirpus yagara Chwi	76
Scoropendra subspinipes mutilans L. Koch	341
Scrophularia ningpoensis Hemsl.	49
Scutellaria baicalensis Georgi	53
Sedum erythrostictum Miq.	178
Sedum lineare Thunb.	178
Selaginella tamariscina (Beauv.) Spring	183
Selenarctos thibetanus G. Cuvier	398
Senecio kirilowii Turcz.	115
Senecio scamdens Buch.—Ham	169
Sepia esculenta Hoyle	359
Serissa serissoides (DC.) Druce	103
Sesamum indicum DC.	185
Seseli seseloidis (Fisch et Mey. ex Turcz.) Hiroe	213
Setaria italica (L.) Beauv.	192
Setaria viridis (L.) Beauv.	117
Siegesbeckia pubescens Makino	99
Siniperca chuatsi (Basilewsky)	353
Sinonovacula constricta (Lamarck)	370
Skimmia reevesiana Fortune	143
Smilax china L.	157
Smilax glabra Roxb.	157
Solanum dulcamara L.	110
Solanum lyratum Thunb.	164
Solanum melongena L.	229
Solanum nigrum L.	109
Solen grandis Dunker	368
Sonchus oleraceus L.	221
Sophora flavescens Ait.	57
Sophora japonica L.	286
Sophora tonkinensis Gapnep.	158
Sorghum vulgare Pers.	191

Spinacia oleracea L.	217
Spirogyra nitida (Dillw.) Link	181
Squaliobarbus curriculus (Richardson)	350
Stachys japonica Miq.	83
Stachys sieboldii Miq.	228
Statilia maculata Thunb.	328
Stellaria media (L.) Cyr.	219
Stellera chamaejasme L.	131
Stemona japonica (Bl.) Miq.	155
Stemona sessilifolia (Miq.)	155
Stemona tuberosa Lour.	155
Stephania cepharantha Hayata ex Yamamoto	159
Stephania epigaea H. S. Lo	159
Stephania japonica (Thunb.) Miers	158
Stephania tetrandra S. Moore	161
Stizolobium capitatum (Sweet) O. Ktze.	200
Streptopelia chinensis chinensis (Scopoli)	383
Streptopelia orientalis orientalis (Latham)	383
Strix leptgrammica Temminck	387
Stromateoides sinensis (Euphrasen)	352
Strutho camelus	386
Strychnos pierriana A. W. Hill.	150
Styrax tonkinensis (Pier.) Craib ex Hort.	278
Sus scrofa domestica Brisson	388
Sus serofa L.	397
Sympetrum kunokeli	330
Symplocos caudata Wall.	304
Symplocos lancifolia Sieb. et Zucc.	304
Symplocos setchuensis Braud	305
Syrmaticus reevesii (Gray)	382
Syzygium aromaticum (L.) Merr. et Perry	274

T

Tabanus yao (Macquart)	339
Tachypleus tridentatus (Leech)	366
Takydromus septentrionalis Gueuther	345
Tamarix chinensis Lour.	290
Taraxacum mongolicum Hand—Mazz.	222
Taxillus chinensis (DC.) Danser	314
Terminalia chebula Retz.	289
Tetrapanax papyriferus (Hook.) K. Koch	163
Thlaspi arvense L.	219
Thymus serpyllum L.	262
Toona sinensis (A. Juss.) Roem.	282
Torreya grandis Fort.	257
Trachelospermum jasminoides (Lindl.) Lem.	165
Trachycarpus wagnerianus Becc.	293
Trapa bispinosa Roxb.	269
Tremella fuciformis Berk.	234
Tribulus terrestris L.	124
Trichosanthes cucumeroides (Ser.) Maxim.	154
Trichosanthes kirilowii Maxim.	153
Trigonella foenum—graecum L.	97
Trigonotis peduncularis (Trev.) Benth.	219
Tringa totanus (L.)	380
Trionyx sinensis Wiegmann	365
Triticum aestivum L.	186
Trogopterus xanthipes Milne—Edwards	382
Tubocapsicum anomalum (Franch. et Sav.) Makino	109
Tulipa edulis (Miq.) Baker	59
Tulipa gesneriana L.	77
Turczaninowia fastigiata (Fisch.) DC.	106,158
Tussilago farfara L.	111
Typha angustifolia L.	172
Typhonium giganteum Engl.	136
Tyto capensis chinensis (Hartert)	387

U

Ulmus macrocarpa Hance	292
Ulmus parvifolia Jacq.	292
Ulmus pumila L.	291
Ulva latuca L.	233
Umbilicaria esculenta (Miyoshi) Minks	236
Uncaria macrophylla Wall.	163
Upogebia major (De Haan)	360
Uroctea compactilis Koch	332
Ursus arctos L.	398
Urtica thunbergiana Sieb. et Zucc.	145
Usnea diffracta Vain.	315
Usnea longissima Ach.	315

V

Vaccaria segetalis (Neck.) Garcke	113

Valeriana jatamansii Jones ·············· 68
Valeriana officinalis L. var. latifolia Miq. ······ 68
Vallisneria spiralis L. ················· 173
Varanus salvator ····················· 344
Venerupis (Amygdala) philippinarum (Adams
　et Reeve) ························ 368
Veratrum nigrum L. ··················· 134
Verbbena officinalis L. ················· 115
Veronica anagallis—aquatica L. ··········· 222
Vespa ducalis Sm. ···················· 326
Viburnum dilatatum Thunb. ·············· 287
Viburnum lobophyllum Graebn. ············ 287
Vicia faba L. ························ 199
Vicia hirsuta (L.) S. F. Gray ············ 224
Vicia sativa L. ······················ 224
Vigna eylindriea (L.) Skeels ············· 198
Vigna sinensis (L.) Savi ················ 199
Viscum nudum Danser ·················· 315
Viola yedoensis Makino ················· 126
Vitex negundo L. ····················· 307
Vitex negundo L. var. cannabifolia (Sideb. et
　Zucc.) Hand—Mazz. ················ 307
Vitex trifolia L. var. simplicifolia cham. ······ 308
Vitis flexuosa Thunb. ··················· 16
Vitis thunbergii Sieb. et Zucc. ············ 266
Vitis vinifera L. ····················· 266
Viverrcula indica Desmarest ·············· 401
Vladimiria souliei (Franch.) Ling var. cinerea
　Ling ···························· 70
Volvariella volvacea (Bull ex Fr.) Sing ······ 235
Vulpes sp ·························· 401
Vulpes vulpes hoole Swinhoe ············· 401
Vulpes vulpes L. ····················· 401

W

Weisia viridula Hedw. ················· 182
Wikstroemia canescens Meissn. ············ 142
Wikstroemia chamaedaphne Meissn. ········· 142
Wisteria sinensis Sweet ················· 169
Witmania pigra (Whitman) ·············· 333

X

Xanthium sibiricum Patr. ················ 98

Xylocopa dissmilis Lepel ················ 327

Z

Zacco platypus (Schl.) ················· 354
Zanthoxylum ailanthoides Sieb. et Zucc. ······ 263
Zanthoxylum bungeanum Maxim. ··········· 261
Zanthoxylum bungeanum Maxim. var. pubescens
　Huang ·························· 261
Zanthoxylum nitidum (Roxb.) DC. ········· 262
Zanthoxylum simulans Hance ············· 262
Zaocys dhumnades (Cantor) ·············· 347
Zea mays L. ························ 191
Zelkova schneideriana Hand.—Mazz. ······· 289
Zeuzera leucomotum Butler ·············· 336
Zingiber mioga (Thunb.) Rosc. ··········· 100
Zingiber officinale Rose. ················ 212
Zizania caduciflora (Turcz.) Hand.—Mazz.
　································ 172
Ziziphus jujuba Mill. var. inermis (Bge.) Rehd.
　································ 242
Ziziphus jujuba Mill. var. spinosa (Bunge)
　Hu ex H. F. Chou ·················· 300

本草纲目彩色图谱　471

图书在版编目(CIP)数据

本草纲目彩色图谱/沈连生主编．－北京:华夏出版社,1998.6

ISBN 7－5080－0796－4

Ⅰ.本… Ⅱ.沈… Ⅲ.本草纲目－中药材－图谱 Ⅳ.R282－64

中国版本图书馆 CIP 数据核字(98)第 13556 号

出版发行：华夏出版社
社　　址：北京东直门外香河园北里 4 号(100028)
经　　销：新华书店
印　　刷：人民美术印刷厂
开　　本：787×1092　1/16
印　　张：31.25
版　　次：1998 年 6 月北京第 1 版
印　　次：1998 年 7 月北京第 1 次
印　　数：5000 册
定　　价：280.00 元

本版图书凡印刷、装订错误，可及时向我社发行部调换